民国中医

医案钩玄

陈 婷 张秋霞 主编

中国科学技术出版社
·北京·

图书在版编目（CIP）数据

民国中医医案钩玄 / 陈婷, 张秋霞主编 . — 北京 : 中国科学技术出版社, 2024.6
ISBN 978-7-5236-0447-2

Ⅰ . ①民… Ⅱ . ①陈… ②张… Ⅲ . ①医案—汇编—中国—民国 Ⅳ . ① R249.6

中国国家版本馆 CIP 数据核字 (2024) 第 039827 号

策划编辑	于　雷　韩　翔
责任编辑	于　雷
文字编辑	卢兴苗
装帧设计	佳木水轩
责任印制	徐　飞

出　　版	中国科学技术出版社
发　　行	中国科学技术出版社有限公司发行部
地　　址	北京市海淀区中关村南大街 16 号
邮　　编	100081
发行电话	010-62173865
传　　真	010-62179148
网　　址	http://www.cspbooks.com.cn

开　　本	710mm×1000mm　1/16
字　　数	313 千字
印　　张	18
版　　次	2024 年 6 月第 1 版
印　　次	2024 年 6 月第 1 次印刷
印　　刷	北京顶佳世纪印刷有限公司
书　　号	ISBN 978-7-5236-0447-2/R · 3156
定　　价	45.00 元

编著者名单

主　编　陈　婷　张秋霞

副主编　杜若桑　孙　超　宗文静

编　者　（以姓氏汉语拼音为序）

阿依妮尕尔　程宏发　崔学玲　郭肖瑶

姜凌燕　　　李博群　林　颖　刘俊霖

任宁宁　　　王含誉　王婧怡　王　璇

张雅文

内容提要

　　本书辑录了民国时期北京中医药期刊刊载医案180余则，涉及内、外、妇、儿各科。著者多为名家圣手，如施今墨、汪逢春、朱壶山、张相臣等。书中医案前载"原文"，后附"钩玄"。每案题名，若所载期刊原有案名者，直接采用；若案名不妥或无案名者，笔者据医案主症拟定。医案原文大致载有姓氏、性别、年龄、主症、病因病机、治则方药。因民国中医药期刊印刷质量欠佳或保存不当而致字迹漫漶不清者，抑或因排版不慎而致文字谬误者，本书均以页脚注形式加以说明，既保留原案风味又便于如今读者品读。医案钩玄，引经据典，博采众家，或析其症，或辨其因，或阐其机，或论其方，揭示医案玄妙之处，帮助读者领会其中奥义。本书医案翔实可参，钩玄通俗易懂，行文流畅，条理清楚，适合中医药工作者、中医药院校广大师生及中医药爱好者阅读参考。

柳　序

　　中华民族最善于把创造的知识记录下并传播开来，本于"学问乃天下之公器"之价值观，从西汉刘向等校书始，形成了传承知识的专门之学，即校雠学。自秦汉以来，累积存世的古籍有十余万种，其中，中医古籍达一万余种。故记录中华医学理论与实践的经典，由来尚矣。医案类文献，当是中医学特有之现象。近世以《史记·扁鹊仓公列传》记载之二十五病案为医案文献之源，今因成都天回汉墓仓公医籍之发现，审慎读之，方知多为告仓公之诉状。文帝所以赦免仓公之罪，因其治病皆本于《脉书》（后演变为《黄帝内经》），诊病决死生有所依据而已。后世业医者记录医案，纂而为文献，无非为警示后之学者，读书行医当学有家法，知其然并知其所以然，这大概是习读医案文献的要领吧。

　　三代的医学几为空白，《史记·扁鹊仓公列传》当为信史，至汉成帝时刘向等整理国家图书，涉及六艺、诸子、诗赋、兵书、术数、方技，方技即医学，乃中华六大学问之一。方技有医经、经方、房中、神仙四家。今考秦汉以来文献，实为经脉医学、汤液医学、导引医学三家而已。东汉以后，以仲景为代表，以医经之三阴三阳疾病分类法统领经方，改变了识证用方的格局，开创了辨证用方之临证医学，北宋以后，成为中医之显学。可见医案文献的发生，是仲景临证医学的附庸。

　　1996 年陈婷于山东中医药大学攻读硕士研究生，余嘱其做《难经》文献研究，毕业后回到北京，就职于首都医科大学，2006 年考入中国中医科学院攻读博士研究生，余嘱其再研《脉经》，是得古籍整理之门而入者。其新著《民国中医医案钩玄》，将纷繁之材料条分缕析、以类相从，使读者可以即病而求案，真是做了一项上对古人、下对子孙后代的扎实功业。稿成之际，嘱余作序，谨略叙片语，以表襄助之谊。

柳长华

于成都中医药大学中国出土医学文献与文物研究院

崔　序

　　中医医案，源远流长。《周礼·天官》有"医师掌医之政令，聚毒药以供医事……岁终则稽其医事，以制其食"之载，《史记·扁鹊仓公列传》有仓公淳于意完整诊籍之录。虽经时代变迁，朝代更迭，但医事制度传承不断，至清而鼎盛，终成就了一份丰厚的中医文化遗产，在古医籍中闪烁着独有的光芒。医案不仅浓缩、涵盖了中医基础理论和临床各方面知识，可开阔视野、启迪思路，提高临床诊疗水平，更具有文献学、方法学等多方面的研究意义。故章巨膺先生言："中医书刊浩如烟海，但最有价值的资料，能理论联系实际的首推医案。"张山雷在《古今医案平议》亦云："医书论证，但纪其常，而兼证之纷淆，病源之递嬗，则万不能条分缕析，反致杂乱无章。惟医案则恒随见症为迁移，活泼无方，具有万变无穷之妙，俨如病人在侧，馨咳亲闻。"故最能体现医家思想和辨证论治艺术技巧的莫过于医案。

　　然民国时期，西学东渐，中医发展危机重重。幸多中医药有识之士，为谋国学之复兴，振臂而起，在北京相继创办了一批中医药期刊，不仅真实客观展现出该时期北京地区中医学发展之风貌，还留存了一批具有极高学术、文献与历史价值的丰富史料，于今研究民国时期中医药弥足珍贵。

　　北京中医药"薪火传承3+3工程"崔锡章中医文化传承工作室对民国时期中医药期刊之研究有时，用力专精，成果颇丰。今精选北京民国期刊之医案180余则，分门别类，重加整理，集成《民国中医医案钩玄》一书，又对所选医案引经据典，博采众说，析证辨因，述机论方，钩玄其妙，昭其精华。其宣明往范、以助后学之情何殷殷乎！

　　此书付梓，医案书籍将又添佳作，实可喜可贺。

　　是为序。

崔锡章
于北京

前　言

　　民国时期，西学东渐，中医发展面临着学理危机、价值危机、存亡危机、权力危机。为了维护和发展中医学事业，促进中医药学术交流，中医药界的有识之士相继创办了一批期刊。这些中医药期刊以"发扬国医国药"为主旨，"谋国学之复兴，作知识之交换"，为宣传和发展中医药事业做出了贡献。

　　民国时期，北京作为政治、经济、文化较发达地区，先后出版了十余种中医药期刊，如《中华医学杂志》《通俗医事月刊》《明日医药》《文医半月刊》《国医砥柱月刊》《北京医药月刊》《国医卫生》《中国医药月刊》《中国针灸学季刊》《验方集成》等。这些中医药期刊以其时效性、广泛性和真实性，承载着近代中医学的珍贵文献资料，客观记录了这一历史时期中医界的真实面貌，也从侧面反映了中国近代社会、历史、文化等方面的现象。期刊的内容十分丰富，包括医事新闻、行业协会动态、政府法规、医案验方、批评论说、医家介绍、医籍连载、逸闻、小说、诗词等，具有极高的学术价值、文献价值与历史价值。

　　医案是医生诊治病症的记录，又称病案。章太炎先生曾说：中医之成绩，医案最著。欲求前人之经验心得，医案最有线索可寻，循此钻研，事半功倍。民国时期医案是近代医家学术经验的渊薮，承载着近代医家光辉的学术思想。其中的规矩准绳对今天的临证实践具有重要的启迪作用。

　　本书摘录医案均为期刊原文，故未对其中药名等进行统一。又"医方卜筮，艺能之难精者也。"故本书所载皆为抛砖引玉，敬请同仁指正。

　　本书的编写工作得到了首都医科大学中青年骨干教师国内交流培养项目及北京中医药"薪火传承 3+3 工程"崔锡章中医文化传承工作室的大力支持，特此感谢。

陈　婷　张秋霞

目　录

第1章 内科疾病

肺系病证

1. 寒饮咳嗽

陈渔洲

（病者）陈始女，年近弍[1]旬，业农，住粟边乡。

（病因）初因感冒，不慎口腹，外寒入里，久而未愈。

（症候）脉两寸伏，余部细软缓，舌苔黄腻，时时咳嗽，痰色清稀，经已日久。

（诊断）脉症合参，是外感寒邪，传入少阴，寒饮上冲，肺气不利，而咳嗽于是作矣。

（疗法）温肾散饮，疏肺利气，而透伏寒外出，加味麻附细辛汤而消息之。

（处方）

熟附片钱半	麻黄五分	北细辛三分	炙草钱
生石膏三钱	北杏三钱	北五味六分	仙夏二钱
义生姜二钱	苏子钱半	款冬花二钱	

（再诊）脉状如前，苔仍黄腻，惟咳嗽已减，仍用[2]加味麻附细辛汤。

---

① 弍：同"贰"。

② 用：原作"生"，疑误。

（再方）

熟附片二钱	麻黄五分	北细辛三分	苏子钱半
生蛤壳六钱	生姜三钱	飞海石三钱	冬花二钱
川射干二钱	五味六分	仙半夏二钱	

（三诊）左已柔和，右微弦缓，咳嗽已减，宿饮渐蠲，加味麻附甘草合苓桂术甘汤，扶阳散饮以善后。

（三方）

熟附片二钱半	麻黄五分	炙甘草钱	云苓三钱
川牡蛎六钱	桂枝钱	仙半夏二钱	泽泻二钱
生蛤壳六钱	冬花二钱	老生姜三钱	白术二钱

选自《名医验案·藻①潜医案（二）》，国医砥柱月刊，1937，1（3）：48.

（效果）饮蠲嗽止，噤净口腹，遂不复发。

（说明）咳嗽一症，有肺痨、痰饮之分。就余经验者，以痰饮之症为最多。大都初因感冒（即世俗所称伤风鼻塞），不慎口腹，致外邪传入里分，因而生饮。饮邪上冲，于是每见咳嗽鼻塞、痰色清稀等症。医者若不知其痰饮，误认肺痨，以清润之品，将饮邪闭留于内，必成痨症。余治此等症，若在人本素阳虚，复感客寒者，则投以真武汤加葱白；若其人体素充实，因外寒搏动内饮者，则投以小青龙汤；若肾阳已虚（寒饮菀②久必伤肾阳），外寒尚在里分者，则投以麻附细辛汤；若肺素有热，复感外邪者，则投以麻杏石甘汤。因症加减，莫不随手奏效。此皆余经验而来，不敢自秘，故特供诸医界。

选自《名医验案·藻潜医案（二）》，国医砥柱月刊，1937，1（4）：40.

【医案钩玄】

《伤寒论》第301条："少阴病，始得之，反发热，脉沉者，麻黄细辛附子汤主之。"此患者外感寒邪，久而未愈，外寒入里，饮邪内生，寒饮上冲，肺失宣肃，故咳嗽不已，痰质清稀。寒饮久居体内，必伤肾阳。脉两寸伏，余部

---

① 藻：原作"药"，误。下同。

② 菀：通"郁"。

细软缓，是寒邪劫据少阴的表现。患者外感寒邪而见舌苔黄腻之象，乃外邪束表，卫阳郁遏，而见内热之症，其本仍在寒邪。寒饮为患，因外寒搏动内饮者，可投以小青龙加石膏汤。然此患者寒饮郁久，必伤肾阳，外寒入里，劫据少阴，故首诊投以麻附细辛汤助阳解表。二诊患者脉象未变，仍为寒邪占据少阴之象，咳嗽已减，故效不更方，仍用加味麻黄附子细辛汤以助阳解表。

2. 咳嗽（痰喘宿疾）

王仲哲

（病者）赵先生，初诊十一月二十九日。

（症候）脉来弦数且浮，气促不续，咳嗽呼吸有声，痰色白稠，背觉恶寒，两腿酸楚，小便短赤，肌肤发烧。素有痰喘旧疾，此次复有新感。应先清解，以治标；俟新感愈后，再治其本，方为合宜。前服之剂，稍欠妥适，姑就现状，拟方如下，请酌。

（处方）

北沙参二钱	霜桑叶钱半	海浮石一钱	鲜枇杷叶钱半，同布包
真云茯苓块三钱，带皮		浙① 贝母二钱	川贝母钱半
炙② 款冬花二钱		栝蒌皮③ 钱半	蛤蚧尾五分，分两次冲
炒枯芩七分	淡竹叶三钱	银花二钱半	银花藤钱半

（再诊）十一月三十日。

脉仍弦数，小便仍短赤，移时即变浑浊，足见内部寒湿化热。咳嗽仍多，由于服五味子太早，敛风寒于肺，虽作用清解之品，尚未能完全驱出于外。头部稍觉清爽，依然发喘促，每咳则更甚，仍须解清并行，以消息之。

（再方）

前胡一钱	甜杏仁泥三钱，去皮尖	生薏米四钱
炒薏米四钱	老苏梗五分	浙贝母三钱

---

① 浙：原作"淅"，误。下同。

② 炙：后原有"消息为"，疑衍。

③ 栝蒌皮：原作"括蒌皮"。下同。

法制半夏三钱	淡竹叶三钱	块滑石五钱
南北沙参各二钱	炙款冬花三钱	栝蒌皮三钱
炒枯芩一钱	炒知母一钱	忍冬藤三钱
鲜枇杷叶二钱,布包		

（三诊）十二月一日。

今日弦数之脉，转和为缓，夜寐安静，喘促亦轻，肌烧亦平。惟偶尔咳嗽，或劳动则仍发喘促，汗亦随之而出，足见气分太虚。此时肺中所藏风寒，已去八九，尚未尽净。肺气不下降，不能运转小便，是以溺[①]色仍赤，移时仍变浑浊，膀胱所受之寒湿未化也。再按昨方加减为治。

（三方）

炒薏米一两	鲜石斛二钱,劈	炙款冬花三钱	象贝三钱
川百合二钱	南北沙参各二钱	鲜枇杷叶钱半,布包	海石二钱
制半夏一钱半	杏仁泥三钱去,皮尖	忍冬藤三钱	炙紫菀钱半
西洋参钱半	胡桃肉三钱,蜜炙	生牡蛎三钱,捣,布包	
生蛤粉二钱,布包			

（四诊）十二月二日。

今日肺脉仍弦大有力，不如昨日之缓和，或因劳动未宁。但夜间临明仍咳嗽，有白稠痰，喉间干痒，即欲作嗽，仍属肺虚金燥。喘促较前虽减轻，每劳动仍觉气短。今日舌苔不甚厚腻，亦颇雪水，是胸间食郁开化。小便次数比前加多，其色仍浑赤。

（四方）

玉竹二钱	鲜枇杷叶布包,钱半	花旗西洋参一钱半,另煎,兑服
鲜石斛二钱,劈	连心干麦冬三钱	浙贝母三钱
北沙参三钱	海石二钱	生牡蛎五钱
生蛤粉三钱,捣,同布包		炒牛蒡子一钱
远志肉二钱	橘络钱半	真云茯苓块三钱
蜜炙核桃仁三钱		

---

① 溺：同"尿"。

海参胶钱半、淡荣胶钱半，另炖①兑服。

（五诊）十二月三日。

今日肺脉亦平，咳嗽喘促及小便浑赤俱愈，饮食亦增，精神亦好，惟仍稍有痰，色仍白稠。再按原方加减，以作善后调理，一面节饮食慎起居，避风勿劳诸宜注意，即不必再服药矣。

（五方）

花旗西洋参钱半，另煎，兑服	玉竹二钱	金石斛三钱
广橘络钱半　真云茯苓块三钱	远志肉二钱	浙贝母三钱
北沙参三钱　生牡蛎六钱，捣	生蛤粉三钱，捣，同布包	
六一散钱半，布包　炙胡桃肉三钱	海石二钱	
法制半夏一钱　炙甘草五分	陈香橼皮二分	

选自《名医验案·聊复尔斋医案》，国医砥柱月刊，1937（2）：44-45.

【医案钩玄】

《金匮要略·脏腑经络先后病脉证》言："夫病痼疾加以卒病，当先治其卒病，后乃治其痼疾也。"痼疾加以卒病，先治疗卒病，卒病易于治疗痊愈，而痼疾难除。此案患者宿有痰喘之痼疾，复有新感，应先清解。五诊后，新感之卒病咳嗽已止，肺之气阴不足，患者仍咳白色黏痰，用益气养阴化痰之法治疗痼疾而善后。

3. 外感咳嗽误下（阴虚咳嗽）

张春生

（病者）王张蔚根女士，涿县人，在天津扶轮学校充教员。

（症候）患感冒咳嗽，自煎金针菜、冰糖等，发汗太过，汗出不止，赴天津北宁医院诊治。谓为肺病蕴热，与以药末。服之大泻不止，日五六次，汗泻交作，自觉惫甚。延三四日，寒热往来，日晡尤甚，咳嗽不能卧。因刘君

---

① 炖：原作"激"，疑误。

炳甫之介，延予诊治。其脉细数，数近六至以上，舌苔黄厚。予曰：此汗下阴阳俱虚，汗不止则亡阳，下不止则亡阴，危候也。急宜滋阴敛气，以防气脱。拟方生山药一两，杭萸肉、生龙骨、生牡蛎各八钱，苡米、寸冬、沙参各六钱，米壳、五味子、远志各二钱，玄参五钱。二剂汗下俱止，舌苔已退，咳嗽亦愈大半，寒热亦轻，又照方服二剂，痊愈。

或问：此症舌苔黄厚，应用清解，今此方以敛气滋阴之药，服之而舌苔竟退者，何也？答曰：汗下之后，阴液骤虚，阳气乘虚上越，结为黄苔，非真热也，乃虚火上升之假热耳。苦寒之药，戕伐生气，断不宜用。惟用清滋收敛，使阴液得复，阳气返其故宅，自然诸症悉愈矣。

选自《名医验案·外感咳嗽误下治验》，国医砥柱月刊，1937（2）：45.

【医案钩玄】

《伤寒论》第60条："下之后，复发汗，必振寒，脉微细。所以然者，以内外俱虚故也。"太阳病下后复汗，治疗失序，汗之损阳气而虚其表，下之损阴液而虚其里，可致阴阳两虚。观此案之脉证，可知阴虚为重，故主以救阴之法，兼顾阳气。需要注意的是，黄苔一般情况下主热证，但此案的黄厚苔为虚阳上越而成，而非真热，细究原因在于大汗后阴虚所致，切不可施以苦寒之剂。

4. 呃 嗽
连 山

（病者）著名书家吴海帆之女，年十二。

（症候）患咳嗽，微热，饮食多进，羸瘦衰弱，中西医治，无寸效。一日，海帆来商于余，余曰呃嗽也。赠以小圃中之慈孝鲜竹数枝，令其制沥和白开水，慢慢呷之。越四五日，忽觉胸次懊恼，欲呕，吐出玻璃样黏痰盈盂，嗽止而霍然愈矣。

选自《名医验案·慈孝竹治愈呃嗽片言》，国医砥柱月刊，1937（4）：40.

【医案钩玄】

患者年幼，脏腑发育未全，虽饮食多进，然身体羸弱，可见脾胃运化功能不足，易导致痰湿内生。痰湿郁久化热，故见微热。气机运行不畅，肺失宣降，故见咳嗽。《本草衍义》："竹沥行痰，通达上下百骸毛窍诸处，如痰在巅顶可降，痰在胸膈可开，痰在四肢可散，痰在脏腑经络可利，痰在皮里膜外可行。又如癫痫狂乱，风热发痉者可定；痰厥失音，人事昏迷者可省，为痰家之圣剂也。"

5. 寒咳嗽
魏文耀

民国十二年十月二十四日诊。

（病者）冯士标君，年二十岁，住米店街。

（病名）寒咳嗽。

（病因）脾肾阳气衰弱，感寒咳嗽。前医过施凉腻，如沙参、麦冬、川贝之类，阴凝不化，变成寒饮。

（症候）畏寒咳嗽，痰黏带血，面部浮肿，耳窍失聪，鼻塞不闻香臭。

（诊断）脉象迟细，舌红，阳虚误药成饮也。

（疗法）用温药开肺化饮。

（处方）

炙麻黄一钱	桂枝一钱	苦杏仁三钱	炙甘草一钱
茯苓三钱	制半夏三钱	五味子一钱	干姜一钱
炒白芍三钱	橘红一钱	紫菀三钱	旋覆花三钱，包煎

（再诊）十月二十六日，咳痰黄白，头痛，面部浮肿，腰间发冷，左脉弦，右脉缓，舌淡红。元阳不足，寒饮为患，再宗前法，更进一步。

（再方）

桂枝一钱	茯苓三钱	炒白术三钱	炙甘草一钱
苦杏仁四钱	制半夏三钱	厚附子二钱	干姜一钱
五味子一钱	炒白芍三钱	吴茱萸一钱	

（三诊）十月二十八日，两耳失聪，头部眩痛，腰间冷气上升，痰从鼻孔

而来，脉象软缓，舌红，拟温补肺脾肾。

（三方）

炙黄芪四钱	桂枝一钱	炒白芍三钱	炙甘草一钱
茯苓三钱	厚附子二钱	款冬花三钱	干姜一钱
炒白术三钱	制半夏三钱	陈皮一钱	五味子一钱

（四诊）十一月五日，咳痉痰多，鼻嗅已知香臭，耳窍聪明，面肿已退，腰缓不冷，微觉酸楚，脉象缓和，舌红苔白腻，寒饮已化，宗《外台》茯苓饮加减。

（四方）

西党参三钱	炒白术四钱	茯苓四钱	枳实二钱
干姜一钱	炙甘草一钱	制半夏三钱	陈皮一钱
生米仁四钱	桂枝一钱	苦杏仁三钱	

（效果）服茯苓饮，痰化病愈。

（曹炳章按）肺寒咳嗽，当温肺气以达窍，温则气行而液不为痰矣。

选自《咳嗽病案》，文医半月刊，1937，3（7、8）：22.

【医案钩玄】

《伤寒论》第40条："伤寒表不解，心下有水气，干呕发热而咳，或渴，或利，或噎，或小便不利，少腹满，或喘者，小青龙汤主之。"本案患者阳虚感寒而前医过施凉腻，阴凝不化，变成寒饮。初诊畏寒，咳嗽，痰黏，面部浮肿，脉象迟细，皆为风寒外束，卫闭营郁，兼水饮内停之证。水邪变动不居，在上为眩晕昏瞀、聋盲噎塞，在表为浮肿，在肺为咳喘。故用小青龙汤加减，发汗解表，温化寒饮，止咳化痰。次诊腰间发冷，盖元阳不足，寒饮为患。小青龙汤温散，易于发越虚阳，引发肾气不摄，气不归原，故次方以苓桂术甘汤联合真武汤，表里并调，双补阴阳。三诊腰间冷气上升，前方合黄芪桂枝五物汤加减，增强温阳之力。《金匮要略·痰饮咳嗽病脉证并治》附方："《外台》茯苓饮治心胸中有停痰宿水，自吐出水后，心胸间虚，气满不能食。消痰气，令能食。"四诊患者咳痉痰多，寒饮已化，故四诊使用《外台》茯苓饮加半夏以消痰气，痰化病愈。

6. 咳嗽（久嗽）

袁极如

余素患咳嗽一症。每冬必发，喘急气逆，坐卧不安，又处于乡间，不但西药无从购觅，即中药成品，除"二冬膏""二母宁嗽丸"之类外，其他药品，亦不多见。上述之药，经过长期之服用多次，俱无少效。草药中之杏仁、苏叶、冬花、紫菀等，亦均遍为尝试，或单独服用，或联合而制成丸剂，而其结果，同归无效。有时偶就中医诊视，必断为受风所致，所开方中，不外疏散之品，如柴胡、防风、荆芥、桑叶之类，服后虽间有效，不久又犯。此症从无因治疗而愈之时，必俟明春天暖，病魔渐自退化，习以为常者，数年之久。去冬避乱来青邑，寓于陈宅，在其案头检得叶天士秘方一册，翻阅之，见内有治咳嗽方一则云："用蚬壳煅研，每服一钱，开水送下，日三次。"喜其简单易服，当即购买此药待用。不意购药之次日，此症即犯，随即如法服用，未满十日，爽然而愈，至今并未再犯此症，真秘方也。按：蚬即海蛤，蚬壳之煅者，药肆名蛤粉，此药价廉易服，且服后并无别种作用，而其治疗咳嗽之效能，有上述之伟大，余已用此药治愈积年未愈咳嗽症矣。用时公开宣布，深愿患此症者，服用此简易之单方，以驱除咳嗽之病魔也。

选自《记述蛤粉治愈积年咳嗽之经验谈》，验方集成，1946，1（2）：13.

【医案钩玄】

蛤蜊粉又称蛤粉，即海蛤壳煅后碾成的粉末。《本草纲目》："（蛤蜊粉）寒制火而咸润下，故能降焉；寒散热而咸走血，故能消焉。坚者软之以咸，取其属水而性润也；湿者燥之以渗，取其经火化而利小便也。"此案患者咳嗽每冬必发，天暖即愈，予疏散风寒药物可暂时缓解，过时复发，知此咳证非单纯外散风寒可治。咳嗽日久，多累及他脏，且多生痰化火。蛤粉能降、能消，能软、能燥，单味药可有复方之功。

7. 毛细气管支炎

恽铁樵

毛细气管支炎为急性气管支炎之剧烈证象，其胸廓扩张如大鼓状，呼吸困难之度甚剧，脉搏有速至百四五十以上者，体温亦高腾。此病以小儿为多。恽铁樵先生曾遇急性肺病，胸高肺胀者四人，三次皆三岁以下之小孩。其喘息大起大落，胸部、腹部皆膨胀如鼓气之风箱，而胸中若感异常狭窄。细审他种见证，则又极微无显。然可用温凉攻补之。证据因辞未治。第四次为十五岁女，其证除气息坌涌外，其余皆白虎证。铁樵先生亦辞不治。因再三恳求而用大剂白虎汤，喘息遽平，复诊两次而愈。惟此证初起不过伤风咳嗽发，服葶苈一钱，遂见此证。查毛细气管支炎亦有由流行性感冒而起者，此证与毛细管支炎最近似。白虎汤为清凉解热剂，治毛细气管支炎之高热，脉数颇宜。且近人谓石膏[①]能消炎，以中医学疗法证之，则白虎汤宜治口干舌燥、高热、脉数之炎证，非一切炎证白虎汤可治之也。

选自《名医验案·毛细气管支炎用白虎汤治愈之一例》，
文医半月刊，1937，3（3）：12.

【医案钩玄】

《伤寒论》第176条："伤寒脉浮滑，此表有热，里有寒，白虎汤主之。"第219条："三阳合病，腹满，身重，难以转侧，口不仁，面垢，谵语遗尿。发汗则谵语，下之则额上生汗，手足厥冷。若自汗出者，白虎汤主之。"第350条："伤寒脉滑而厥者，里有热，白虎汤主之。"此三条明言白虎汤证即阳明气分热盛之证，表现为气分之热充斥表里的壮热面赤，烦渴引饮，汗出恶热，脉洪大有力之阳明四大症，药用知母、石膏、甘草、粳米达到清热生津之功。白虎汤对于感染性或非感染性发热性疾病有很好疗效，如大叶性肺炎、流行性感冒、流脑、乙脑等。

---

① 膏：原作"羔"。

8. 急性肺炎

岳美中

（病者）成广汉，三十七岁，菏泽县人。

（症候）二十五年十二月二十二日初诊：其人素质薄弱，两个月前曾患咯血症，经予调治而愈。今忽又患急性热病，脉紧，症见喘满，发热，不思饮食，舌苔黄厚，似为急性肺炎。于是处方小青龙加麻杏石甘汤。

（处方）

生石膏八钱　　麻黄一钱　　　杏仁三钱　　　芍药三钱
生姜五分　　　桂枝六分　　　细辛一钱　　　半夏二钱
五味子一钱　　炙甘草钱半

水煎服一剂。

（再诊）二十四日。

喘满定而热不退，此时腋温三十九度强。又为处方小青龙加石膏汤。

（再方）

麻黄钱半　　　桂枝一钱　　　干姜一钱　　　芍药三钱
细辛一钱　　　北五味一钱　　苦桔梗二钱　　杏仁三钱，去皮尖
生石膏两半　　甘草钱半

水煎服二剂。

（三诊）二十五日。

肺炎愈，高热仍不退（腋温三十九度强），脉数且左胁痛楚，不能转侧，时呕咳，心中烦扰不安，终夜不能眠，似为肋膜炎。

（三方）

杭根①钱半　　柴胡二钱半　　苦桔梗三钱　　枳②壳钱半
醋鳖甲二钱　　芍药四钱　　　生石膏两半　　杏仁三钱，去皮尖
枯黄芩二钱　　炙甘草二钱

---

① 杭根：据《文选》注："杭，大树也，其皮厚，味近苦涩，剥干之，正赤，煎讫，以藏众果，使不烂败，以增其味，豫章有之。"方中杭根，疑作"芫根"。
② 枳：原作"只"。

水煎服一剂。

注意：此鄙人初次用杭根①，诚恐药店滥配误事，乃按照董君所述之形状色味，亲至肆中。各药店查验，奈多无此品。结果一药店中虽有，已陈腐多年，无奈只检其整者，权以充数。心中实无把握，乃试之而甚效。当以为偶然，以后凡用数次，皆此药店之物，其解热之效，均应如桴鼓，始信斯品之退热果具不可思议之大力。臆想其若得新鲜者，其效尤当倍蓰②于斯陈腐之品也。

（四诊）二十六日。

病人云昨晚服药后，约至夜半，泻溏一次，觉肛门极热，心中烦扰尽去，热大减，安睡三小时。余喜，诊其脉，数象大减，舌苔亦薄，腋温卅七度强，惟肋仍痛，且咳逆，又为处方。

（四方）

杭根一钱	石膏八钱	山栀③子二钱	枳④实钱半
桔梗二钱	柴胡钱半	杏仁二钱	鳖甲二钱
牡蛎二钱	黄芩一钱	甘草一钱	

水煎服一剂。

（五诊）二十七日。

肋仍微痛，嘱服前方加减一剂，数日大愈矣。

选自《岳美中先生验案一束》，文医半月刊，1937，4（1）：13.

【医案钩玄】

初诊患者发热，脉紧，乃风寒束表，卫闭营郁。外感风寒，病邪干扰胃气，则不思饮食；内有水饮，水寒射肺则喘满。舌苔黄厚，乃里热壅盛。《伤寒论》第40条："伤寒表不解，心下有水气，干呕发热而咳，或渴，或利，或噎，或小便不利，少腹满，或喘者，小青龙汤主之。"第63条："发汗后，不可更行桂枝汤，汗出而喘，无大热者，可与麻黄杏仁甘草石膏汤主之。"故此案初诊以小青龙合麻杏石甘汤，解表散寒，温肺化饮，同时兼顾清宣肺

---

① 杭根：原作"杭根"，据上下文改。

② 倍蓰：倍，一倍。蓰，五倍。倍蓰，几倍。

③ 栀：原作"支"。

④ 枳：原作"只"。

热，降逆平喘。二诊患者喘满定而热不退，故用小青龙汤去半夏，以防其过于温燥，加大剂量石膏以清气分之热。《金匮要略·肺痿肺痈咳嗽上气病脉证治》："肺胀，咳而上气，烦躁而喘，脉浮者，心下有水，小青龙加石膏汤主之。"三诊肺炎愈，高热仍不退，且脉数，左胁痛楚，心烦呕咳，证在少阳，以柴胡类和解少阳，调达枢机。三诊中"杭根"一药疑为"芜根"，是青藏高原上一种独有的药食同源的植物，具有清热解毒、利湿消食之功。

9.肺病气喘
刘亚农

甲戌六月三日。

（病者）安徽周钝伯运使之长女适合肥，吴某，年三十二岁，住西城武功卫横二条六号。

（病名）哮喘。

（病因）因其夫君肺病成痨，服侍经年，积劳忧[1]伤，饥饱失宜，并受外感，痰咳咯血，西医断为传染亦沾肺病。其夫弃世后，回皖清理家务，积劳更甚，益以痰咳、气急、咯血、胁痛等症，经西医调治多时，旋愈旋发。医谓病已深入，嘱住西山疗养。阅数月，身体略复，痰咳未除，嗣以经济不支，搬回平寓。越十余日，痰嗽不休，哮喘大发，迭延前医调治，注射麻黄药针。历七昼夜，哮喘不停，呻吟之声，达于户外，夜间危坐，不能闭目，汗流如注。遂延予诊治脉案如下。

（症候）肺病多年，肺气不宣，牵掣肝经作痛。近袭寒邪，痰喘顿发，日夜不休，脉象滞涩已极。痰阻络遂[2]无疑，亟宜疏痰宣肺，则上下气机流利，喘急自已。

（处方）

| 南楂[3]炭三钱 | 枳壳二钱 | 旋覆花二钱 | 胆星一钱半 |
| 葶苈子三钱 | 黄郁金一钱半 | 川贝三钱 | 川楝子三钱 |

---

① 忧：原作"优"，误。

② 遂：原作"随"，误。

③ 楂：原作"查"。

蜜枇杷三钱　　　　杏仁三钱　　　　瓜蒌皮三钱

（再诊）昨药服后喘势大平。今日脉象稍松，仍带滞。继以定喘豁痰。
（再方）

风化硝三钱　　　杏仁三钱　　　苏子霜三钱　　　川贝二钱
天竹黄七分　　　旋覆花三钱　　　黄芩钱半　　　胆南星钱半
姜半夏三钱　　　蜜枇杷三钱　　　防己二钱　　　广橘红一钱
葶苈子三钱　　　川朴钱半

（三诊）风痰经两次鼓荡后既能下达，喘急有全瘳之希望。痰虽不易吐，
徐行清肃肺经无庸，再用猛剂矣。拟以温胆涤痰汤损益继进。
（三方）

老生姜七分　　　枳壳钱半　　　法夏钱半　　　茯苓三钱
旧橘络钱半　　　石菖蒲七分　　　杏仁泥二钱　　　桔梗一钱
川贝二钱　　　竹沥汁一瓢

（四诊）风痰已静，心虚懊愫，中气不支，汗多，乃服麻醉剂过度所致。
宜固正气，安心神。
（四方）

吉林参须二钱　　　法夏二钱　　　五味七分　　　浮小麦四钱
代赭石三钱　　　牡蛎三钱　　　橘白七分　　　炒诃子钱半
胖大海二钱　　　茯苓二钱　　　茯神三钱　　　远志肉钱半
麦冬钱半

（五诊）昨进扶中敛肺后，哮喘大瘥。盖久咳，喘逆并作，肺叶张而不
敛，则肺气不能清肃矣。脉象弦阔已减。继以纳气归肾，重敛其汗，方可
望瘳。
（五方）

诃子肉三钱　　　法夏三钱　　　五味子一钱　　　柏子仁三钱
胖大海二钱　　　结洋参二钱　　　附子二钱　　　枸杞子二钱
参贝内陈一钱　　　茯神三钱　　　远志肉钱半　　　生、炒白芍二钱各半

代赭石五钱　　　　　炙草七分

（六诊）喘愈过半，汗未全止，属阴虚。失眠，属心肾不交。脉弦而动，乃阳跷之脉不入于阴跷也。继以安神补血之剂。

（六方）

黑枣仁七钱　　　　　川芎二钱　　　　知母炭二钱　　　　抱木神五钱

海蛤壳炒阿胶钱半　　蜜款冬钱半　　　炙①甘草七分　　　秫米四钱

法制夏二钱　　　　　胖大海三钱

（七诊）喘已平，睡亦稳，阴阳已交。虚汗未止，继以补阴敛汗。

（七方）

参贝内陈一钱　　　　白芍三钱　　　　洋参二钱　　　　　柏子仁三钱

茯神三钱　　　　　　诃子二钱　　　　旧橘络一钱　　　　当归钱半

丹皮钱半　　　　　　浮小麦四钱　　　牡蛎三钱　　　　　桂圆七粒

（八诊）各病都瘥。心神未安，咳嗽未除，汗仍多。宜补心安神，重敛其汗。

（八方）

麻黄根一钱　　　　　牡蛎三钱　　　　柏子仁二钱　　　　西洋参钱半

白术钱半　　　　　　当归中钱半　　　结茯神三钱　　　　白芍钱半

生黄芪钱半　　　　　参贝内陈钱半　　浮小麦一百粒

（九诊）肺胃未宣，痰咳带滞，脉右滞肝弦，大便鲜通，头晕，汗大瘥，饮食无味。拟再清肺疏痰。

（九方）

蜜紫菀钱半　　　　　甜杏仁二钱　　　川贝二钱　　　　　蜜款冬钱半

干竹茹三钱　　　　　桔梗钱半　　　　浮小麦三钱　　　　胖大海三钱

枳壳一钱　　　　　　瓜蒌皮三钱　　　法半夏钱半

愈后令常以猪肺煮白及粉三钱，以生津补肺；食猪肝、豆腐皮，以降火。

---

① 炙：原作"炎"，误。

季秋又给膏方常服，庶可断根。

选自《医案·肺病气喘案》，北平医药月刊，1935，1（1）：64-66.

【医案钩玄】

本案之肺病气喘的本质是正虚邪盛。患者已是肺病，积劳日久，肺、脾、肾气大亏，又染风寒，痰壅于肺，诸症骤然发作。正气亏虚无力抗邪，有形实邪最易集聚作乱，故喘息咳逆大作。治当分轻重缓急，先除风痰，待喘证平息，实邪尽去，可敛补正气。三诊疏痰宣肺剂后风痰渐消，心、肺、脾、肾之气血阴阳俱虚之象渐显，需用温补阳气、补敛阴血之方调摄。

10. 伤寒化燥热喘
魏文耀

（病者）沈祖兴君，年三十八岁，业药商，住双顶山。

（病名）伤寒化燥热喘。

（病因）劳顿受寒咳嗽，自服柴胡桂枝汤加羌、芎、五味、前胡、桔梗等温燥之剂，病遂加剧。

（症候）畏寒内热，唇裂骨痛，烦躁不宁，喘逆不得平卧。

（诊断）脉象弦数，舌苔黄厚。伤寒误表，邪从火化之证。

（疗法）用葱白栀豉疏表，小陷胸润燥降逆，加竹叶、益元散清热除烦。

（处方）

| 淡豆豉三钱 | 焦山栀三钱 | 川连一钱 | 制半夏三钱 |
| 全瓜蒌四钱 | 鲜竹叶五十片 | 益元散四钱 | 葱白四个 |

（再诊）三月五日。

温药太过，肺液被劫，气促干呕，舌苔黄厚焦黑而糙，左脉歇止，右脉滑数壮，神倦，气液并伤，肺炎危症，拟重剂人参白虎汤清之。

（再方）

| 西洋参二钱 | 生石膏八钱 | 知母五钱 | 炙甘草 |
| 不活水芦根八钱，去节 | | 淡竹沥一两，冲 | 玄参五钱 |

粳米五钱，包煎　　天花粉三钱

（三诊）三月六日。

内热减，舌转润，苔黄滑，气喘稍平，咳痰胶黏，牵引胸膺作痛，大便已解，脉象滑数。拟喻嘉言清燥救肺汤治之。

（三方）

西洋参二钱	生石膏八钱	原麦冬三钱	炙甘草一钱
苦杏仁三钱	桑叶三钱	炙鳖甲五钱	全瓜蒌四钱
鲜石斛三钱	枇杷叶五片去毛	活水芦根八钱，去节	

（四诊）三月七日。

潮热已退，咳嗽痰韧，胁膺牵痛，大便微溏，脉缓，舌边红润，根苔黄黏。肺胃余邪未清，拟用泻白散加味。

（四方）

苦杏仁三钱	瓜蒌皮三钱	生薏苡仁四钱	竹茹三钱
橘白一钱	枇杷叶五片，去毛	远志一钱	前胡一钱
益元散四钱，包煎	桑白皮三钱	地骨皮三钱	

（五诊）三月九日。

热退，湿痰未尽，咳嗽牵引胁痛，胃微思纳，脉象软缓，舌红苔黏浊。拟清化痰涎和胃渗湿以善其后。

（五方）

橘白一钱	茯神四钱	金石斛三钱	象贝母三钱
薏苡仁八钱	枇杷叶三片，去毛	紫菀三钱	全瓜蒌四钱
制半夏三钱	川连五分		

（效果）服药后，痰湿皆化，病愈。

选自《名医验案·伤寒化燥热喘验案》，国医砥柱月刊，1937，1（7）：46.

【医案钩玄】

此案患者劳顿受寒，误投热剂，邪热内陷。痰热内结，气郁不通，肺宣肃失常，故喘逆不得平卧；热扰心神，故烦躁不宁。初诊用葱白、山栀、豆豉解表，小陷胸汤加竹叶、益元散清热化痰除烦，润燥降逆。再诊患者表证已解，温药太过，热盛于里，津气两伤。肺燥化热，故气促；舌苔黄厚焦黑而糙及脉滑数壮皆为里热蒸腾，津液损伤之征，故用重剂人参白虎汤以清热益气生津。三诊患者内热减，舌转润，"诸气膹郁，皆属于肺"，肺气不降，咯痰胶黏，牵引胸膺作痛；苔黄厚，脉象滑数，为燥热灼肺所致，故用清燥救肺汤以清燥润肺。四诊患者潮热已退，但仍咳嗽痰韧，胁膺牵痛，舌边红润，根苔黄黏，为肺胃燥热之邪未净，肺阴亏虚之象，故用泻白散清泻肺热，止咳平喘。后随症加减，诸症自愈。

11. 喘 证

吴学礼

（病者）李姓，男科，年五十六岁，住马家庙胡同十六号。

（症候）喘嗽胸劫，不能食，膝下及脚面均肿。脉象沉细，阴虚。

（治法）理喘嗽，宽胸，和中，消肿。

（处方）

前胡钱五	生白芍三钱	白芷钱五	苏子四分
杏仁三钱	白果仁三钱	炒枳壳钱五	橘红钱五
青皮四钱	白术三钱	茯苓皮三钱	桑皮三钱
厚朴一钱	巴戟三钱	椒目钱五	

选自《医案·治验数则》，北京医药月刊，1939，6：30.

【医案钩玄】

肺气不降则咳喘，胃不受纳则不能食。膝下水肿为下元虚寒，水饮不化所致。脉沉细，主水饮痰盛。阳为寸脉，阴为尺脉。此案"阴虚"应尺脉虚弱，意指下焦虚衰。厚朴、枳壳、青皮宽胸理气；苏子、前胡降气化痰；杏仁、白果止咳化痰；白术、陈皮健脾祛湿和中；茯苓皮、桑白皮利小便，消水肿；椒目苦寒，利水消肿，降气止咳；巴戟天温补肾阳，助纳气止咳喘；白芷宣肺散寒；白芍养血补虚。全方共奏宽胸理气、止咳平喘之功。

12. 喘 息

张心一

学员自临证以来用经方治愈之重症甚多。今录一案祈登刊内作为入社之纪念。

（病名）外感性喘息。

（病者）赵兰亭，年五十四岁，住沙铺庄，于民国廿五年阴历十二月十七日得此症。素有痰饮咳嗽之病根，遇天寒感受风寒即犯。

（症候）脉象五至而滑，按之有力，舌苔白腻而厚，略黄，胸膈满闷，呼吸喘促，须家人用拳捶其背部，以藉呼吸之顺利，坐而不能卧，苦楚之甚，观其难过之情形，甚有危在顷刻之象。

（诊断）素有痰饮之潜伏，又遇风寒而发，此症故断为外感性喘息。

（处方）拟用仲景小青龙加石膏[①]汤增减治之。

麻黄一钱	桂枝钱半	生杭芍三钱	细辛根一钱
干姜一钱	五味子钱半，捣	清半夏三钱	甘草钱半
杏仁三钱	生石膏一两，粉	莱菔子三钱，炒捣	潞党三钱
瓜蒌仁三钱，炒捣		赭石五分，粉	

（方解）此方注意在解外感之风寒，而尤着力在降其痰饮。加生石膏之量者，因脉滑有力也；加潞党者，因开破之药甚多，年岁又大，故加此以防其气分受伤也。

（效果）服初煎即喘息平定，而胸膈舒适非常。又服二煎，而下大便一次，即照常起卧矣。调养数日即愈。

（说明）因此案之重，得效之速，故特录之。佳案尚多，因时间无暇，后必陆续探登刊内，非钓誉之心，乃勉学之举也。

选自《医案·验案之一》，国医砥柱月刊，1939，2（5、6）：33-34.

【医案钩玄】

《金匮要略·肺痿肺痈咳嗽上气病脉证治》："肺胀，咳而上气，烦躁而

---

① 膏：原作"羔"。下同。

喘，脉浮者，心下有水，小青龙加石膏汤主之。"患者素有水饮内伏，复感风寒，此为外寒内饮夹热之证，治用小青龙加石膏汤解表化饮，清热除烦，方证相应，取效甚佳。

13. 气 喘
时逸人

（病者）仇太太，四十余岁，住南门外交通旅馆。

（症候）神昏，痰鸣，脉沉细无力，身疲气弱，眼合不开。

（处方）

高丽参五钱　　　沉香五钱　　　黑锡丹三钱，布包同煎

此症乃心脏性气喘。心脏已极度衰弱，旧谓阴火冲逆，真阳暴脱，气喘痰鸣者是。诸医辞治，委诸天命，师为处此。此方服药后，气喘略平，脉象较为有力。后用宣脉化痰药白前、前胡、瓜蒌、牛子、浙贝、陈皮、半夏、赤苓等品为剂，投护愈。

选自《时氏医案》，国医砥柱月刊，1948，6（8、9）：17.

【医案钩玄】

本患者西医诊断为左心衰，属于中医"喘证""肺胀"的范畴。肺与心脉相通，同居上焦，肺朝百脉，肺气辅助心脏运行血脉。肺病日深，治节失职，心营不畅，则肺病及心而致心气、心阳虚衰，心脉瘀阻，喘悸不宁。心阳根于命门之火，肾阳不振，进一步导致心肾阳衰，出现喘脱危候。故在治疗用药上，使用大补元气、强心的高丽参，纳气平喘之功较强的沉香，温壮元阳、镇纳浮阳的黑锡丹，共奏强心平喘温肾之功。

14. 肺痈（一）
马进礼

（病者）李熹煜君，年三十余。

（病因）素患咳嗽，吐痰，入夜则甚，经久不愈。近月间，往郊外散步，归家时，忽吐出痰带[①]血，似痈肿溃后之脓一般。延请医士治疗，均无效果，延余诊治。

（症候）察其脉，数实而芤，吐出之痰，臭不可闻，咳则遗尿，胸中隐痛，咽干，口燥。曰："此因风寒外束，未经发越，入于脉，郁滞不散，蕴发为热，蒸淫肺窍，成为肺痈。"又思不确，再以生豆捣碎，令病者饮之，亦不觉腥气，此是肺痈无疑。

（处方）当用桔梗、金银花、黄芪、薏苡仁、白及、陈皮、象贝、葶苈[②]子、元参、地黄，煎服。连进二剂，诸症若失，而痊愈矣。

选自《临症验案二则》，文医半月刊，1937，3（7，8）：23.

【医案钩玄】

《金匮要略·肺痿肺痈咳嗽上气病脉证治》："若口中辟辟燥，咳即胸中隐隐痛，脉反滑数，此为肺痈，咳唾脓血。""热之所过，血为之凝滞，蓄结痈脓，吐如米粥。"此案患者咽干口燥，咳痰带血，吐出之痰，臭不可闻，胸中隐痛，脉数实而芤，故此案乃肺痈脓成期。因风寒外束，未经发越，入于脉，郁滞不散，蕴发为热，热邪煎熬肺津为痰，痰涎壅滞于肺，气血道路不畅而咳，咳即牵引所壅塞之肺络，故胸中隐痛；邪热壅肺，血脉凝滞，血败肉腐成脓，故咳唾脓血，腥臭异常。桔梗、陈皮、象贝清热燥湿，化痰排脓；金银花清热解毒；黄芪、白及排脓敛疮；薏苡仁、葶苈子消痰解毒散结；元参、地黄清热凉血，解毒散结。诸药合用，共奏清肺化痰、排脓解毒之效。

15. 肺痈（二）

余听鸿

长田岸有孩六岁，正吃饭，被母打一下，大哭，饭正满口，有饭粒入肺窍中，后即咳嗽，无寒热，饮食二便如常。就余诊，服肃肺清散之品五六剂，见有寒热，饮食渐减。又停半月来诊，见痰中血丝殷而少，胸中隐痛，服苇

---

① 带：原作"代"，误。
② 苈：原作"力"。

茎汤，合疏开气法，罔效。细询其病之始末，其母白：吃饭大哭，呛咳而起，咳嗽月余，见血后口中臭秽。余细视血中有点微黄脓也。余思食物呛入肺管，壅境为痈。将灯心刺鼻孔使其喷嚏，吹皂角末，后得嚏，痰血稍多。再将旱烟喷之，使其咳更甚，咳甚大哭作呕，呕血块两枚，如蚕豆大，兼脓痰。余将血块拈起剔开，中有白色朽腐如饭米形。服以苇茎汤，合《金匮》旋覆花，意另服皂荚丸，一日一粒，服药二剂，丸三粒，脓血清除。再服麦门冬汤，加枇杷叶、沙参、石斛之类而愈。故人饮食之间，不可多言喜笑。倘有物呛入肺管成痈，医不能知，自亦不知，酿成大患，可不慎欤？此孩幸是藜藿农家，听医所谓为。若绅宦之家，娇养柔嫩，即医肯尽心施治，病家未必信；即病家信，医家亦未必肯独任劳怨。治病之弊如此，故治病误于医者固多，病家自误者亦不少。余治肺痈，以宗《金匮》法为最多，芳香金石之品，从来未敢轻试。

道按：听鸿先生，为有清一代名医，其治疑难病症，必详加审问，忠实疏方，对于小儿尤其注意，如前症是。奉劝海内同胞有儿女者，吃饱时不可施以毒打，免致呛饭入喉，而成肺痈。知之者少，又有性命之忧。现代治本病，小心如余先生者，有几人哉！

选自《名医验案·余听鸿验案一则》，文医半月刊，1937，3（12）：9.

【医案钩玄】

《金匮要略·肺痿肺痈咳嗽上气病脉证治》："若口中辟辟燥，咳即胸中隐隐痛，脉反滑数，此为肺痈，咳唾脓血。脉数虚者为肺痿，脉数实者为肺痈。"肺痈初期风热之邪始伤于卫，风热之邪进而内舍于肺，此阶段尤属邪浅病轻，肺痈尚未形成；风热火毒内传荣分，壅结于肺，腐血成脓，脓成不易治。治疗此案的关键当去除病因，即进食时呛咳进肺中的米粒。病因去除后，按照肺痈脓已成的治法，即清热解毒排脓。

16. 肺痈（三）

任翔青

廿七年五月初九日诊。

（病者）袁鹿平先生之荆室，年四十余岁，住赵明桥村。

（病因）以忿怒遏郁，气机不宣，暗生内热，蒸灼肺金，结为肺痈重症，百治罔效。

（症候）咳嗽频频，脓痰血三者加杂而吐，臭气触鼻，人不堪闻，两胁隐痛，心中懊憹，肢倦腰酸，肌肉瘦削，面色枯白，喘息上气，不能平卧，乍寒乍热，饮食大减。

（诊断）脉象微而滑数，左关结代，以肝气郁结，浊痰阻塞肺络，气血凝滞不宣，热邪蕴积不解，蒸灼肺叶溃烂，致成肺痈危症。

（疗法）拟先清热豁痰，理肝降逆之法消息之。

（处方）

广橘络二钱	苦葶苈钱五分	川贝母二钱	南银花二钱
薏米仁四钱	冬瓜子二钱	炙杷叶二钱，布包	糖瓜蒌二钱
炙牛蒡二钱	蒲公英三钱	炙紫菀二钱	抱云神三钱
山豆根二钱	全福花钱五分，布包	鲜小蓟、白茅根各三钱	

上药用水煎服。

（再诊）

前药进二剂，请余再诊。脉象较前渐转缓和，夜间眠睡稍能平卧，咳嗽亦轻，咯痰亦少，惟仍加杂红色，臭气仍然不减，身已不发冷，胁间亦不觉大痛，拟仍照前法出入。

（再方）

炙前胡二钱	广橘络二钱	上川贝四钱	炙杷叶二钱，布包
炙斗苓二钱	炙紫菀三钱	炙薏米四钱	炒牛蒡二钱
糖瓜蒌三钱	朱拌神三钱	冬瓜子四钱	南银花三钱
鲜小蓟、白茅根各四钱	旱莲草二钱	炒枳壳钱五分	
霜莱菔叶二钱			

（三诊）

前药三投，诸症虽大见好转，然仍吐黄色脓痰，败臭之气较前聊减，惟仍时常咳嗽，颜面枯白，心气不佳，宜遵清金解毒之剂进退。

（三方）

生乳没各二钱	川贝母三钱	肥知母三钱	苦桔梗二钱

炙薏米四钱　　汾甘草二钱　　南银花六钱　　润玄参三钱
北沙参三钱　　炒牛蒡三钱　　苦葶苈^①钱五分　　朱拌云神
紫草钱五分　　鲜芦根八钱　　冬瓜子三钱　　三七末五分

上药煎冲服。

（四诊）

连进前药四剂后，加入西洋参钱五分，又嘱服四剂，咳嗽增剧，吐痰臭气较前益甚，又吐血数口，夜间又不能安卧，脉亦较前聊数，以毒热未清，补之较早，致使肺中恶臭之气，无排泄之机会，而向内浸淫，肺组织起破坏作用，仍以清金解毒为急务。

（四方）

生乳没各二钱　　炒牛子三钱　　南银花六钱　　润玄参四钱
丝瓜络三钱　　糖瓜蒌三钱　　汾甘草二钱　　川贝母四钱
炒薏米四钱　　朱茯神三钱　　鲜芦根八钱　　冬瓜子三钱
紫草二钱　　葶苈子钱五分　　炙斗苓二钱　　炙紫菀三钱
黑焉扇钱五分　　粉丹皮钱五分

此方进六剂，诸症皆愈，精神亦大见恢复，嘱照方多服数剂以免复发。

按：肺痈一症，宜清热、解毒、豁痰、宣络、养阴，诸法为主，不宜轻用温补之剂，观此案可知。盖肺处胸巅，职司清肃，而五行属金，最畏火刑，内关各脏，外应皮毛，以津液为荣养，以排炭为作用，故六淫七情，皆能伤之。

肺痈：西人名为都比加力，东人称为肺坏疽，谓由酿脓性球菌侵入肺脏之后，肺组织即逐渐死亡，起腐败性之分解，而成咳唾脓血之肺痈症。又《肺痨全书》云：肺痈者，肺中生毒结痈之症候也。凡病后风热痰湿，或患结核者，痰涎散布地上，病菌飞扬，袭人口鼻，吸入肺部，侵蚀肺窍，皆能致此，不可进以温热补肺之剂，尤忌发汗伤肺，以致不救。《金匮》皂荚丸、葶苈大枣泻肺汤、《千金》桂枝去芍药加皂荚汤、苇根汤、宋人十六味桔梗汤，俱为治肺痈之专药。医者苟能灵活运用，皆能桴鼓应手。

选自《医案·肺痈症之临床实验》，国医砥柱月刊，1939，2（1、2）：46-49.

---

① 苈：原作"力"。

【医案钩玄】

肺痈的基本病机是"热聚肺溃，肉腐成脓"。肺痈初期以清热解毒为主，脓成后以解毒排脓为主。对于肺痈的治疗禁忌，《张氏医通》主张"盖由感受风寒，未经发越，停留肺中，蕴发为热，或挟湿热痰涎垢腻，蒸淫肺窍，皆能致此，慎不可用温补保肺药，尤忌发汗伤其肺气，往往不救。"与此案强调肺痈"不可进以温热补肺之剂，尤忌发汗伤肺，以致不救"之义相同。肺痈之病不可妄用辛温发散，否则邪热鸱张。肺痈之病亦不可过早使用补益之法。此案四诊时毒热未清，补之较早，导致病情急剧恶化，后以清热解毒而转安。

17. 肺痈（四）

汪逢春

（病者）申老先生，六十二岁，一月廿九日第一次诊，杨梅竹斜街。

（症候）左脉滑大有力，右细弦而滑，久咳年余，近忽吐血盈口色鲜，舌苔白。老年肺气早伤，近复抑郁不舒，冲动络分，亟以顺调气分，防增呃逆。

（处方）

家苏子钱五	鲜金斛五钱	真玉金①二钱	鲜茅根五钱，去心节
藕节廿个	鲜枇杷叶三钱，布包		川贝母二钱
生海石三钱	生紫菀一钱	旋覆花二钱，布包	真陈皮一钱
顶头赭石一两	冬②瓜子一两		

（再诊）一月三十日。

吐血减而咳嗽亦少，左脉滑大有力，右细弦，舌苔白腻，胃纳知味不能容受。老年气郁伤及肺络，木乘土位，拟再以平肝顺降，佐以和胃之味。

（再方）

家苏子钱五	鲜金斛五钱	鲜枇杷叶三钱	鲜茅根一两
茜草炭三钱	生紫菀一钱	旋覆花二钱	顶头赭石一两，先煎
生海石五钱	鲜橘子皮三钱	川贝母二钱	南花粉三钱

---

① 玉金：即郁金。下同。

② 冬：原作"东"。下同。

干荷叶三钱　　　真玉金二钱　　　鲜梨一个，连皮去核切片　　　鲜藕四两，连节

（三诊）一月三十一日。

吐血已止，痰中带红，左脉仍见滑大有力，右细弦，胃纳渐佳。老年肝郁气盛犯及阳络，拟再以清润安中，宜乎休养静摄。

（三方）

家苏子钱五分　　　鲜金斛两[①]　　　　鲜枇杷叶三钱，布包
荷叶炭三钱　　　　顶头赭石一两　　　生海石五钱，打，同先煎
生紫菀钱[②]　　　旋覆花二钱，布包　茜草炭三钱
大红枣七枚　　　　川贝母二钱，去心　南花粉三钱，布包
真玉金三钱　　　　盐水炒肥知母一钱五分　鲜梨一个，连皮，去核，切片
连节鲜藕四两　　　生熟麦、谷芽各一两

（四诊）二月二日。

吐血虽止，咳嗽不已，舌苔白腻而滑，左脉渐渐细小，右细弦而滑。老年气郁肝盛犯及阳络，再以清润安络肃降肺气，春气已至，备宜小心。

（四方）

苏子钱五分　　　　鲜金斛五钱　　　　鲜枇杷叶三钱，布包
真玉金三钱　　　　顶头赭石两，同先煎　生海石五钱，同先煎
生紫菀一钱　　　　旋覆花二钱，布包　佛手花一钱
藕节廿个　　　　　去心川贝母二钱　　南花粉三钱，布包
怀牛膝三钱　　　　冬瓜子一两　　　　大红枣十枚
鲜梨一个，连皮，去核，切片　　　　　生熟麦、谷芽各三钱

（五诊）二月四日。

咳嗽甚剧，舌苔白质粉绛，左脉弦滑，寸关滑促不匀，右细濡。吐血虽止，肺气已伤，肝阳不平，春气已至，拟再以润肺化痰，和肝调气。

（五方）

家苏子一钱五分　　　鲜金斛五钱　　　　鲜枇杷叶三钱，布包

---

① 两：疑作"一两"。下同。
② 钱：疑作"一钱"。下同。

真玉金一钱五分　　　生紫菀一钱　　　　南花粉三钱, 布包

佛手花一钱　　　　　去心川贝母二钱　　旋覆花二钱, 布包

黛蛤散四钱, 布包　　牛蒡子七分　　　　冬瓜子一两

怀牛膝三钱　　　　　生熟麦、谷芽各三钱　鲜梨一个, 连皮, 去核, 切片

去蒂柿饼一枚　　　　大红枣十枚

选自《医案·泊庐医案·肺痈门》, 北京医药月刊, 1939, 4: 30-31.

（六诊）二月六日。

咳嗽吐痰有味, 舌苔白腻质粉绛, 两脉细弦而滑, 肌肤灼热。恐其肺已生痈, 亟以《金匮》法加减。

（六方）

家苏子钱半, 同打　　鲜①金斛两　　　　鲜枇杷叶二钱, 布包　　真玉金一两

甜葶苈钱, 焙　　　　生紫菀钱　　　　　南花粉二钱, 布包　　　牛蒡子七分

大红枣七枚　　　　　川贝母二钱, 去心　　黛蛤散四钱, 布包　　　冬瓜子一两

柿饼一枚, 去蒂　　　嫩前胡七分　　　　鲜梨皮一个, 洗净　　　犀黄丸七分

匀两次药送下。

（七诊）二月八日。

咳嗽不止, 痰黄稠有味, 左脉急数而滑, 右细濡而弦。肺痈在左上少阴, 拟再以《金匮》法加减。

（七方）

款冬花三钱, 布包　　生紫菀一钱　　　　牛蒡子一钱　　　　大红枣十枚

桑白皮二钱　　　　　川贝母二钱, 去心　　生海石钱, 先煎　　嫩白前一钱

粉草钱　　　　　　　制半夏三钱　　　　苦杏仁三钱, 去皮尖　甜葶苈一钱

黛蛤散四钱, 布包　　鲜金斛一两, 先煎　　犀黄丸七分

匀两次药送下。

（八诊）二月十日。

咳嗽较稀, 吐痰黄稠有味, 心跳, 左脉弦滑而数。左肺之痈情形较重, 拟再以《金匮》法加减。

---

① 鲜: 此后有一"鲜"字, 疑衍。

（八方）

款冬花三钱，布包　　生紫菀一钱　　牛蒡子一钱　　大红枣七枚

桑白皮二钱　　川贝母二钱，去心　　　　莲肉三钱，连心

生海石四钱，先煎　　粉草钱　　制半夏二钱　　苦杏仁三钱，去皮尖

甜葶苈一钱，焙　　玫瑰花五分，去蒂　　犀黄丸七分

匀两次药送下。

（九诊）二月十二日。

咳嗽渐减，痰味甚重，略见血丝，左脉细弦滑数，右细轻，舌苔白腻而滑尖绛。左肺生痈上迫少阴，其势非轻，拟再以前法加味。

（九方）

鲜苇茎一两，去节　　粉草钱，细炒　　制半夏三钱　　建莲肉三钱，连心

生海石五钱　　款冬花三钱，布包　　全当归三钱　　甜葶苈一钱，焙

玫瑰花五分　　桑白皮三钱，去皮尖　　制乳没各一两　　大红枣十枚

牛蒡子一钱　　苦杏仁三钱，去皮尖　　川贝母一钱，去心

犀黄丸七分

匀两次药送下。

（十诊）二月十四日。

老年左肺生痈，舌苔白腻而滑，咳嗽颇剧，痰味甚重。病深且重，一时非易速效，拟再以《金匮》法加味。

（十方）

鲜苇茎一两，去节　　家苏子钱，包　　黛蛤散四钱，布包

生海石四钱，先煎　　鲜枇杷叶三钱，布包　　牛蒡子一钱

桑白皮三钱　　生地炭三钱　　鲜茅根一两，去节

苦杏仁三钱，去皮尖　　贝母二钱，去心　　荷叶炭三钱

全当归三钱　　甜葶苈七分　　大红枣十四枚

犀黄丸一钱

匀两次药送下。

（十一诊）二月十六日。

咳嗽吐血盈口色鲜，两脉细弦滑数，舌苔白腻，痰味不止。老年左肺生痈，拟以《金匮》法加减。

（十一方）

鲜苇茎一两，去节	桑白皮三钱，去尖	鲜枇杷叶三钱，布包
制乳没各钱半	鲜茅根一两，去节	苦杏仁三钱，去皮尖
黛蛤散四钱，布包	生地黄三钱	川贝母三钱，去心
甜葶苈一钱，焙	全当归三钱	藕节廿个
大红枣十枚	炙甘草一钱	牛蒡子七分
生蛤壳两口，先煎	生海石四钱	犀黄丸一钱

匀两次药送下。

（十二诊）二月二十五日。

咳嗽渐减而纳已有消息，痰多，舌苔白质粉绛，两脉皆平。老年体气素强，肺痈不复，拟再以《金匮》法佐以和胃化脓之味。

（十二方）

款冬花三钱，布包	鲜苇茎一两，去节	生海石五钱
建莲肉三钱，炒连心	家苏子钱半	鲜竹茹三钱
制乳没各二钱	生熟谷麦芽各二钱	川贝母三钱，去心
甜葶苈一钱，焙	桑白皮三钱	全当归三钱
苦杏仁三钱，去皮尖	鲜柠檬皮三钱	大红枣十枚
犀黄丸一钱		

匀两次药送下。

（十三诊）三月二日。

胃纳已开，咳嗽减而不止，痰味未净，左脉弦滑，右细濡。高年气素强，病已向愈，拟再以前法加减。

（十三方）

款冬花三钱，布包	甜葶苈一钱	生海石四钱	鲜柠檬皮三钱
川贝母二钱，去心	牛蒡子一钱	大红枣十枚	全当归三钱
桑白皮三钱	制乳没各二钱	建莲肉三钱	苦杏仁三钱，去皮尖
冬瓜子	生熟谷麦芽各一钱		赤苓四钱

建泻三钱　　　　　犀黄丸一钱

匀两次药送下。

（十四诊）三月六日。

咳嗽渐减，脓痰未净，舌苔白质绛，两脉细弦而滑，气分短促。老年肺痈久咳伤气，拟再以标本兼①治，宜乎静摄休养。

（十四方）

款冬花三钱，布包	甜葶苈一钱，焙	制乳没二钱	全当归三钱
川贝母三钱，去心	仙露半夏三钱	大红枣十枚	
苦杏仁三钱，去皮尖	桑白皮三钱	牛蒡子一钱	建莲肉三钱
赤苓②四钱③	生熟麦谷芽各三钱	建泻三钱	粉草一钱

犀黄丸一钱

匀两次药送下。

选自《医案·泊庐医案·肺痈门》，北京医药月刊，1939，5：33-35.

【医案钩玄】

此案初起左脉滑大有力，左关脉候肝，肝郁气盛；右细弦而滑，右寸脉应肺，为肺气早伤；两手脉皆滑，是痰饮凝聚。鲜血盈口是肝木侮肺金，伤及血络所致。至第五诊时舌绛苔白，左寸关滑促不匀，为邪热已盛。前期虽兼用祛痰剂，但药不胜邪，痰浊未净；又值春气已至，肝木气盛扰动肺脏，肺痈进入成脓期。谨守《金匮要略》消痈排脓法，有脓必排，脓净再思调补之事，切不可过早补益。

18.肺结核（一）
王云龙

同学△君以禀赋不足，身体素弱，再加求学刻苦，运动素缺，在四年前

---

① 兼：原作"煎"，误。

② 苓：原作"芩"，误。

③ 四钱：此前有"去"字，疑衍。

曾患中风，半身不遂，延医治疗，不久痊愈。但身依然不壮，遂量力业医，颇为称适，故于客岁之春，即入本院。无奈不改用功之习，难免造病之机。入院未达三月，即时常感冒，身觉不适，体瘦神倦之象如约齐临。不数日，因感冒失治，遂胸烦大咳，痰沫倾盈，继而痰臭，瞬息唾红，状如肺痈。始延姚季英疗治，但病势有增无减。是时适施院长由南京返平，急求诊查，始断为肺结核。即日又往医院经 X 线照检，果为肺结核之属于进行性者，且已溃三穴而达第三期矣。西医均谓不治，但经院长治疗，数剂而进行止，仅半岁而复原，方案如下。

（处方）

代赭石三钱　　　旋覆花二钱　　　黛蛤散五钱　　　海浮石三钱

炙白前、前胡各钱半　　　　　白杏仁二钱　　　苦桔梗钱半

炙紫菀二钱　　　瓜蒌子、瓜蒌皮各二钱　　　佩兰①叶三钱

冬瓜子四钱　　　炙陈皮钱半　　　炙苏子钱半　　　白薏仁四钱

炒枳②壳钱半

水煎服，三剂，诸症略安。

（再方）

旋覆花钱半　　　黛蛤散五钱　　　海浮石三钱　　　炙白前钱半

白杏仁二钱　　　炒苦桔梗钱半　　　炙紫菀二钱　　　冬瓜子四钱

炙百部钱半　　　鲜枇杷叶四钱，去毛　　　　　炒川半夏曲二钱

南北沙参各二钱　　　　　云茯苓、云茯神各二钱

鲜地骨皮、桑白皮各钱半　　　　焦远志肉钱半

水煎服三剂，臭痰唾血诸症皆退，惟仍咳嗽。

（三方）

生牡蛎③、生龙齿各五钱　　　黛蛤散五钱　　　海浮石三钱

旋覆花钱　　　半炒川半夏曲二钱　　　炙地骨皮二钱

炙百部、炙白前各钱半　　　白杏仁二钱，去皮尖　　　炒焦远志钱半

---

① 兰：原作"蓝"。

② 枳：原作"只"。下同。

③ 蛎：原作"力"。下同。

炙紫菀二钱　　　　　　　西、冬瓜子仁各四钱

南北沙参各三钱　　　　　白茅根四钱　　　白、赤芍药各二钱

土炒云茯神、云茯苓各三钱

水煎服四剂，咳嗽亦轻，惟早起仍咳，遂转以下丸药方。

（四方）

炙冬虫夏草钱半　　　生牡蛎、生龙齿各五钱　　　黛蛤散四钱

海浮石三钱　　　　　南、北沙参各二钱　　　　　炙百合三钱

炙百部钱半　　　　　炒川半夏曲、旋覆花各二钱　西、冬瓜子仁各四钱

炙紫菀二钱　　　　　米炒玉竹三钱　　　　　　　白茅根四钱

焦远志钱半　　　　　土炒赤、白芍药各二钱　　　白杏仁二钱

云苓块三钱

此方五倍蜜丸梧子大，外加獭肝一两每服三钱。

上方服两礼拜后即大便干燥，故又以下方润便。

（五方）

火麻仁四钱　　　油当归二钱　　　炒地榆二钱　　　　　银花炭三钱

杏仁泥二钱，去皮尖　　　炒阿胶珠二钱，蛤粉炒　　炙紫菀二钱

炙苏子钱半　　　炒枳壳钱半　　　白茅根四钱　　　　　炒干薤白二钱

将丸药吃完后回家调养。既至九月间即复原，且较前更为健壮，概其主重运动，留心饮食故也。由此案观察可知，国医之妙，国药之效矣。东邦之积极研究中国医药者，良有以也。惟不知中国之西医以为若何。

选自《医案·治肺结核医案》，文医半月刊，1936，1（10）：8-9.

【医案钩玄】

西医学的肺结核，类似于中医学"肺痨"病。肺痨是正气虚弱，痨虫侵袭肺脏，以咳嗽、咯血、潮热、盗汗及身体逐渐消瘦为主要特征的传染性疾病。肺喜润恶燥，痨虫侵肺，消耗肺阴，治宜以补虚培元、抗痨杀虫为主。临证根据病情兼以清火、祛痰、止血之法。此案患者病之初，用黛蛤散、海浮石、冬瓜子、薏苡仁等清热止咳，消痈排脓；后期用冬虫夏草、当归、阿胶等补虚善后，进行调养而痊愈。在此患者的治疗过程中，医生非常留心观

察其饮食状况，了解其脾胃之气盛衰，值得后学者深思。

19. 肺结核（二）
施今墨

（病者）陈女，年十七岁。

（病因）肺结核之病原在一八八二年由 Koch 所发现，为一种结核细菌，由人体而传染。此种细菌为杆状，且体甚小，非以优良之显微镜不能窥见。其在病组织内，或独居，或群集，并无特别之染色。女士，或系由传染而来。

（症候）咳嗽，先前咯白色痰，近数日则有灰白色而带血点样痰，发热，体温已达三十八度以上，夜内至三十九度。经过已三个月有余。在此三个月内，月经未见。其发热尤以子时、午时为甚。近数日内，咳嗽痰少，有时空嗽，面黄体瘦，食欲不振，大便溏，小便短赤，尤喜食干物。

诊断：肺结核。

（处方）

炙前胡、白前各一钱五分	鲜生地、茅根各五钱	旋覆花一钱五
新绛一钱五	炒扁豆六钱	冬瓜子四钱
半夏曲二钱	左金丸钱五分，同布包	焦远志钱五分
枇杷叶三钱，去毛	云茯神三钱	云茯苓三钱
紫菀二钱	土炒赤、白芍各二钱	生龙齿四钱
生牡蛎[1]四钱	炒丹皮、丹参各三钱	焦薏仁四钱

水煎服三四剂。

（再诊）服药经过：前诊方服三剂，咳嗽已见愈，仍带有血丝，大便溏泄，眼部痛，微见肿，食欲仍不佳。

（再方）

旋覆花二钱	新绛钱五分	半夏曲二钱	炙前胡钱五分
炙白前钱五分	炒丹皮三钱	炒丹参三钱	怀牛膝[2]三钱

---

① 蛎：原作"励"。

② 膝：原作"夕"。下同。

白茅根四钱	冬葵子四钱	冬瓜子四钱	生龙齿四钱
生牡蛎①四钱	炒黄连八分	焦薏苡五钱	炙紫菀二钱
焦远志一钱五分	生地炭三钱		

水煎服三四剂。

（三诊）服药经过：诸症均减，惟夜内嗽甚，体温已降至三十七度，月经仍未行。

（三方）

生牡蛎五钱	生龙齿五钱	旋覆花二钱	代赭石三钱
海浮石三钱	半夏曲二钱	焦远志钱五分	焦薏苡四钱
炙紫菀二钱	云茯苓、神各二钱	炙前胡、白前各钱五分	
冬瓜子四钱	浮小麦八钱	怀山药六钱	扁豆衣六钱
白茅根四钱	左金丸一钱五分	五谷虫三钱	

水煎服。

选自《名医验案·萧山今墨施氏医案》，文医半月刊，1937，3（2）：12.

（说明）陈案之症，乃肺病之初起，故经过不久则病除大半。一诊方中大意则以消炎杀菌为目的。方内龙齿、牡蛎，虽昔医皆用作涩精收敛之剂，而用于肺病者，因其含有多量的石灰质故耳，于肺病及结核菌有莫大之作用，故于再诊方内，增大其量。因腿部肿而用牛膝。服药后，体温已下降，咳嗽已止，故再诊方稍为加减。因其于夜内常自盗汗，故于三诊方中用浮小麦，以养正祛邪，而山药为健胃止泻之用。全案经过月余，而所服用之药不过十数剂，病虽未完全医去，但已去其大半也。改服丸药，仍按原方大义稍为加减。因丸方遗失亦本案之一大遗憾也。

选自《名医验案·萧山今墨施氏医案》，文医半月刊，1937，3（6）：11.

【医案钩玄】

根据肺结核的临床表现及其传染特点，应归属中医"肺痨"范畴。早在《黄帝内经》中就对本病临床特点进行了具体的记载，认为本病是属于"虚劳"

---

① 蛎：原作"力"。下同。

范围的慢性虚损性疾病，如《素问·玉机真脏论》："大骨枯槁，大肉陷下，胸中气满，喘息不便，内痛引肩项，身热……肩髓内消。"汉代张仲景《金匮要略·血痹虚劳病脉证并治》："若肠鸣、马刀挟瘿者，皆为劳得之。"到唐、宋、晚清时期，明确了本病的病位、病机和治则。唐代孙思邈《千金要方》把"尸注"列入肺脏病篇，明确病位主要在肺。宋代许叔微《普济本事方·诸虫飞尸鬼注》："肺虫居肺叶之内，蚀人肺系，故成瘵疾，咳血声嘶。"金元时期朱丹溪倡"痨瘵主乎阴虚"之说，确立了滋阴降火的治疗大法。葛可久《十药神书》收载十方，是我国现存第一部治疗肺痨的专著。明代虞抟《医学正传·劳极》提出"杀虫"与"补虚"两大治疗原则，为本病治疗提供了理论依据。

本案三诊皆运用了白前、前胡这一药对。白前，味辛、苦，微温，有降气、消痰、止咳之功。前胡，味苦、辛，微寒，有降气化痰、散风清热之功。二者皆有苦、辛之味。辛"能散，能行"；苦"能泻，能燥，能坚"。"辛"之发散行气作用，可助肺气宣发；"苦"则泻肺火，降气逆，可助肺气肃降。二者相伍，白前走里，清肺降气，祛痰止咳；前胡走表，宣散风热，降气消痰；白前重在降气，前胡偏于宣肺，二药一宣一降，肺之宣肃功能恢复正常，故痰可去，嗽可宁。

20. 肺痨（肺痨不寐）

张公让

我来广州后，天天治不少肺痨病，以后想将其验案逐条在本报发表之。

（病者）罗左，二十八岁，小公务员。

（病因）悉咳嗽咯血，历史既有数年，惟甚轻，时愈时发。因家务关系不能专心疗养，今年新春应酬多乃又咯血，虽不甚多，然每日不绝，如此有十余日，遍请中西医数人疗治不愈，年初八由朋友介绍来诊。

（症候）脉数，一分钟九十六至，时为上午十点，热三十六度八。据云：傍晚有微热，舌苔微白，肺部无水泡音。因咳血不敢为之打针，因恐惹起咳血也。拟为之注射止血剂苛阿古连，但因家贫不能负担，乃改用中药方如下。

（处方）

阿胶四钱　　　　侧柏炭三钱　　　　干姜炭四分　　　　白及四钱

生赭石五钱　　　三七二钱　　　茜根炭三钱　　　仙鹤草三钱

小蓟三钱　　　生地炭二钱

一剂而血减，再剂而止，现仍在调理中。

（病者）于左，二十四岁，大学生。

（症候）病发热微咳失眠，用X光照肺不能发现病灶，西医谓其无肺病，乃神经衰弱也。然用其药无效，因读拙著《肺病自医记》乃来求诊。诊断其为初期肺痨，不敢直言，益恐惊动增其病势也。初用六味地黄丸加减，热减咳嗽，但仍不能安睡。当连续数晚彻夜不睡，虽用西药安眠药亦仅能小睡两三小时，醒后又不能复睡。初用酸枣仁汤、养心汤之类不应，乃用王清任之血府逐瘀汤。原方一剂而安睡八小时，二剂而病若失，竟连服八剂以善其后。今辍读回家矣。其神效有如是，在血府逐瘀汤方。

（处方）

生地三钱　　　川芎钱半　　　赤芍二钱　　　三七三钱

桔梗钱半　　　甘草一钱　　　当归三钱　　　红花三钱

桃仁四钱　　　柴胡二钱　　　枳①壳钱半

水煎，傍晚服。

此方余曾治愈多人，亦有不效，其但总有多少安静作用，其药理不甚可解。

选自《肺病治验》，国医砥柱月刊，1947，5（6、7）：19-20.

【医案钩玄】

《景岳全书·不寐》曰："盖寐本乎阴，神其主也，神安则寐，神不安则不寐。"治疗失眠的基本原则是安神，但如何安神，当需要辨证施治。此案患者病之根本在于肺痨日久，瘀血内停，扰及心神所致。治病必求于本，治疗选用活血化瘀治疗胸中瘀血之主方血府逐瘀汤，一剂则能安睡八小时，二剂则病若失。初期选用酸枣仁汤和养心汤治疗无效的原因在于没有辨证求本。案中没有详细论述患者之舌脉，但通过用药反推病机，此案患者胸中有瘀血内停是引起失眠之根本原因。

_____

① 枳：原作"只"。

21. 痨　瘵
马进礼

（病者）陈君振山，年二十四岁，业商。

（病因）年前忽患咳嗽，气喘，吐痰，胸闷，气急。医者以为风寒外束，袭入肺脏，致肺燥而成，用蠲邪清凉之品，病势愈甚，反觉盗汗骨蒸，每日晚间，必发热一次。今经友人介绍，延余诊治。

（症候）其六脉大而虚，形体衰弱，精神不振，面色青白，咳嗽剧烈，呼吸气促，头目昏晕，如入雾中，曰：此痨瘵也。

（疗法）治疗之法，以滋阴润肺，当用地黄、知母、象贝、桑皮、杏仁、前胡、侧柏叶，助治以灸膏肓穴、肺俞、肾俞，各三壮，足三里三七壮。照上法，连治四日。复诊病势稍愈，依上方加海浮石、杷叶，服二剂，告病痊愈矣。思如此垂危之症，经数次治疗，经奏痊愈，诚人所意料之外。

选自《肺脏病专号·临症验案二则》，文医半月刊，1937，3（7、8）：23.

【医案钩玄】

痨瘵是由于痨虫侵袭肺叶而引起的一种具有传染性的慢性虚弱疾患，或称肺痨，即今之肺结核病。临床上以咳嗽、咯血、潮热、盗汗及胸痛、身体逐渐消瘦为主要症状。此病初起多为阴液亏损，病位在肺，后可累及其他脏腑，发展为阴阳俱损。通过刺激上背部肺俞、下背部肾俞，可调整相关交感神经的功能，小腿取胃经之足三里，复加滋阴润肺之剂，共奏宣肺健脾、益肾抗痨之功效。

22. 肺萎（肺痿）
施今墨

（病者）许左，四十一岁。

（病因）此病之真正原因尚未明了，而各种肺病之结果皆能令其萎缩，尤以间质性肺炎为甚。其因总不外冒寒，身心过劳而得，其病原体则为结核菌。

（诊断）肺萎初起症。

（症候）咳嗽，发热，体温三十八度，咽部疼痛，于深吸气时觉患部胀痛，频频咳嗽，痰中带[1]血，身体虚弱，饮食不佳，大便燥结。

（处方）

西瓜子仁四钱	炙白前一钱五分	炙百部一钱五分	冬[2]瓜子四钱
米玉竹三钱	苦桔梗一钱五分	紫菀茸[3]二钱	云茯苓三钱
焦薏仁四钱	仙鹤草三钱	大小蓟炭三钱	蛤粉炒陈阿胶三钱
白杏仁二钱	焦内金三钱	海浮石三钱	半夏曲二钱
陈皮一钱五分			

水煎服二三剂。

选自《名医验案·萧山今墨施氏医案》，文医半月刊，1937，3（4）：10.

（再诊）服药经过：一诊方服三剂，咳嗽见好，仍带血，胸中觉满，头晕痛，微有呕心。

（再方）

炙前胡、白前各一钱五分		大小蓟炭三钱	蛤粉炒陈阿胶二钱
冬瓜子四钱	海浮石三钱	青黛一钱	旋覆花二钱
代赭石二钱	仙鹤草三钱	紫菀一钱	白杏仁二钱
焦薏仁四钱	云茯苓三钱	怀牛膝[4]三钱	法半夏三钱
麦门冬二钱	蛤粉四钱		

水煎服二三剂。

（三诊）服药经过：服药后仍时时咳嗽，痰亦较多，惟痰中带血见少，头仍晕，胸满，饮食亦少。

（三方）

炙前胡、白前各二钱		旋覆花二钱	代赭石二钱	炒杜仲三钱
米丹参三钱	半夏曲三钱	海浮石三钱	陈阿胶二钱
炒紫菀三钱	冬瓜子四钱	土杭芍三钱	白杏仁二钱

---

① 带：原作"代"，误。下同。

② 冬：原作"东"。下同。

③ 茸：原作"葺"，误。

④ 膝：原作"夕"。

沙苑子二钱　　　　　焦远志一钱五分　　　　炙甘草五分

水煎服二三剂。

（四诊）服药经过：咳嗽见愈，惟痰多是泥沫样，咽部觉疼，已能食。

（四方）

旋覆花二钱　　　　代赭石二钱　　　　海浮石三钱　　　黛蛤粉五钱

米丹参三钱　　　　蛤粉炒陈阿胶二钱　　仙鹤草五钱　　白杏仁二钱

大小蓟炭三钱　　　冬瓜子四钱　　　　白茅根三钱　　南北沙参三钱

鲜生地五钱

水煎服四五剂后改丸方。

　　选自《名医验案·萧山今墨施氏医案》，文医半月刊，1937，3（5）：11.

（说明）许案肺萎一病，为肺脏全部萎缩也。至[①]于萎缩原因，不明。自其症状观之，于每行深呼吸时，则觉肺部胀痛。大抵肺部健康，则呼吸顺利；一旦发生病变，则呼吸不利。今因萎缩，致气管部异常，而有时时作咳之感，血管破裂而有出血现象，故于一诊方内用玉竹、阿胶，以修补其破裂之血管，而止其血；冬、西瓜子用以消炎去胀。全方之义以治肺结核症治之，故所用之药物不差二三也。盖此症之起原因，多由于结核菌所引起也。

　　选自《名医验案·萧山今墨施氏医案》，文医半月刊，1937，3（6）：11.

【医案钩玄】

此案之肺痿乃慢性虚弱性疾病，多由肺气痿弱不振所致，以多唾涎沫、短气为主症。《金匮要略·肺痿肺痈咳嗽上气病脉证治》："热在上焦者，因咳为肺痿。肺痿之病，从何得之……或从汗出，或从呕吐，或从消渴，小便利数，或从便难，又被快药下利，重亡津液，故得之。曰：寸口脉数，其人咳，口中反有浊唾涎沫者何？师曰：为肺痿之病。"肺痿之病可分为虚热和虚寒两类。此案乃为虚热肺痿。热在上焦，熏灼于肺，肺失肃降，气逆而咳，久则肺气痿弱不振，发为肺痿。肺叶痿弱不振之原因多不明，或因发汗过多，或呕吐频作，或因消渴、小便频数，或因便难等，导致津液严重耗伤，津亏阴

――――――――――

① 至：原作"致"，误。

虚，虚热灼肺，故成本病。

初诊方中西、冬瓜子善于清肺化痰，兼具消炎之效；炙白前、炙百部、紫菀润肺下气，消痰止咳，半夏降气，桔梗宣肺祛痰，载药上行，升降相合，肺之宣肃功能复常；海浮石清肺化痰；玉竹养肺阴、润肺燥；薏苡仁、鸡内金、陈皮健脾消食；仙鹤草、大小蓟炭、阿胶凉血止血；杏仁、西瓜子仁润肠通便。后在此基础上随症加减，诸症渐愈。

23. 肺病（慢阻肺）

毛邦汉

不佞于弱冠时，肄业于苏省师范学校。因平日对于学课过分勤奋，课余且不喜运动，致身心失却调剂，而时患遗精；又以校中奖励学生洗冷水浴，锻炼身体，不佞因冷浴不如法，致始则患重感冒，继转寒热。中间因有遗精疾患，肾阴虚损之故，由肾病肺，复由寒热而转成肺病。其主要见症为咳嗽气急，潮热盗汗等，而仍不时遗泄。卒因久病不愈而转学返里静养。迭经延中西名医施治，未见寸效。本镇中医某氏，目击余之病，且有毛君之病，预后不良，不久人世之声言。如是继绵数年。虽未如某医所预[1]料，而竟成宿恙。每于清晨醒时，必先连续干咳若干声，次即咳吐胶黏并泡沫之白痰，同时多鼻涕（涕亦胶黏如痰），并不断地嗳[2]气。如是约经半小时，始复常度呼吸等，又与健康人无异。往后数年，且时患血证，有时为痰夹血，有时亦吐血痰。细究此症之偶发，不外以下原因。

一由于晚间睡眠不足，或晚间钻研内典或中医书籍，至深夜始睡；或因心绪不佳，终夜不能熟睡。如经一二日睡眠时间不足，则日间咯痰，往往即见痰夹血。

二遇横逆或受惊恐，即须发作。

三身体俯屈过久，因呼[3]吸不畅，胸部逼窄，致短气频咳而咯[4]血。

---

① 预：原作"逆"，疑误。

② 嗳：原作"唉"，疑误。

③ 呼：疑作"吁"，疑误。

④ 咯：原作"喀"，误。下同。

四不能饮酒，高粱尤忌。如偶饮高粱，则喉头因受刺激而发咳呛，可立致吐血。

五不能食富于刺激性之辛辣等食物，并不能嗅此等物品及香烟煤灰等气味。

六不能进热性或辛辣剂之药物。

七不敢进富于热性之食物。

八不能受热。偶或受热，即咳吐痰夹血。

但每遇咯血吐痰，只需做一二十分钟之深呼吸，则气自平，而所吐之痰，亦即回复常度，不见有血矣。不佞虽病肺，为学以致用，为服务社会，频年浪迹天涯，未遑休养。继思个人带病服[1]务于机关，于公于私，两有窒碍。中西名医，对余之宿疾，施治既束手无策，此外又绝无治肺病之特效药可以根除。因念古来之大医，往往因身继痼疾，而勤求古训，或博访周谘，冀得效方施治，致引起其研究医药之动机而成名者，不乏其人。又俗语亦有"久病知医"之说。爰于民国二十二年秋间，即遥从已故中医恽铁樵先生研究中医学，满望于研究之医籍中，得获相当之效方，以自施治。愿经两年之攻究，并翻检古今重要医籍，迄无所获。旋又集治咳排痰之通剂，如紫菀、百部、款冬花、杏仁、桑皮、枇杷叶等数十味，成一膏方，在严冬试服，但绝无效益。继读百粤名中医谭次仲氏所著[2]《中药性类概说》，其第五类理肺之剂有云："为紫菀、款冬、射干、百部、北杏、白前、五味子、枇杷叶、桔梗、桑皮、沙参、百合等，用于肺病之咳嗽，未必有直接作用。"又云："凡久咳不痊，则此等排痰剂，无应用之必要。盖此时以注重'强壮疗法'为主。排痰剂多服，有足以促进衰弱，而减少食欲之弊。且此时应用一切排痰剂，大都无效。"

又谭先生于所著《中医科学改造之途径》一文，有云："见咳治咳，最无意义……此仲景所以不出治咳之方也。"不佞读此两节文字，始恍然于集大队之治咳排痰剂熬膏治肺病之所以无效，而钦佩谭先生所论理肺剂治肺病之无意味，诚探本穷源，经验有得之谈，殊足为我医林同道治肺病作借鉴也。往后悟得古人于治虚劳（慢性衰弱疾患）之上部咯血，下部泄泻，施治最难着手时，有培土生金，建立中气（脾胃）之一法，以济其穷，而收实效者。因

---

① 服：原作"眼"，误。

② 著：原作"着"，误。下同。

思本人多年不愈之肺病，亦为劳虚之一种，中西医既无直接施治之特效药，则引用此培土生金法之原则，于药物及食饵疗法变方施治，当有相当成效。正拟分别试验，继读谭先生所论"久咳不痊，则排痰剂无应用之必要，应注重强壮疗法……观仲景《痰饮篇》出苓桂术甘汤，俱以脾胃立法，绝无一味止咳药。盖即强壮疗法之意。"（《中药性类概说·五》）又云："《金匮》对虚劳之治法，尤与科学医之疗肺痨若合符节。考之西医治肺痨，多用机阿苏及熬①鱼肝油，盖此为健胃排痰剂，而加以一种营养之作用焉。（在昔以为机阿苏能杀结核菌，今知其完全错误。）诚以肺疾痨，必羸瘦胃呆，故合理之治法，必健胃以增进其食欲，使体重增加，而肺之局部症状，得以轻快，于是肺病乃有自然治愈之倾向。仲景治虚劳，用小建中汤，亦此意耳。"（《中医科学改造之途径》）余读谭先生本节论文，觉所论肺病症状及治法，高瞻远瞩，扼要透辟，不禁击节叹服。而归结其健胃之说，上不外古人培土生金之治法也。于是益信引用此法，以治余之肺病，必有成效。因余十数年来夜寐时患失眠也，躯体则极羸瘦，而又当患胃呆，不能多进饮食。爰于药物施治，一交冬令，则多服黑归脾丸，平时则常服八仙长寿丸，以治食少失眠，而滋肾阴。

选自《治验与医药·肺病治胃之经验谈》，
中国医药月刊，1942，2（9、10）：25.

按：中医于肺病治法，除肺经本病，宜清滋外，有"补肾不如补脾"之法，以脾土为肺金之母，母旺，则子亦旺也。又有"补脾不如补肾"之法，以肾阴为肺金之子，子全，而母亦全也。不佞依据此等治例，用以上两种丸剂施治，此所谓药物方面之培土生金兼滋阴法也；一面复于饮食注意营养法也，多进可口补益之食品以开脾胃，此又营养方面之培土生金法也。以上两种方法积极实施以后，年来即觉食量大增，餐时饥肠辘辘，食欲旺盛，而晚间睡亦颇觉酣适。如是，体重既增，面色亦渐见丰润，舌苔则曩时常中心洁如镜面，四围滋润者，今则光洁处已填满，而恢复健康时之常苔。至每日黎明咳嗽次数，既日见减少，而痰亦较稀。似此，不佞久年所患之肺病，确于药物与营养两方面，因俱注重于培土生金之一法而收功。于是益坚信国医

---

① 熬：原作"鳌"，误。

谓:"肺病以受补为可治,不受补为不可治。"与夫"土旺而金生"之说之不我欺。且悟得肺病之自上损下者,如则损肺,继损肝、损脾、损肾(所谓由肺病肾);与夫由下损上,因肾虚而病肺,而至传脾者(所谓由肾病肺),先哲秦越人认为过脾胃,则均属不治。诚以肺病而至传脾,则病毒侵入肠胃系,而成为肠结核(肠痨)。如是,由肺痨而肠痨,成最危重之疾,其转归多为不可治。可知病肺而犹能受补,则其病尚未至"损脾"之地步,此际药物与营养之施治,如能变管齐下,俱侧重于调补脾土,则日久自能渐入佳境,不难化险为夷,而收"土强金旺,金旺水充"之良效也。世间病肺类如不佞之疾患者,全国统计,当不在少数。上述之治绩,不敢自秘,爰将个人之病历及调治经过,缕陈于一般读者之前,亦以使知中医治肺病,虽无特效药,而如本人之宿疾,尚有此培土生金之一法,可以施治,可以奏效也。惟营养疗法所当注意者,进食宜采混食主义,不可偏重于一面。而于个人嗜好,尤应特加注意。以其人所嗜之食物,或即其体中缺少之营养成分故也。

选自《治验与医案·肺病治胃之经验谈》,

中国医药月刊,1942,2(11):15.

【医案钩玄】

肾阴虚损,由肾病肺。肺病日久,导致虚劳,子病传母,胃呆纳少,身体羸弱。单纯治肺脏多次无效,乃因脾土生肺金,脾胃化源不足,精气不能上归于肺,肺津不足,气阴亏虚则难以治本。脾胃为后天之本,太阴中土理论有"中央土以灌四旁"之说。虽然肺脏有邪气存留,但肺脾肾虚损,补脾显然更为重要。久咳不愈,邪正内耗,必有脏腑虚损,单用祛痰剂无法恢复正气。正气不复,邪气难以祛除,应注重强壮补虚疗法"培土生金"的应用,以补虚培元,建立中气,达到强壮机体之目的。

肺病有自上而下,由肺病肾者;有自下而上,由肾病肺者。然无论何种,脾胃均是关键所在。肺的主要功能是主气,气之来源在于自然之气与水谷之气,均是维持人体生命活动的精微物质。水谷之气需经脾转化,脾胃为后天之本。脾病时可影响到肺,谓之"母病及子";肺病时亦可影响到脾,谓之"子盗母气"。"土强金旺,金旺水充"意为脾土旺盛化源充足,精气足才可输注肺脏,肺金生肾水,肺脏强健,肾中精气才能充盈。

脾胃系病证

24. 胃脘痛（慢性胃炎）
张相臣

（病者）岳怀珍，年廿三岁，青县人，在保定万宝堂药号服务，丁丑年正月由保来津就诊。

（症候）胃脘时痛时止，喜按，得暖而松，肌瘦面黄，消化迟钝，不思食，不渴，大便溏，少腹瘕块，时而上攻。

（病因）由去年肝气抑郁，食思不振，久而脘痛，少腹有块，时化时显，服棱、术、枳、黄，攻下不愈，用附、桂、萸、姜，痛即稍缓，神短肢酸。

（诊断）脉搏左弱小，右弦紧无力，肝气冲胃，中气伤也。肢酸，食少难化，脾气弱也。喜按，温暖而痛止，心脾虚也。

（疗法）遵陈氏虚痛用归脾法，加菖蒲、鸡内金、白芍药、缩砂密，疏肝醒脾，温养心气而止痛。因正虚而瘕邪不治，正气足而邪自散也。效否俟诊。

（处方）

野于术土炒，二钱	台党参三钱	炙箭芪三钱	归身二钱五分
炙草钱半	云茯神三钱	炙远志钱半	酸枣仁炒，二钱
广木香一钱	圆肉三钱	鸡内金钱半	甘松去土，一钱
白芍药二钱	缩砂密钱半	大枣三枚	生姜钱半
炒石菖蒲二钱			

（再诊）昨服二剂，痛似渐松，瘕块似匿，仍拟前方增减，补心脾，疏肝气，止胃痉挛法。

（再方）

野于术土炒，二钱	野台参二钱五分	炙箭芪三钱	归身二钱半
炙甘草钱半	茯神块三钱	广木香一钱	龙眼肉二钱半
白芍药二钱	香附米酒炒，二钱	高良姜一钱	缩砂密钱半
大枣仁三枚，去核	生姜钱半		

（三诊）服一剂，痛即止，再二剂痛不发，而瘕块不显矣，遂服以丸方，在津万全堂配制，带乡调养，嘱勿犯寒凉，丸方列下。

（三方）

野于术一两，土炒	野台党一两	茯神一两	炙箭芪一两
龙眼肉一两	归身八钱	远志炙，一两	酸枣仁炒，五钱
炙甘草一两	木香四钱	石菖蒲炒，五钱	鸡内金六钱，焙
杭白芍五钱，酒炒	广砂仁五钱	甘松三钱，洗净	

上①十五味，共为末，用熟枣肉四两，加炼蜜为小丸。每服三钱，姜汤送，或滚水送亦可。

（效果）近自乡来函，言回乡后，日服丸二次，痛未发，至饮食渐振，心下亦畅适，肢体健壮，病若失矣。先贤陈修园云：虚痛症，归脾方消息之。又云：良姜治诸胃痛之灵丹。治病贵识证，病药投机，故效如桴鼓也。

按：莲塘氏性嗜医药，且经验宏深，对于疑难大症，莫不手着春回。至此案审症之精确，用药之恰当，处方之周密，收效之神速，特其小焉者也，笃之谨签。

选自《名医验案·莲塘医案》，国医砥柱月刊，1937，1（4）：40.

【医案钩玄】

本例胃脘时痛时止，喜按，得暖而缓，可知此胃痛为虚证；消化迟钝，不思食，提示脾气虚；面黄肌瘦，提示心血不足，乃是心脾两虚之证。察其原因乃与肝气郁滞有关。肝脾关系密切，肝气不舒导致气机升降失常，出现少腹瘕块的症状，使整个病症呈现虚实夹杂，以虚为主的表现。治疗则在补益心脾的基础上，加上疏肝理气之品，以补虚为主，达到正气足而邪自散的目的。

25. 胃脘痛（急性胃炎）

徐福民

（病者）运转手葛法元，年二十七岁，奉天复县人，住大连市大广场。

---

① 上：原作"右"，因改竖排版为横排版，故改。

（病名）胃脘痛，疑似急性胃加答儿。

（病因）过进生冷食物，又兼怒气动肝，以致木旺土衰，消化不良，痞塞不通。

（症候）胸闷胀满，胃脘大痛，呻吟床褥，不敢转侧，饮食难进，大便秘结。

（诊断）脉沉微数，舌苔黄厚，乃寒火相搏所致。

（疗法）以开郁顺气，暖寒止痛，攻下泻火之剂主治。

（处方）

制香附四钱	紫卷三钱	炒枳壳三钱	均青皮三钱
川大黄三钱	焦三仙各二钱	高良姜二钱	芒硝二钱
广木香钱半	紫蔻钱半	草果仁一钱	盔沉香一钱

（效果）一服痛轻便通，略进饮食，然未大下。第二服增大黄、芒硝各一钱，于是大泻两次，胀消痛止，迄未复发。

选自《胃肠病验案六则》，国医砥柱月刊，1939，2（9、10）：47-48.

【医案钩玄】

本案通过病因症状反推其病名"急性胃加答儿"为急性胃炎。本案胃痛因饮食伤胃，情志不畅导致胃气壅滞，肝失疏泄，横逆犯胃，胃失和降，不通则痛。《杂病源流犀烛·胃病源流》："胃痛，邪干胃脘病也……惟肝气相乘为尤甚，以木性暴，且正克也。"虽因过食生冷所致，但因气机不畅，日久蕴而生热，又可见"大便秘结，舌苔黄厚"等热象，故治疗时需在温胃的基础上加用攻下泻火之剂，共奏开郁顺气、理气止痛之功。

26. 胃脘痛（反胃呕吐）

徐福民

（病者）五金商许耀庭之寡嫂，年三十七岁，山东乐陵人，住连市车跎子。

（病名）呕吐反胃，疑似慢性胃加答儿。

（病因）多年宿疾，数月一犯。但犯时，多因冷食伤胃，或怒气伤肝。

（症候）胃脘疼痛，嘈杂恶心，呃逆频喷，食则呕吐，以致不能饮食。

（诊断）脉沉而迟，舌苔白腻，乃虚寒犯胃所致。

（疗法）拟以助气暖寒，定痛舒肝，止呕吐等剂主之。

（处方）

红人参三钱	制香附[①]三钱	炙杷叶三钱	白蔻二钱
紫卷朴二钱	广砂仁钱半	广藿香钱半	鲜姜钱半
高良姜一钱	公丁香一钱	广木香七分	川椒五分

（效果）一剂则呕吐止，而痛减，略能饮食。次日又进一剂，诸病悉除。告以永忌生冷食物，并戒恼怒，至今年余未犯。

选自《胃肠病验案六则》，国医砥柱月刊，1939，2（9、10）：47-48.

【医案钩玄】

胃痛一证，初起多属实证，若久痛不愈，反复发作，脾胃受损，可由实转虚。此例患者胃痛多年，脾阳不足，脾胃虚寒，若遇冷食伤胃则容易引起胃痛复发，表现出脾胃虚寒型慢性胃痛的急性发作；若因情志所致引起胃痛发作，怒气伤肝，气机不畅，蕴而化热，不通则痛，则会出现"嘈杂恶心，呃逆频喷"等热象。治疗原则应为温中健脾，和胃止痛，再加入调肝理气之品，使脾升胃降，运化健旺。故本案中用药药性偏温者为多，用鲜姜、高良姜、公丁香、川椒温中，香附、厚朴、砂仁、木香理气，白蔻、藿香止呕，人参健脾。

27. 胃脘痛（吐血）

徐福民

（病者）日商店员于长隆，年二十三岁，奉天金州人，住连市北岗子。

（病名）胃痛吐血，疑似胃溃疡。

（病因）操劳伤力之后，饮食寒凉过多，又逢暴怒动气而成。

（症候）胸膈胀满，胃脘刺痛，左肋剧痛尤甚，恶心呕吐，更兼吐血色紫。

---

① 制香附：原作"制附香"，乙正。

（诊断）脉沉而涩，左关有力，舌苔淡黄，乃肝火与寒饮互相冲突，以致瘀血上溢。

（疗法）以宽胸利膈，平肝温胃，逐瘀止痛等剂调治。

（处方）

紫油朴三钱	炒枳壳三钱	西当归三钱	桃仁泥三钱
红花二钱	制大黄二钱	广玉金[①]二钱	均青皮二钱
紫苏梗二钱	桔梗二钱	广木香一钱	川干姜一钱
汉三七面一钱，冲服		高良姜七分	紫油桂五分

（效果）服后吐血停止，疼痛减轻。次方减去桃、红、三七，加香附、玄胡，各二钱，竟告痊愈。

选自《胃肠病验案六则》，国医砥柱月刊，1939，2（9、10）：48.

【医案钩玄】

吐血一证，由胃络受损所致，血溢胃内，以致胃气上逆，血随气逆，经口吐出而成吐血。本例患者吐血原因为饮食劳倦失调，中气已亏；再加上肝气郁结，脉络阻滞，郁久化火，逆乘于胃，遂发吐血。《先醒斋医学广笔记·吐血》强调行血、补肝、降气在治疗吐血时的重要性，即"宜行血不宜止血""宜补肝不宜伐肝""宜降气不宜降火"。本案使用的药物有理气降气的枳壳、桔梗；有活血止血的当归、桃仁、三七；有暖肝和胃的高良姜、香附等。

28. 胃　癌

张拱瑞

病者，张文生，二十余岁，男。去年春季，大腹肿痛癌硬，自己用平胃散加散结软坚药，服数剂后，病已愈大半，惟胃部一块微硬隐痛，药不能除。余为之针中脘、通关，一次顿愈。

选自《胃肠治案三则·针灸汤方治愈胃癌案》，
国医砥柱月刊，1939，2（9、10）：43.

---

① 玉金：即郁金。

【医案钩玄】

中脘穴位于上腹部，前正中线，脐中上4寸，是胃的募穴，可和胃健脾，通腑降气。通关为阴都穴的别称，位于上腹部，脐中上4寸，前正中线旁开0.5寸，具有调理胃肠、宽胸降逆的功效。此案患者诊断胃癌的依据是否充分值得商榷。服用平胃散后病情缓解大半，惟胃脘部隐痛微硬，针刺中脘、通关，一次顿愈，提示对于疑难病症针药结合疗效更佳。

29. 胃肠病（胃肠功能失调）
孙鸣第

（病者）田顺通，年五十余岁，住东万艾村。

（脉象）左寸关，弦大；右寸关，浮而弦；两尺脉，沉细。

（病因）家居百日，日食米面，五百斤，感于事务之纷繁。沱河水淹，禾苗尽付东流，生活问题，时常忧郁。又值怒恼[①]之后，停滞饮食。精神上与食物之冲动、刺激，结聚不开，消化之机能减低，肠胃之宣导薄弱，致而力疲神乏，形容憔悴。

（症候）消食不良，抑郁日深，怒恼之忿气不泄，胸腹胀饱难除。木郁土困，饮食不思，勉食而反不适，遂起口苦，嗳气，呕逆，胸闷，胃呆，便结，头晕，种种表现。大多数皆然。既妨碍胃肠之宣通，而失却升降之职权，郁积日久，面黄肌瘦。胃病日深，治疗失当，又信巫延误，恐酿症变。兹经本社薛中柱介绍，约余往诊。

（治疗）须挈领提纲，先从理脾入手，次修肝木，疏气快脾，故云：善岐黄者，必先理其脾，舒肝，则气机宣通。理脾，则百病消除。脾胃为一身之门户，一能纳谷，诸症均能转机；若脾胃一败，百药难施。诊治者，能不注意及此？故养生家，对于脾胃，知所珍重，为人之司命，可不慎耶？

（疗法）健脾开胃以进食，促进消化之机能，疏肝理气，宣通脏腑之凝滞，俾令肝气条畅，土气松和，运化灵动，转输自由，而诸症已矣。

---

① 恼：原作"脑"，误。下同。

（处方）

苍术二钱	厚朴二钱	陈皮二钱	甘草钱半
白芍三钱	生白术三钱	木通钱半	泽漆[①]钱半
丝瓜络三钱	橘络三钱	柴胡钱半	青色茯苓三钱
当归钱半	扁豆三钱	鸡内金二钱	广砂仁二钱
青半夏钱半	紫[②]油桂三分，打		生姜三片

水煎服。

（再诊）按前方疏气快脾之剂服二剂，据病者自言，大觉痛快，胸胁之胀饱显退，惟食欲仍不振，精神仍疲倦。

（脉象）左寸关之弦大已见去了，右寸关虚弱乏精，两尺脉，仍不振，微细之象。按寸关心肝，弦大不见，足证病者自言胸胁之胀饱已去；右寸关虚而乏力，毫无精彩，尤证肺胃气分太虚弱；两尺微细，肾脏亦亏。虚弱之症，自非一二剂所可痊愈，必须慢慢调理，土气困乏过甚，务须遣去心中一切事件，处处向宽地着想，不可更改方向，急切见效，恐病加重，悔之晚耳。切要！

（加剂）处方可仍照前方减去苍术、厚朴，加入建中之品，参、苓并用，人参加入三钱，茯苓改为五钱，加增二钱，用此稍增化气之功，油桂改为一钱，增加七分，生姜仍三片，水并温服两三剂。

（理论）此方改为温补，盖脾为生血之本，胃为化气之原。脾以阴土而主升清，左升而化肝木；胃以阳土而主降浊，右转而化肺金，引肺金之气下行而滋肾水。五脏之气互相交通，阴阳水火既济，皆赖土气以转输，自强不息，独立不移，败则四维不张，停滞而阴阳混淆矣。

（效果）此症服药三剂后，病已好转，饮食增进[③]，腹胀均减，诸症全无。而病者遵医嘱，守方服至十余剂，精神倍加十分；服至二十剂，精神气充足百倍，胜于常人矣。

（附录）济生中药"胃活"特效方（无论男女老幼胃肠病均可服之，常服尤效）。

---

① 漆：原作"夕"。
② 紫：原作"子"。
③ 进：原作"漆"，文义不通，改。

药料^①：白山药　　白茯苓　　白扁豆　　白术

白神曲　　白糖　　　白人参　　白芍药

白半夏　　白豆蔻　　粉甘草

等分为末。

服法：每服一二钱白水送下。

选自《胃肠病医案》，国医砥柱月刊，1939，2（9、10）：52-53.

【医案钩玄】

脾胃与肝肾关系最为密切，肝木疏土，助其运化；脾土营木，利其疏泄。肝郁气滞易犯脾胃，导致脾胃升降失常。脾主运化，胃主腐熟水谷，一旦脾胃受伤，不仅影响食欲，还会导致中气不能运行，出现气机逆乱等表现，故在治疗上既要健脾开胃，又要疏肝理气，使得气机升降正常，诸症已矣。

30. 呕吐阳脱证
韩一斋

谭丽生，年四十余，体气素弱，时患胃腹疼症。民国初年秋季，因食烤羊肉后，复食柿子一枚，归寓即患胃腹急疼，呕吐不止，连绵三日，其势甚危，延予往诊。望其面色青暗，肢体逆冷，萎靡不堪言状，但其神志尚清。诊其脉沉微附骨，仅仅两至，而尺部尤属无力。审脉察状，知系真阴已损，真阳欲亡，又兼冲脉上逆，胃气不主下降，脱象已在目前，而讳疾忌医，又不肯自言真相。予以肢冷脉微，断重为漫阴寒症，当以脉症之险，痛陈利害，幸得其家人首肯，始得放胆投剂。急以辛热重剂速挽其垂危之阳，即与黑锡丹六十粒，姜盐水送下，继以大剂辛热回阳安冲之品。

方用：硫黄、黑附片、川椒、人参、干姜、甘草为剂，生姜为引，一剂疼缓吐止得眠。

次方：去硫黄，加白芍、当归、云苓等，两和阴阳，应手而痊。

选自《一斋医案^②三则》，北平医药月刊，1935，1（2）：65-66.

---

① 料：原作"科"，疑误。

② 案：原作"按"。

【医案钩玄】

此患者体气素弱，时患胃腹疼症，因食烤羊肉后，复食柿子一枚，即患胃腹急痛，呕吐不止，实乃内伤饮食，填塞太阴，新谷入胃，气不宣通而吐也。呕吐连绵三日，望其面色青暗，肢体逆冷，萎靡不堪，诊其脉沉微，尺部尤属无力，乃呕吐过程中，阳随气脱，气随液泄之象。阳气大衰，阴寒极盛，已属危急重症。阳虚不能温煦四末，故肢体逆冷；阴寒内盛，故面色青暗；阳气衰微，神疲不支，故萎靡不堪，故急以黑锡丹温壮元阳，方用四逆加人参汤加味以治。《伤寒论》第385条："恶寒脉微而复利，利止亡血也，四逆加人参汤主之。"四逆汤回阳救逆，温阳气，散阴寒，力挽元阳。加人参大补元气，固脱生津，以化生阴血；加硫黄补元阳，消寒；加川椒温中止痛；加生姜温中止呕，且生姜为呕家圣药，故以之为引。一剂疼缓吐止得眠。

31. 呃 逆

陈渔洲

（病者）袁炳元嫂氏，住横岗乡，年约五旬以外。

（病因）胃气素虚，宿饮内留，忧劳过度[1]，以致呃逆。

（症候）脉左寸沉微，余部弦迟细滑，舌苔黄白而腻，呃逆上冲，心下悸痞。

（诊断）《金匮》云：脉微而细滑，伤饮；弦细者，有痰饮。今脉见微弦迟细滑，其为痰饮内留可知。夫饮为黏[2]腻之邪，苔乃胃之明验。饮伏于胃，则舌苔黄白而腻。且冲为气街，其脉隶属阳明。今胃气素虚，复因忧劳过度，以致冲气失守，因而上奔，故见呃逆。宿饮流连胸膈之间，遏阻气机之升降出入，故症见心下悸痞。脉症合参，断为宿饮内留，胃虚冲逆之刻。

（疗法）仿仲圣旋覆代赭石汤法。以覆花、赭石、牡蛎，镇冲降逆。茯神、谷芽、柏子，补胃安神。鸡金、白芍、海蛸、仙夏，畅达气机，消涤宿饮而开痞满。

---

① 度：原作"步"，误。下同。
② 黏：原作"沾"，误。

（处方）

生赭石五钱	茯神五钱	柏子仁三钱	谷芽五钱
川牡蛎六钱	仙夏二钱	生鸡金二钱	白芍二钱
淡海蛸五钱	覆花钱半		

（再诊）脉微细而滑，舌转白腻，心下仍带悸痞。宿饮未清，仍主前法加减。

（再方）

川牡蛎六钱	龙牙四钱	柏子仁三钱	柿蒂二钱
仙半夏二钱	谷芽六钱	淮山药五钱	朴花钱
淡海蛸五钱	炙草钱		

（三诊）前方进二帖。脉又转弦滑，苔仍黄白而腻，胸中痞满。宿饮未蠲，法宜专治其饮，略佐纳气之品可也。

（三方）

生赭石五钱	覆花二钱	仙半夏二钱	苏子钱半
白芍药□钱①	川连八分	云茯苓五钱	丹参钱半
淡海蛸五钱	柿蒂二钱	沉香节八分	

（效果）后以养肝，纳气，蠲饮之法。调养而痊。

选自《医案·藻潜医案·宿饮冲逆》，
国医砥柱月刊，1939，2（3、4）：43-44.

【医案钩玄】

《伤寒论》第161条："伤寒发汗，若吐若下，解后心下痞硬，噫气不除者，旋覆代赭汤主之。"此患者胃气虚，思虑过度，脾气郁结，运化失职，宿饮内留，痰浊壅滞，阻于中焦，气机不畅，则心下悸痞；脾胃虚弱，痰气交阻，胃气上逆，故见呃逆。脉微而细滑、脉弦细，舌苔黄白而腻，乃胃虚痰阻证。胃虚痰阻气逆，治疗当和胃消痰降逆，以旋覆代赭石汤加减治之。由于患者舌苔黄白而腻，故以苦甘平的代赭石为君药，重坠降逆以止呃，下气消痰；呃逆重而胃虚不甚，故去参、草、枣；旋覆花下气消痰，降逆止呃；

---

① □钱：原文不清。

加谷芽、鸡内金，健脾和胃；茯神、柏子仁，宁心安神；白芍、海螵蛸、半夏，畅达气机。后续以本方加减，调胃养肝，纳气蠲饮，数诊调养而愈。

32. 腹痛（盲肠炎）
汪逢春

张小姐，年廿一岁，住东椿树胡同。今春忽患腹痛，其势甚剧，曾经协和医院医师诊断为盲肠炎症，非施行手术不可。病家畏之，转就诊于吾师。察其腹痛之情势，舌苔及脉象，知为寒湿凝聚所致，遂处以温中化湿之法。一剂而腹痛大减，六剂则痊愈。兹将方案胪列于后，以供诸同道之研究。

一诊，三月十日，东椿树胡同。

呕吐腹痛颇剧，舌苔白腻而厚，左脉细濡，右[1]弦滑。寒与湿水凝聚，拟以温和中焦，防其痛甚致厥。

（处方）

淡附片二钱	制厚朴钱半	赤苓皮四钱	鲜佛手三钱
淡吴萸钱半	生熟赤芍二钱	建泻片三钱	焦苍术二钱
淡干姜七分	鲜煨姜一钱	台乌药二钱	四制香附三钱

（再诊）三月十二日。

药后大便屡通四次，腹痛已缓，舌苔垢黄而厚，两脉细弦而涩。寒与气滞凝聚阳明，再以温通并用。

（再方）

淡附片钱半	制厚朴钱半	台乌药钱半	栝[2]蒌仁四钱
淡吴萸钱半	鲜煨姜一钱	四制香附三钱	赤苓皮四钱
淡干姜一钱	青皮一钱	生熟赤芍二钱	单桃仁三钱
建泻片三钱			

上上落水沉香末二分，酒军末三分，二味同研以小胶管装，匀两次药送下。

---

① 右：原作"左"，疑误。

② 栝：原作"括"。

（三诊）三月十四日。

腹部痛势又缓，舌苔白腻而厚，两脉细弦而滑。寒滞凝聚壅阻肠胃，拟以温中化滞。

（三方）

淡附片三钱	焦苍术三钱	败酱草三钱	延胡索钱半
淡吴萸钱半	制厚朴钱半	焦薏米三钱	四制香附三钱
淡干姜一钱	单桃仁三钱	台乌药钱半	肉桂子七分
炮姜七分	焦麦芽二钱	木香梗钱半	焦山楂三钱

（四诊）三月十八日。

矢气通而腹痛亦缓，舌苔白腻而厚，两脉弦滑而数。寒滞太甚，右胁与少腹痛势减而不止，拟再以温和分利。

（四方）

淡附片三钱	逍遥丸四钱，布包	金铃子钱半	台乌药二钱
姜川连七分，同炒	淡吴萸钱半	焦苍术三钱	炮姜一钱
郁李仁三钱	单桃仁三钱，二味同研	淡干姜钱半	
延胡索钱半	肉桂子一钱	四制香附三钱	
赤苓四钱	建泻三钱	猪苓四钱	

上上落水沉香末二分，研细末，以小胶管装，匀两次药送下。

（五诊）三月二十日。

腹痛由右移至左边少腹，舌苔白腻而滑，左脉弦滑，右细濡。拟再以温和络分，通导足太阳、阳明。

（五方）

淡附片三钱	焦苍术三钱	青皮一钱	赤芍二钱
延胡索二钱	赤芍钱半，同炒	淡吴萸钱半	炮姜一钱
台乌药钱半	赤苓四钱	淡干姜钱半	肉桂子一钱
金铃子二钱	建泻二钱	郁李仁四钱	单桃仁三钱
四制香附三钱			

上上落水沉香末二分，酒军二分，二味同研，以小胶管装，匀两次药送下。

（六诊）三月三十一日。

左边腹痛止而复作，小溲时腹部必痛，舌苔白腻垢厚。寒温化而未净，拟再以温中化湿。

（六方）

淡附片三钱	焦苍术三钱	生草梢钱半	赤苓皮四钱
淡吴萸钱半	肉桂子七分	鲜佛手二钱	建泻三钱
淡干姜一钱	焦薏米三钱	台乌药钱半	猪苓四钱
延胡索钱半	陈香橼钱半	炮姜五分	

选自《医案·泊庐医案·腹痛门》，北京医药月刊，1939，6：28-29.

【医案钩玄】

《医学真传·腹痛》："夫通则不痛，理也。但通之之法，各有不同。调气以和血，调血以和气，通也；下逆者使之上行，中结者使之旁达，亦通也；虚者助之使通，寒者温之使通，无非通之之法也。若必以下泄为通，则妄矣。"此案患者腹痛剧烈，西医诊断为盲肠炎，中医辨证为寒湿凝聚，治疗以温中化湿之法而痊愈，提示临床不能因为炎症而滥用清热解毒治法。

33. 小腹痛（阳物作抽）

吴学礼

（病者）满姓，男科，年九岁，住官房大院十三号。

（症候）阳物作抽，小腹疼。

（脉象）沉缓微。

（疗法）养肝阴，和脾，逐肾寒。

（处方）

酒当归三钱	酒川芎二钱	酒白芍三钱	干姜一钱
橘红钱五	半夏三钱	厚朴一钱	茯苓三钱
炙草三钱	广木香钱五	附子一钱	

已愈。

选自《医案·治验数则》，北京医药月刊，1939，6：30.

【医案钩玄】

《灵枢·经脉》云："肝足厥阴之脉……循股阴，入毛中，环阴器，抵小腹。"肾藏精，主生殖。少腹部位之疾病与下焦肝、肾二脏关系最为密切。寒主凝滞。寒主疼痛。下焦有寒，寒凝气滞，则小腹痛。寒主收引。下焦寒盛，则阳物作抽。脉沉主病位在里，脉微为阳气不足，脉缓为脾虚有饮。此案病位在肝、脾、肾三脏，病机为肝阴亏，脾不和，肾寒。治疗用当归、川芎、白芍，养肝血，缓筋脉之拘挛；用半夏、厚朴、茯苓、陈皮，健脾除饮；用附子、干姜，逐肾寒；用甘草，调和诸药。

34. 寒痛（寒疝）
惠松涛

民国二十六年，康仙庄孟姓少年，体瘦弱，好冶①游。暑②月病腹痛，医以硝黄之属下之，痛愈甚，痛处且由脐上移至左胁，渐攻胸膈，痛每发于夜半，剧甚，每致假死。更医，以为瘀血，治以桃仁、红花、棱、莪之属，委顿日甚。少年故就事天津，三津医士，历访多人，不能愈，不得已，束装归里。

乞余诊之，脉搏沉迟兼弦，谓之曰：沉为病在里，迟主寒，弦主痛，正合仲景所谓："瘦人绕脐痛，必有风冷，谷气不行，医反下之，其气必冲。"病因必为暑月贪③凉、医者误下所致。

病者爽然曰：是矣，曩曾寝卧楼上，夜间开窗取凉，遂得斯证。并出前医方曰：先生诊功何其神耶？

余曰：此症乃风冷与谷食相搏，刺激胃神经所致，设当日以温运镇痛之法治之，病愈久矣。缘前医不识，攻以寒凉，食积虽除，冷气愈甚，加以命门真火（即体工之势力）素衰，遂致一发不可遏抑。其发于夜半者，以病属阴（指虚寒）而盛于阴也，后医以其发于夜半，且痛甚，竟以瘀血治之，更入歧途矣！再后诸医方虽未见，略亦不出二者范围，不效宜矣，乃为处下方。

---

① 冶：通"野"。野外。
② 暑：原作"署"，误。
③ 贪：原作"贫"，误。

盐附子二钱	炮干姜一钱	吴茱萸二钱	炙甘草三钱
胡芦巴炒，三钱	紫厚朴三钱	高良姜巴豆肉炒，去巴豆，三钱	
白槟榔炒，三钱	广木香二钱	净草蔻一钱	炙苏子三钱

黑山栀三钱

水煎将成，入黑栀，煮数沸，病发前二时服。

服后，一剂知，二剂已。愈后两三周，以不远房室，复发，诊脉微细如无，以指度之，稍有感觉，痛戒之。

前方去黑栀，加补骨脂二钱。

迭进二剂，痛已脉复，但大便干难，再用前方加肉苁蓉三钱，鹿角霜二钱。

又二剂，便润身和，且病者有腰痛宿疾，偻而不能直者久矣，今并愈焉。

选自《治验与医案·松鹤轩治验摘录》，中国医药月刊，1941，2（6）：32.

【医案钩玄】

腹痛当先辨寒、热、虚、实。热证，必有发热口渴，大便干结难出，燥结热闭而痛，对症可用承气类攻下。患者夏月得病，素体瘦弱，症见绕脐腹痛，脉沉迟弦，未言有"痞、满、燥、实、坚"等实证表现，知非热证腹痛。医用攻下逐瘀之法，食积可下，但素体本虚，误治后更伤阳气，非温运镇痛之法难行。后腰痛随治而愈，推其素体阳虚，治病求本，不可一味治标。《丹溪心法·腹痛》云："凡心腹痛者，必用温散。此是郁结不行，阻气不运，故痛。"《景岳全书·杂证谟》言："痛证有寒热，误认之则为害不小。盖三焦痛证，因寒者常居八九，因热者十唯一二……盖寒则凝滞，凝滞则气逆，气逆则痛胀由生，而热则流通，多不然也。"

35. 腹痛（结核性腹膜炎）

时逸人

（病者）高左，二十三岁，住太原鼓楼街八号。

（症候）腹痛作硬，食后脘肠下坠，已经半年，身体瘦弱，盗汗，喉干不利。

花粉五钱	条沙参一两	炒牛子二钱	生白芍五钱

归尾五钱	玄胡七钱	台乌钱半	云茯苓三钱
泽泻片二钱	桃仁泥二钱	红花钱半	蔻①仁一钱，后下
腹皮三钱	良姜七钱	制香附钱半	浮小麦三钱
焦三仙四钱			

外治法

川朴一两	茅术一两	香附五钱	蒲公英三钱
虻虫四钱	水蛭五钱	大黄五分	芒硝三钱
三棱五分	莪术五钱	归尾五钱	赤芍三钱
滑石五钱	陈皮五钱	红花五钱	良姜二钱

上药研极细末加酸炒热，布包，熨腹痛处。

高君初来曲背弓②腰，容颜憔悴，痛苦难状。自云已经各医院诊治多次，服药毫无寸效，后又就诊数中医处，断为肚寒，一派温燥行气，究无结果。时师为处上方和管活血祛瘀止痛，前后加减服药七八剂，行动方便，痛苦顿③减，患者笑容满面矣。尤妙外熨药助治，其功甚大。嘱伊继续熨之，伊首肯而口称谢之。

选自《时氏医案》，国医砥柱月刊，1948，6（8、9）：16.

【医案钩玄】

"腹痛"治疗以"通"字立法。《医学真传·心腹痛》认为："夫通则不痛，理也。但通之之法，各有不同。调气以和血，调血以和气，通也；下逆者使之上行，中结者使之旁达，亦通也；虚者助之使通，寒者温之使通，无非通之之法也。"针对这样的治疗原则，该患者治疗方药中有理气温通、养阴养血缓急之品，又因久病入络，故又加入辛润活血通络之品，使痛减而病消。

另，本案除内服汤药外，还配合使用外治之法，且"尤妙外熨药助治，其功甚大"。熨法不仅历史悠久，而且具有简、便、廉、验的特点。熨法将药物的药力与热力相结合，加强对局部组织的刺激作用，具有行气活血、散寒祛湿之效。

---

① 蔻：原作"扣"。
② 弓：原文不清，据上下文义改。
③ 顿：原作"颊"，疑误。

36. 便秘（神昏便秘）
施今墨

（病者）王先生。

（症候）数日前发热，便秘，皮肤起有红点，经中西医数治未愈。今已七八日不大便，遗尿，耳聋，口渴，烦躁[①]不安，神昏谵语，脉象滑数有力，右关尤甚，舌苔粗燥而黄。师诊之曰：此乃肠有郁热，便结不下，粪毒入脑，致有此谵语神昏等现象也。病势虽重，下之而愈。盖下之可以存津，腑通则其毒自解，以凉膈散料加味投之。

（处方）

酒川军三钱	薄荷二钱	元明粉三钱	炒枳实二钱
连翘三钱	酒条芩三钱	炒山栀二钱	竹叶三钱
鲜茅根、鲜苇根各一两		焦三仙五钱	甘草一钱

（再诊）昨进通腑清热之剂，已得稀便两次，谵语神昏之势已去，潮热耳聋等症渐减，惟口唇干燥，舌苔尚多。此盖因稀便虽下，燥屎仍存，即所谓"热结旁流"是也。原方去酒川军，加以润下之品，俾燥屎得下，余症乃不治而自平。

（再方）

元明粉三钱	佩兰叶三钱	炒枳实、枳壳各一钱	
焦三仙六钱	酒条芩三钱	青连翘三钱	淡竹叶一钱
全瓜蒌八钱	杏仁泥三钱	鲜苇根、茅根各一两	
干蕹白三钱	厚朴花三钱		

服前方后燥屎已下，诸症已去八九，以后调理数日而愈。

谨按：此案即西医所谓之自家中毒症也。盖吾人肠内平时有无数之腐败菌，营其腐败作用，使食物分解，并同时发生种种毒物。若便秘不通，遂致毒物郁积，以致侵入血液，冲于脑部，即起以上种种症候。至于皮肤所起之红疹，盖因血压过高，所引起之滤出性少量出血，绝非传染病之发疹。但观其以

---

① 躁：原作"燥"，误。

前所服之药，一以透疹化毒之方，一以和解少阳之法，不啻隔靴搔痒、扬汤止沸，宜其不效而反剧也。《伤寒论》曰："不大便五六日上至十余日，日晡时发潮热，如见鬼状。若剧者，发则不识人，循衣①摸床，惕而不安，微喘直视，脉弦者生，涩者死；微者，但发热谵语者，大承气汤主之……"此方堪为引证。

选自《施今墨先生治验一则》，中国医药月刊，1941，1（8、9）：33.

【医案钩玄】

本案患者因热伤津液，故口渴；火热内扰心神，故烦躁不安，神昏谵语；燥热内结，故七八日不大便；舌苔粗燥而黄，脉象滑数有力均为里热炽盛之象。上焦无形火热炽盛，中焦燥热内结，故应清泻兼施，治宜清热泻火通便之法。《太平惠民和剂局方·治积热》："（凉膈散）治大人、小儿脏腑积热，烦躁多渴，面热头昏，唇焦咽燥，舌肿喉闭，目赤鼻衄，颔颊结硬，口舌生疮，痰实不利，涕唾稠黏，睡卧不宁，谵语狂妄，肠胃燥涩，便尿秘结，一切风壅，并宜服之。"故用凉膈散泻下通便，清上泻下，"以泻代清"。

37. 二便不通

刘亚农

余寓沪经治金城银行经理吴蕴斋之妻弟某，年二十余岁，患伤寒病，住红十字医院旬日，症已濒危，央李君孟鲁求余往诊。询其证象，蕴斋妇人曰：大便七日未通，小便两昼夜未行，身热四十二度，汗出热不解，头腹奇痛，神志昏迷，谵语狂呼，手扬足踢，夜间烦躁②不眠，或绕室奔走。院中莫能定其病名，延西来数医诊断，或曰温病，或曰伤寒，或曰肺炎，或曰腹膜炎，莫衷一是。发表之剂连服数天，汗流浃背，热度不稍减，且日日增加。攻下通便之剂，连服多少，不能更衣，小溲二日夜不通。既施手术导之无效，复用外擦之法，解边肌肤拉破，终不得其点滴。求余先决是何病名。叩其初病状态，吴夫人曰：他从学校得病归，曰身热，头痛，呕吐，妨是传染病，因速送医院救治。又问其更说何病苦否？夫人记忆良久曰：似有称背痛焉。余曰：

① 衣：原作"夜"，误。
② 躁：原作"燥"，误。

是真正确实为伤寒证，即仲景《伤寒论·辨太阳病脉证》所载：太阳病，项背强几几，反汗出恶风之证也。然病者知觉全无，壮热面青，胸满胃胀，手足冰冷，候其两脉寸关弦急浮大，重按有力，因告之曰：病体尚佳，怪脉未见，可治也。蕴斋夫妇欲即晚舁其回寓。予曰：暂缓，妨震动生变。同车赴吴宅，署方如下。

葛根三钱	竹叶三钱	黄芩二钱	栀子三钱
大黄三钱	桔梗二钱	枳实二钱	菖蒲二钱
桑叶二钱	郁金二钱	川朴二钱	滑石八钱
连翘三钱	赤豆三钱		

告之曰：症入阳明先解其肌，清其营。但此方服后，大小便未必即解。蕴斋曰：何不倍用大黄？余曰：所急者，非通便也，防邪入包络，痉厥生变耳。

翌晨九时，蕴斋告予曰：昨夜症瘥过半，既不狂呼乱语，且无彻夜不眠之险象，神志略清，口不狂渴，热退二度，但大小便未通，病人知所苦矣。同车入院，诊其肌热颇减，烦扰大瘥，神志已定，脉搏洪象减小，急象较缓，复署二方如下。

旋覆花三钱	木通三钱	生栀三钱	黄芩三钱
芒硝二钱	川连二钱	法夏二钱	川朴二钱
大黄二钱	石膏六钱	葛根一钱五	桔梗一钱五
杏仁二钱五			

晓之曰：今夜当更衣矣。病家群疑，谓大黄轻于昨方，其能下乎？余曰：此方重在开胸，如壶中贮水然，倘不摘其盖，虽倾盆倒罐，安能望其涓滴哉？况其所伤者寒与积也，寒积蕴蓄化热，三焦壅闭，不散其寒，不消其积，不开其膈，不清其里，三焦不通，仅取其下无益耳。翌晨十时，病者伊兄前来曰：今日大瘥。询其究竟曰：昨夜二鼓，欲通大便而醒，下硬屎数节。复睡至三鼓，遗溺[①]而醒，床褥如雨注。看护为其洗浴罢，移置他床，睡至天明，又下浊粪一大盆，胸腹不胀，如常人矣。热度只三十七度许矣。因复同车诣诊。

病人拱手作揖曰：承先生之赐，死而复生，作寒暄语，至五分钟[②]之久。

---

① 溺：同"尿"。

② 钟：原作"中"，误。

院中西医莫名其妙，只谓中医用大黄两次故能下之，抑知余之处方果侧重大黄之攻下乎，乃上升下降之功耳。上、中、下三焦之枢机流荡，决之东方则东流，决之西方则西流。若曰攻下则大便通，利膀胱则小便通，天下无杂治之症矣。

选自《名医验案·伤寒二便不通治案》，文医半月刊，1936，2（11）：13-14.

【医案钩玄】

病伤寒后又二便不行，伤于寒积，寒积化热，热壅则三焦气机郁闭，故病者神志昏迷，谵语狂呼。两用大黄，意非攻下，均在乎畅通气机。第一次用大黄重在清中、上焦之热，热清气则畅，知觉复，病人知其所苦，亦知药用至何处；第二次用大黄是为开胸，效法"提壶揭盖"，仍是畅通气机之意。枢机不畅则药力难达病所，三焦气机流荡，决之东方则东流，决之西方则西流，治之精髓全在气机通畅尔。

38. 腹泻（溏泻兼血漏）
李雪楼

鄙人于去岁出诊于常洋村。周王氏者年四十余，系赵县城内前清廪生王官政之孙女。症系溏[①]泄，一昼夜三四十次，又兼血漏不止，病颇危殆，延余往治。诊其脉六部沉伏微极，重按尚有根柢[②]，与其拟就一方。用逍遥散加减，将栀[③]子、丹皮，俱炒成炭，当归一两土炒，再加潞党参六钱，怀山药一两，侧柏叶四钱，俱用土炒，使脾土得一保固。服七剂，病减大半。后用六君子汤加减，归身、白术，仍用土炒，又加土炒[④]怀山药一两，服三四剂已告痊愈。余用土炒者，乃是以土补土，实宗仲景先师，治下痢洞泄用禹余粮之意，此法虽平常，余非无所本也。

选自《李雪楼治验经过记》，文医半月刊，1936，2（2）：15.

---

① 溏：原作"塘"，误。
② 柢：同"柢"。
③ 栀：原作"枝"。
④ 炒：原作"妙"，误。

【医案钩玄】

泄泻基本病机变化为脾胃受损,湿困脾土,肠道功能失司。脾失健运是关键。病变主要在脾胃,但同时与肝肾密切相关。《景岳全书·杂证谟》:"泄泻之本,无不由于脾胃。"治疗上以运脾化湿为大法。现代研究表明土炒是用灶心土(或洁黄土,或赤石脂)与药材拌炒。灶心土经过多次高温烧炼,所含的杂质较少,其中的矿物质、无机盐类受热分解生成多种碱性氧化物,具有中和胃酸等作用。药物经土炒后能增强和中安胃、止呕止泻功能,并能减少药物对胃肠道的刺激。

39. 赤痢(热利)

陈渔洲

(病者)梁何氏,年约二旬,住茶山两和浆园。

(病因)湿积内伏,血分受伤,发为赤痢。前医用消导套剂,不效,改延余诊。

(症候)苔黄口苦,渴欲引饮,滞下红色,里急后重,日数十行。

(诊断)脉右部滑数,左寸略伏,关尺软滑。脉症合参,是湿热内积大肠,肝血受伤之赤痢也。

(疗法)白头翁汤加减。凉血和肝,清利大肠湿热。

(处方)

白头翁三钱	秦皮钱半	飞滑石五钱	淮山药五钱
白芍药五钱	川连钱半	丝瓜络二钱	甘草八分
广木香八分,后下	天花粉三钱	生地榆二钱	

(再诊)昨进加减白头翁汤,滞下已减,但尚里急后重。肝与大肠热毒尚重,仍主前法加减。

(再方)

白芍药五钱	淮山药六钱	飞滑石五钱	广木香八分后下
生甘草八分	云连姜汁制,一钱	淡海蛸四钱	西归头三钱
酒黄芩二钱	鸦胆仁三十只,用土白糖水送下		管仲三钱

（三诊）脉虽滑数，较前略为有力，苔尚微黄，滞下虽减，腹带胀满，胃未开展。体素阴亏，苦寒之药，不可再进。改受育阴运脾，化湿去积之法，天水涤肠汤加减。

（三方）

白芍药四钱	六一散四钱	大淮山四钱	川牡蛎八钱，先下
外菖蒲钱半	桑寄生五钱	白蔻皮钱	丝瓜络二钱
西归头三钱	淡海蛸四钱	鲜荷杆三钱	

（四诊）脉渐柔和，滞下虽减，仍然不爽，粪色甚少，滞下之时，腹仍绞痛。是太阴不运，湿积未清，仍主加味香连丸法。

（四方）

白芍药三钱	海螵蛸五钱	川牡蛎八钱，先下	生麦芽二钱
制香附半钱	西归头三钱	生地榆钱半	香连丸钱，药水送下
腊梅①花半钱	春砂花钱，后下	桑寄生三钱	

（效果）昨进加味香连丸，腹痛已止，滞下亦除。惟脉带微弱，头带微眩。是肝血虚少之候。与柏子仁、桑寄生、白芍药、淮山药、生牡蛎、熟枣仁等滋肝养血之品，调理数日而康。

　　　　　　选自《名医验案·藻潜医案》，文医半月刊，1936，2（9）：15.

【医案钩玄】

《诸病源候论·痢病诸候》："肠胃虚弱，为风邪所伤，则挟热，热乘于血，则血流渗入肠，与痢相杂下，故为赤痢。"《金匮要略·呕吐哕下利病脉证治》："热利下重者，白头翁汤主之。"此案因湿热内积大肠，肝血受伤所致。热毒熏灼肠胃气血，化为脓血而见滞下红色；热毒阻滞气机，则里急后重；热邪盛重，则苔黄口苦，渴欲引饮。脉右部滑数，左寸略伏，关尺软滑，乃热毒内盛，肝血受伤，宜用清热解毒，凉血通络止痢之法，故初诊、二诊以白头翁汤加减化裁。白头翁汤去黄柏清热凉血，燥湿止痢；加滑石、生地榆利尿通淋，凉血止血；淮山药、天花粉生津止渴；白芍、木香柔肝止痛；丝瓜络入肝经，活血通络，行血脉；甘草调和诸药。一诊即症状减轻，后随症

———————
① 梅：原作"枚"。

加减，疗效显著。三诊患者脉象仍滑数，苔为微黄，乃体内仍有热毒，下利之症状较前减轻，并且出现腹部胀满，结合患者素体阴亏，恐白头翁汤苦燥伤阴，改用天水涤肠汤加减，旨在清热养阴生津，利湿收涩止痢。四诊患者脉象柔和，滞下减轻，大便不爽，但腹痛仍在，乃脾虚湿滞，气机阻滞，故用加味香连丸起收涩燥湿止痢、行气止痛之效。

40. 时温下痢
钱同增

（病者）杨左，七岁，住武进南吊桥。

（症候）壮热不退，无汗口渴，痧麻透而不畅，咳呛，呓语，烦忱不宁，大便泄泻黄水，次数秘密，舌布黄腻苔，脉象滑数。

（病因）感受时温，透发痧麻，见点二日，冒风受凉，邪火中逼，呈内陷之象。

（诊断）时邪痰火郁于肺胃，因风凉而内窜，致神惊泻痢。形势急迫，亟亟表里双解，庶可出险入夷。

（疗法）宗仲圣协热下痢例治，用葛根黄连黄芩汤，加开肺化痰清热之品。

（处方）

粉葛钱五分	酒芩钱五分	荆芥一钱	连翘三钱
竹茹钱五分	黄连六分	桔梗一钱	枳壳一钱
桑叶钱五分			

（再诊）一剂下痢顿疏，痧麻畅透，身热咳呛。再清宣上中。

（再方）

桔梗一钱	杏仁三钱	黑栀一[1]钱	大贝三钱
茅根五钱	白薇[2]钱五分	瓜蒌皮三钱	连翘壳三钱
淡芩一钱			

---

① 一：原作"衣"，误。

② 薇：原作"微"。

（三诊）二剂痧麻已回，热退未清，咳呛尚作，大便已实。肺胃余邪痰火犹未化净^①，宜再清肺化热之治。

（三方）

苦杏仁三钱	生蛤壳五分	地枯萝三钱	生草
苇茎五钱	天花粉三钱	海浮石三钱	方通草五分
大贝	枇杷叶五片		

（效果）三剂痊愈。

选自《名医验案·幼幼馆主·钱同增先生验案》，

文医半月刊，1936，2（9）：15.

【医案钩玄】

感受温毒时邪，痰火郁于肺胃，肺失宣降而见咳呛，身见痧麻，本应清热解毒，宣肺透疹。复冒风受凉，使得邪火内陷，内扰神明，故见呓语，烦怵不宁。邪热下迫大肠，传导失司，而见下利。协热利有里寒、里热两种类型。《伤寒论》第163条："太阳病，外证未除，而数下之，遂协热而利，利下不止，心下痞硬，表里不解者，桂枝人参汤主之。"此为太阳表证未除，误用下法，伤脾阳而寒湿内生所致的里寒伴表寒证。《伤寒论》第34条："太阳病，桂枝证，医反下之，利遂不止，脉促者，表未解也；喘而汗出者，葛根芩连汤主之。"此为表证未解，邪陷阳明，里热炽盛所致的里热伴表热证。

41. 泻症（热利）

左季云

七月七日初诊。

（病者）翟老太太八十一岁，现住北京北长安街七十一号。

（症候）腹不疼，上脘按之不疼，食不思，便红水，溲长，不坠胀，便臭，舌不干而尖红。

（脉象）左寸弱，关沉，尺弱；右寸浮，关洪大，尺洪有力。痢疾之症，

---

① 净：原作"靖"，疑误。

其状不外腹痛，里急后重（即下坠之意），数至圊而不便，即便不过些许①之红白，同兹无是证，则非痢疾可知。就便泻气臭论，则为积滞。照上脘按之不疼，左右少腹，按亦不疼，积垢似已净尽。况经西医方某主治排泄甚多，当然无积滞之虞。古云：澼澼作响者，热也，亦主风。寒湿泻②断无澼澼作响之现象。是泻之属于热也，又可知。总之高年下泻时已五月，久泻殊非所宜。治宜清阳明之热，兼治肺热，以肺热移于大肠，多澼澼作响故也。

（处方）

天冬二钱	生白扁豆二钱	薏苡仁三钱	云茯苓三钱
怀山药二钱	云茯神三钱	炒香稻芽二钱	炒杭芍一钱
炙甘草五分	鲜石斛三钱	白扁豆花五钱	

（再诊）七月八日。

口淡，身疲倦，腹不疼，食不香，喜饮不多，便臭，色红略带黄沫，但无澼澼作响，不至迫不及待。左寸有起色，关鼓起，尺数；右寸浮，重取无力，关重取有神，尺弱兼缓。胃主肌肉，主降。脾主四肢，主升。胃降，故夜眠极佳。脾弱不升，故口淡，四肢疲倦，不为我用。服③昨药，夜眠④八九钟之多，白昼尤眠三四钟之谱，足征胃阳入阴。但食面与稀饘⑤，总觉食之不甘，是脾阳不运可知。下泻二次，甚觉爽快。然气臭未净，一是停滞仍有而未除尽也。泻时无澼澼响声，则中热下除，可见一斑。为今之计，宜和胃以为敷布之总司，升脾以为化食之机能，兼略用消药，俾尽夙疾。

（再方）

薏苡仁二钱	生白扁豆三钱	连心寸冬二钱	新会皮一钱
抱木云茯神三钱	木香二分	怀山药四钱	炙甘草一钱
炒芍药一钱	焦三仙二钱	人参须二分，拌	玫瑰花一个
白蔻仁五分	白扁豆花五钱	鲜荷叶一张，包	陈仓米一两

诸水煎药。

---

① 许：原作"须"，误。

② 湿泻：原作"泻湿"，乙正。

③ 服：原作"吸"，误。

④ 眠：原作"服"，误。

⑤ 饘：稠粥。

（三诊）七月九日。

精神缺乏，身疲倦，不多饮，食增，便臭，不多，粪兼白块长方，其色黄亮而白，左寸微，关沉迟，尺弦，右寸弱，关沉弱，尺沉迟。服昨药经过情形如下。

（一）饮食增进，约稀馒，两小碗；（二）大便成粪，但粪夹白块兼如线油状；（三）夜眠七八点之谱；（四）便仍臭；（五）身疲倦，但足能步履；（六）不甚思饮；（七）舌淡红，中润不燥；（八）腹不痛，无里急后重状；（九）食物觉味咸。查白块便出之候，乃食凉物，久而未成，兼气机郁滞。今服和胃理脾舒滞之药，寒化气调润故白块与粪便下矣。仍当和胃理脾，升清降浊，俾中宫健而上下流通矣。

（三方）

生白扁豆三钱	人参须五分拌	玫瑰花三钱	炙甘草二钱
怀庆山药四钱	连心寸冬三钱	白蔻仁四分	木香三分
鲜荷叶一张，包	陈仓米一两	云茯神三钱	薏苡仁三钱
新会皮一钱	远志四分		

服此二剂即痊愈。

选自《医案·泻症门》，国医砥柱月刊，1938（11、12）：28-31.

【医案钩玄】

清代江暾涵认为："大肠热者，肺经移热居多。"《素问·灵兰秘典论》："肺者，相傅之官，治节出焉。"治节者，治理全身气机，调节脏腑功能。肺，脏也；肠，腑也，互为表里。肺气宣肃太过，可累及大肠传导无度。肺气闭塞，肃降无权，可致大肠失通。朱丹溪《脉因证治》中主张："肺气不得固，大肠虚而着泄，当治上焦。"本案以"肺热移于大肠"，多溏溏作响故也。故治疗除运脾化湿之外，当兼治肺热，方得此案之要领。

42. 泻痢（协热利）

左季云

廿六年正月十九日初诊。

（病者）前四川巡按使陈廷杰令政，住北平大兴县花枝胡同甲一号。

（症候）项强，头微疼，左脐下旁疼甚，昼恶寒，口带铁臭味，舌根白腻。腹泻，瀽瀽作响，先水泻，后脓冻，其色红绿，卧床数日。夜间两点半延诊，困惫殊甚，呻吟不已。

（病因）食水果厚味所致。

（脉象）寸虚关尺数紧。

（诊断）此外感寒邪，内动积热，中有停滞也。何以故？项强者，外感也。左脐旁疼甚，肝经受寒，经络不通，兼积滞在内也。便时瀽瀽作响者，热也。水泻者，寒温为患也。舌根白腻者，亦寒湿也。腹疼难堪，里急后重者，由泻转痢也。张仲景葛根黄连黄芩汤，加益元散等药治之，以二法解表清里，下痢水泻，尤为要药。

（处方）

葛根二钱，先煮去沫	黄连一钱	杭芍四钱	炙[①]草二钱
荷梗一尺	木香七分	广皮一钱	杏仁一钱
官桂二分	当归三钱	银花三钱，炒	糖毬子三钱，炒黄
莱菔子一钱	益元散四钱，生熏汁浸		

（再诊）正月十八日。

现症：服昨方舌白腻退，口无铁臭味，头痛愈，项不强，药后下利正二次，腹疼减，便色如糖酱然，仍瀽瀽作响。脉象沉弱。诊断：表邪已解，内热悉退，尚有积滞未净耳。

（再方）

青皮一钱	木香一钱	当归三钱	白芍四钱
荷梗一尺	炙草一钱[②]	杏仁一钱	银花一钱
黄芩一钱	炙甘草一钱	厚朴三分	元胡索一钱
官桂三分	炒糖毬子三钱		

（三诊）正月二十日。

现症：服昨方下痢昼夜仅二次，便时左腹尤痛，夜眠不能，舌燥口干，便色转青，仍瀽瀽作响，不时呃逆。脉象数急。诊断：呃逆为噫气不除，舌燥为津液不足，腹疼为积滞未净，治宜调胃生津，消滞止痛。

---

① 炙：原作"灸"，疑误。

② 钱：原作"草"，据下文，疑误。

（三方）

炒银花三钱	旋覆花一钱，布包煎	天花粉三钱	青皮一钱
苦楝子七分	玄胡索二钱	杭白芍五钱	炙草一钱
秦当归三钱	荷梗一尺	淡黄芩一钱	石斛三钱
江枳壳一钱	枇杷叶二钱，去毛	苦杏仁一钱	桃仁一钱
清半夏五分	炒稻芽二钱		

此方服二剂即痊愈。

选自《赤痢医案·左季云医案·泻痢证》，
国医砥柱月刊，1938（8、9）：8-10.

【医案钩玄】

本案患者由泻转痢，即今之痢疾。《黄帝内经》称本病为"肠澼""赤沃"。《素问·太阴阳明论》："食饮不节，起居不时者，阴受之……下为飧泄，久为肠澼。"《素问·至真要大论》："少阴之胜……呕逆躁烦，腹满痛溏泄，传为赤沃。"《难经》称之为"大瘕泄"，指出："大瘕泄者，里急后重，数至圊而不能便。"张仲景将痢疾与泄泻统称为"下利"，其有效方剂葛根黄芩黄连汤、白头翁汤等一直为后世沿用。患者外感寒邪，邪侵太阳，太阳经气不利，故项强，头微痛。营卫受邪，卫气不能正常发挥温煦功能，则表现为恶寒。寒邪入里，侵犯肝经，经络不通，不通则痛，故左脐下旁疼甚。患者嗜食水果厚味，损伤脾胃，食积不化，湿浊内生，郁而化热，湿邪损伤肠道脉络，并与气血相搏结，致使肠腑脂膜腐败而化为脓血，故便时澼澼作响，先水泻后下痢。初诊用葛根黄芩黄连汤，苦寒清热止利，兼以解表散邪。后随症加减，诸症自愈。

43. 时行热痢

宁未龄

前年秋间，西延痢疾盛行，比户皆是。因当时秋瘟大盛，余用白头翁汤为主，而以预制之万应痢疾散对药中服之。有一贫家父子均痢疾，热且昏不知人，自床堕地。友人嘱其向余乞方药，各与一剂而起。其佃主招其子食鸭肉，乃迁痢如初，复惶急来求，更与一剂，遂霍然。

又一孀妇痢纯赤，且危，贫不能购药，亦主白头翁汤加杏仁、赤石脂等愈。

昔有太医遣门人赴某地，预推运气，付以方法，辄应。盖前贤对于各病均有验方，而因时因地，唯在临时审取，故倪涵初三方，妇孺皆知，而用之不验者，时与地不同也。

选自《痢疾医案·治痢笔记三则·热痢时行主用白头翁汤加减之十全》，

国医砥柱月刊，1938（8、9）：12.

【医案钩玄】

热痢由胃肠蕴热所致，可见里急后重、身热腹痛、下利脓血、赤多白少、舌红苔黄等症，治宜清热解毒、凉血止利。《伤寒论》第 371 条："热利下重者，白头翁汤主之。"第 373 条："下利欲饮水者，以有热故也，白头翁汤主之。"需要注意的是，因为患者居住地不同，生活环境、饮食习惯有异，因此同一方药对同种疾病的治疗效果也有差别。

44. 赤痢伤阴

魏文耀

民国十八年六月三日诊。

（病者）冯子芳君夫人，年四十余岁，住五马桥头。

（病名）赤痢伤阴。

（病因）素有淋病，阴分不足，新感暑温化痢，日久不痊，肠液受伤。

（症候）身热口渴，下痢赤色，日泄数十次，神疲沉睡。

（诊断）舌光鲜红，脉数，阴虚热痢，伤阴化燥证也。

（疗法）用黄连阿胶鸡子黄汤加味清痢育阴润燥。若用温涩，有变噤口不食之险。

（处方）

川连一钱	黄芩二钱	生白芍四钱	真阿胶三钱，另烊化冲
鸡子黄二枚，化冲		西洋参三钱	鲜石斛四钱

（再诊）左脉弦，右脉滑实，舌赤光亮，苔白花，渴饮内热，便痢未已，阴液消耗，用猪苓汤合前方润剂治之。

（再方）

| 西洋参三钱 | 鲜石斛四钱 | 生白芍四钱 | 猪苓三钱 |
| 泽泻二钱 | 茯苓三钱 | 川连一钱 | 真阿胶四钱，另烊化冲 |

（三诊）舌红润，痢减，口润不渴，胃醒思纳，此佳兆也，用喻氏清燥救肺汤加减。

（三方）

冬桑叶三钱	枇杷叶五片，去毛	西洋参一钱	生甘草一钱
原麦冬三钱	真阿胶三钱，另烊化冲	鲜生地四钱	鲜石斛三钱
生牡蛎八钱			

（效果）服药后，痢止胃苏病愈。

（曹炳章按）阴虚痢治法甚稳。如久痢及五色痢阴伤者，此方法可通用之。

选自《痢疾医案·赤痢伤阴验案》，国医砥柱月刊，1938（8、9）：17-19.

【医案钩玄】

《伤寒论》第303条："少阴病，得之二三日以上，心中烦，不得卧，黄连阿胶汤主之。"本案患者素体阴虚，复感外邪，邪从热化，故身热口渴，神疲沉睡，舌光鲜红，脉数，即所谓心肾不交，水火失济；阴虚有热，伤及肠道，肠络受损，故下痢赤色，用黄连阿胶汤加减以滋阴清热泻火，交通心肾。后随症加减，诸症自愈。

45. 风湿下痢
魏文耀

民国十八年七月八日诊。

（病者）任阿玉之妻，年四十二年，住东门外。

（病名）风湿下痢。

（病因）感风引动伏湿，中气不足下陷成痢。

（症候）寒热，便痢赤白，里急后重者，腹痛口干。

（诊断）脉软，舌苔白腻，证系湿重热轻兼有表邪。

（疗法）宗喻嘉言逆流挽舟法，用人参败毒散加减。

（处方）

羌活一钱	防风一钱	桔梗一钱	前胡一钱
西党参二钱	茅竹三钱	陈皮一钱	川朴五分
炙甘草一钱	枳实一钱	莱菔子八钱	生薏苡仁八钱

（再诊）便痢较减，寒热未尽，脉缓，舌淡红，苔薄白，腹笥胀痛，用经方柴胡桂枝汤扶元达邪。

（再方）

柴胡二钱	黄芩三钱	西党参三钱	炙甘草一钱
制半夏三钱	生姜一钱	红枣四枚	桂枝一钱
白芍三钱			

（效果）服药后，热退胀消，胃苏病愈。

（曹炳章按）人参败毒散加陈仓米能治噤口痢挟有表证者。

选自《痢疾医案·风湿下痢验案》，

国医砥柱月刊，1938（8、9）：19-20.

【医案钩玄】

《太平惠民和剂局方·治伤寒》："（人参败毒散）治伤寒时气头痛项强，壮热恶寒，身体烦疼，及寒壅咳嗽，鼻塞声重，风痰头痛，呕哕寒热，并皆治之。"本案痢疾初起有发热腹痛，下利赤白，里急后重，舌苔白腻，兼有风湿表邪，须参合表剂以疏外邪，可先用人参败毒散，益气解表，扶正匡邪。表证得解，痢必随减。古人有"表解而里自和"之称，即喻嘉言所谓"逆流挽舟"之法。二诊，寒热未尽，知表证未解；腹笥胀痛乃邪入少阳，经气不利，中焦气机不畅，故用柴胡桂枝汤，起和解少阳、调和营卫之效。

46. 痢疾（老年下利）

邢锡波

　　李荫樵先生年近古稀，体质颇强，肝阳素盛，以去岁夏秋之间（民国二十四年），暑热异常，伏留肠胃，内感油腻积滞，停蓄不消；外值疫痢流行，微菌飞扬，防御不慎，致由呼吸直接传染。初起时腹内绞痛，身热口渴，大便下利，里急后重，日夜连七八十次，排出之便，毫无粪色，纯系暗赤色稀量之血水。因循二十余日，更医数人，毫无见效。迫予诊视，已口噤音哑，舌苔黄厚燥裂少津，脉搏[1]弦数，有时停止，不进饮食者，已十有八日，辟医告退，诿为不治。予审其脉证虽属险恶，精神尚称清醒，若治疗得法，犹可挽救。查此证本属暑热与病原菌酿成之病毒，充满肠内。初起之时，理宜大剂通利，以扫荡肠内之郁毒，而后再事调理，在治疗上方为至当之程序。该病者虽更医多人，不解攻下，率与疏导，以致热毒盘踞肠胃，致将肠中之黏膜灼烁红肿，甚或酿成脓液，而为白痢；若血管破烂，血液流出，即为赤痢。今色不现赤白，而为稀量之暗赤者，如肠胃之油膜和血液溶化之色也。夫火性最急，迫泄不已，不但肠胃之油膜下迫，即五脏之津液，亦必空壁扫出，肺无津则音哑，胃无津则食不下，其脉搏有时停顿者，乃中气大虚，肝气稍和，则痢不难有自愈矣。疏方。

生薯蓣六钱	杭白芍八钱	全当归五钱	莱菔子五钱，炒
生山楂[2]四钱	花槟榔二钱	小川连钱五	元胡索二钱
白头翁三钱	大元参三钱	生甘草二钱	

送服鸦胆子二十五粒

　　二剂后，脉搏停匀，病势略减，因去方内之元胡、榔片，增薯蓣为一两，连服四剂。胃纳已展，苔退津回，次数减，昼夜尚需二十余次稀量之血水，脉搏左右皆豁大而缓，是内邪已渐肃清，真阴尚待填补，遂于原方增熟地五钱，西洋参二钱，连服五剂。食量大增，排泄亦变血水为稀粪，次数如前，后重依然，粪每行至肛门时，觉其处肠体拥叠阻滞，痛楚异常，虽加疏气导[3]

---

① 搏：原作"博"，误。

② 楂：原作"查"。下同。

③ 导：原作"道"，误。

滞之品，而痛重无少减。因思后重堕痛，疏导无效，必非滞气作祟，想系气虚之甚，清阳之气沦堕不举，而肠体随之拥叠迁曲，有碍[①]粪浊下行之路，是以便时而发痛楚，使非气虚下陷，何以宣通府气导滞祛湿，并不足以挫其厌堕之势？《内经》云："陷者举之。"而方书又谓：阴虚者不可升举，恐虚阳上越为祟。不知上越之阳，发于肝木；而沦堕之阳，出于脾胃。风马牛，原不相及，不可过事远虑，而因循贴误也。因疏加味补中益气汤与之。

生黄芪四钱	野台参三钱	生苡米四钱	云茯苓三钱
杭白芍三钱	生薯蓣五钱	焦山楂三钱	全当归三钱
升麻八分	柴胡钱五分	生石脂三钱	粟壳二钱

连服三剂，已见大效，八剂后诸症尽蠲，后服调补之剂而痊。

选自《痢疾医案·葛斋验案·痢疾数则》，

国医砥柱月刊，1938（8、9）：20-22.

【医案钩玄】

此例原本为大承气汤证，然医以病患年近古稀，失治误治，实邪未去，热毒留恋肠腔，熏灼血肉，耗伤阴气，转为虚实夹杂之证，虽有所补救，但实邪有形易去，阴气已伤难回，又发为气虚下陷邪恋证，唯补气阴和中州之药佐以升举固涩祛湿药可收其功。《传忠录》言：诸病皆当治本，惟中满与小大不利两证当治标耳……缓急二字，诚所当辨。

47. 赤痢

邢锡波

王蔚三，年二十四岁，以内有宿食，外感暑热而发。初起里急后重，赤白相兼，继则纯赤，滞下腹痛，苔黄溺[②]赤，呕逆不食。诊其脉两手滑数。夫滑主宿食，数即热征，滑内兼数，是暑热食积，互蕴肠胃，闭塞不通，致成噤口赤痢。查此证发起危迫，决非祛暑消食所能奏效，唯有釜底抽薪一法，以冀秽毒下行，或可挽救。疏方。

---

① 碍：原作"砶"，误。
② 溺：同"尿"。

生锦纹三钱	川黄连钱五分	枳实二钱	厚朴钱五分
莱菔子三钱	滑石三钱	青连翘三钱	元明粉三钱，冲
鲜生地四钱	金银花三钱	地榆二钱	白头翁二钱
生甘草一钱			

服后一剂平，二剂微效，三剂大效，后服调理之剂，半月而安。

选自《痢疾医案·葛斋验案·暑毒赤痢》，
国医砥柱月刊，1938（8、9）：22.

【医案钩玄】

《金匮要略·呕吐哕下利病脉证治》载："下利，脉反滑者，当有所去，下乃愈，宜大承气汤。"言食积下利之证宜下之。此证虽发展为里急后重，下利纯赤，呕逆不食之噤口赤痢，但究其所因仍为暑热食积，蕴结肠胃。观形气、脉气俱实，可先去其积，积去痢自止，此通因通用之法。方用大承气合清热解毒理气止血之品，急下存阴，有形实邪尽去，利止收效。

48. 血痢（一）
李健颐

鄙人潜研医学，已历三十余载。凡遇有奇疾怪病，无不苦心揣摩，废寝忘餐，唯求有治疗之良法，以达病者之速愈为目的，此实余平生之志愿也。前年游历到莆，承各界之欢迎，挽留在涵设诊，奈以众意难却，不得已暂寄寓双福寿药房。曾经多方介绍，医治危险病甚多，辄将其治案，汇集成册，以作诊余之研究。兹为贵刊痢疾专号出版，特录二例，以供医世之参考，并为贵专刊之补白云尔。

莆，梧塘乡，某氏妇，年越不惑，身材①矮小，素体衰弱，兼有脾胃痛宿疾。于去年八月间，患泻痢症月余，诸药罔效，且莆城中西诸医，皆告束手。余适因平潭匪氛猖獗避在莆邑涵江镇，斯时该乡医生吴长庚，素悉余名遂为介绍延余。余比至其家，见病者尚在昏迷之中，大汗淋淋，奄奄一息。余乃

---

① 材：原作"才"，误。

先为注射新亚康福那星二针于皮下，再诊其脉细数，舌光无苔。但腹中后痛下痢尚甚，所下之便，皆属血水，夹杂黏滞如胶之物，肛门急堕，欲便不便，辗转不安，甚极狼狈，精神不振，屡欲虚脱。为疏。

怀山药一两　　秦皮三钱　　白头翁三钱　　石榴皮三钱

木香一钱　　　生地黄五钱　白芍药三钱　　生地榆三钱

陈仓米五钱　　西洋参一钱　生茅根一两　　凤尾草四钱

清水煎，匀二次服。每次吞送拙制八宝万应丹十粒（每包一角，函购即寄），日服三回。至次日汗止神清，下利减少，腹痛亦稀，仍照原方再投三剂，病愈大半。改用玉竹、麦冬、山药、扁豆、石斛、元胡、川楝，养胃育阴之法，连服数剂。继以怀山药、洋参、煮粥常服，以善其后。

选自《痢疾医案·治二个最重之血痢》，

国医砥柱月刊，1938（8、9）：23–24.

【医案钩玄】

患者病已月余，久痢伤阴，营卫不和而汗出无度；阴血不足，阴虚内热而脉细数；患者有脾胃痛宿疾，加之治痢药中苦寒之品较多，损伤胃气，不能上承于舌，故舌光无苔；热入血分，脾气虚弱而下利血水，肛门急堕。治宜凉血止痢，补气健脾。治痢疾的基本原则是清热利湿解毒。此案患者病久，正气损伤，故在清热解毒的同时加西洋参扶正祛邪。

49. 血痢（二）

李健颐

又，塘铺乡，某翁，杖国之龄，精神矍铄。于去年夏秋之交，偶患血痢。初起腹痛下利，某医投与诃子、乌梅、阿芙蓉膏等药。服后痛利皆愈，至次日陡然反剧，更加大便里急后重，日夜数十次，所下之便，皆系脓血，腹中病痛难当，绵延月余，诸药罔效。自分难久于世，乃专嘱其子，备办后事。有婿某者，即为推荐延余，以尽子道。斯时莆医，皆谓病入膏肓，虽扁卢[①]

---

① 卢：原作"芦"，误。

再世，亦难有救，况李某者乎？但彼家虽知病危，因未登鬼箓，而心尤未愿，遂不听群医之喋喋，遣人邀余。细诊其脉，沉中细数，舌苔混浊，乃断为浊邪内伏肠中，积毒化热，烁烁肠溃，变为血利。因早投酸涩之药，以致热郁不除，毒伏不化，非用釜底抽薪之法，则难有济矣，遂与。

大黄四钱	地榆二钱	白芍药三钱	怀山药一两
薤白三钱	凤尾草三钱	马齿苋八钱	苦杏仁三钱
苦桔梗三钱	麦芽三钱	秦皮三钱	生地黄五钱
生藕肉一两	苦参子三十粒，去壳，匀二次吞		

清水煎服，服后点余钟，接服八宝万应丹十粒，日服药两次，服药丸两回。至夜大便通畅，腹痛顿止。次日复诊，脉转滑缓，舌质清白。仍照原方，去大黄，加槟榔、陈仓米、北沙参、石榴皮、扁豆。服后三四剂，嗣以八宝万应丹，而收功。然此症，经余治愈。而莆邑中西医，无不哑口而噫嘻不已也夫。

选自《痢疾医案·治二个最重之血痢》，
国医砥柱月刊，1938（8、9）：24-25.

【医案钩玄】

《诸病源候论》云："血痢者，热毒折于血，血渗入大肠故也。血之随气，循环经络，通行脏腑，常无停积。毒热气乘之，遇肠虚者，血渗入于肠，肠虚则泄，故为血痢也……热不歇，胃虚不复，故痢血久不瘥。"故血痢必以清热解毒祛湿为要旨，釜底抽薪，邪祛病自安。此案选用白头翁汤合芍药汤方加减。苦参为清热燥湿止利之专病，在辨证的基础上可酌情使用。

50. 痢疾（疫毒痢）
张植林

痢疾一病，古称滞下，又名肠澼。其症状为里急后重，大便排泄赤白黏性脓样物。原因于夏秋间外感暑湿寒邪，内停瓜果滞积，互蕴肠中，致肠膜发炎，消化力衰。病重者每有全身病状之表证。此指普通痢疾而言也。然有异于寻常者，则又当别论。余诊周姓子之赤痢，其变幻之奇离，与疗治之经过，颇有一记之价值，爰根据事实，详述如下。

周子年十六，素禀不足，去岁古历七月二十五日，自学校归来，觉头痛畏冷，旋即安睡，夜半周身高热，烦渴欲饮，家人以为感冒耳，乃重被盖覆，以冀取汗。翌晨，汗虽稍得，而表热不减，忽呼喉痛腹疼，大便下利稀水数次。伊父即延某老医来诊。医只检视喉部红肿，亦不参合其他征象，武断为风邪病，处方用羌、防、荆、桔、杏、蒡、栀、豉等。服后病者躁扰不安，咽愈壅塞，汤水难下，大便数分钟解一次，所下皆为红白色黏浊液体，而无粪汁。家人睹症势不退，改延某喉科专家，诊视结果，认为急性喉痈，欲施手术。因病者不表同意，未敢强行，仅处方剂。其所用之药，为石膏、麻黄、生地、葛根等品。下咽后，病状更形增重，且复现高热，合家惊惧，始专足迓余。余斯时适应北乡何家垛陈姓之诊，至晚方归，因其来人告急，乃先往周家。见病者欲圊不能，状殊堪怜，切诊六部细数有力，苔色黄腻而燥，胸高气粗，腹痛拒按，汤水不能进者四十余小时，身热头部微汗，四肢厥冷。余断为奇恒痢险症，幸未大喘，犹可施救。盖阳气偏剧，阴气受伤，即张隐庵所谓：三阳猝然并至，三阴孤立莫当也。非以峻剂急下不足以解三焦之阻滞，泄久酿之毒邪，为处川雅连一钱（另煎和服），生广黄三钱五（冷开水泡，绞汁和服），整瓜蒌、枳实各三钱五，淡黄芩、大白芍各二钱四，生薏苡、金银花各三钱五，共煎频频灌服。三小时后，病者昏谵呻吟，手指胸腹呼痛，其父惶恐。余曰：此乃瞑眩现象，毋庸惊畏也。旋闻病人肠鸣之声，余喜告之曰：病毒将欲外出也。有顷，大便解下黄黑块状之物甚多，腥秽之气，令人作呕，家人所食晚餐均吐去大半。正忙碌焚卫生香洒消毒水之际，忽闻病者索饮，谓喉中如少一物，稍进稀粥，亦得下咽，惟腹仍痛，大便继又排出绿赤色黏液三次。以病家人咸称奇，余曰：此乃余积所致。翌晨复诊，病者能自申述病状，探视喉部，其肿已消，不过咽物稍疼，气平神清，六脉亦起而和缓，按腹略有硬块微痛，即照昨方去大黄加槟榔三钱，郁金钱八。夜间仍有谵语，手足心炕热，午夜后，陆续泻去黏浊五色脓垢，约半马桶，饮食日渐增加，胸腹亦觉宽畅。后均以芩、芍、苓、术、蒌、贝、苡、泻石莲、银花等出入为方，计调理两星期，始恢复健康。按此症若不重用峻剂，邪毒何由出下，势必上逆，倘添呃喘，虽卢扁复生，亦无能为力矣。然有赖病家信心坚固，不畏药力猛烈，始得转危为安，否则医者虽具热忱，处方确当，而病家畏惧，亲朋罔作主张，或求神问卜，或推荐庸工，延误病期亦无可奈何也。

选自《痢疾医案·泽畬医话·奇恒痢治验记》，

国医砥柱月刊，1938（8、9）：25-28.

【医案钩玄】

此案属"疫毒痢"范畴。疫毒痢又称疫痢、时疫痢，具有较强的传染性。常发于夏秋季节，以发病急骤、壮热、烦躁口渴、腹痛剧烈、大便脓血，甚或神昏抽搐、肢厥为主要症状。患者突发高热，烦渴腹痛，躁扰不安，下利红白色黏浊液体，四肢厥冷，当属毒邪内闭之证，当清肠解毒，泻火开闭。

51. 风湿挟热痢疾
陈渔洲

（病者）次男仲祥，十六岁。住茶山康寿堂。

（病因）去年茶山水涨，水入店中，仲儿体素阳虚（有支饮阳病，然已治愈一年），因至校读书，往返烦劳，久受湿邪，继因感冒，发为痢疾。

（症候）里急后重，痢下日十余行，粪中胆血杂下，小溲黄浊而涩，口渴不饮，舌苔白腻。

（诊断、疗法）是时余因避水居家（家虽离店甚近但无水），先由长男伯祥诊治。其脉浮弦而滑，亦知由风湿而发，以其体素阳虚，为处桂枝汤加葛根、厚朴、云苓，服二帖并无进退，始迁入余住处（是时水涨仍未退）。余诊其脉，仍复如前，因照肠中湿热未清立法，改用张寿甫变通白头翁汤。一帖，病仍未减，身反微热，以为外感风湿未清，又改用人参败毒散合香连丸。服后身热未减，痢亦如旧，口反渴饮。又以为肠中积热未清，竟用小承气汤以攻其积热，加倭黄以顾其阳气。一帖，又无进退。余是时方寸已乱，于是再四思维，莫非风湿挟热，陷入肠胃，遂照祛风渗湿清热立法，乃处河间桂苓甘露饮加防风与之。

（处方）

桂枝钱半	猪苓二钱	闽泻二钱	白术三钱	
云苓五钱	寒水石三钱	飞滑石五钱	生石膏四钱	防风钱半

（效果）顷进加味桂苓甘露饮，服后渴略止，痢亦减轻。余心始定，又以前法进退，用胃苓汤加防风、滑石、车前，迭进二帖，诸候已减八。而支饮复作，又改受五苓合小半夏以蠲其饮，症乃痊愈，噫亦幸矣。

（说明）此症风湿挟热，虽病势颇重，一时难已，亦由余初投数方，心存疑虑，未尽合法，致多延时日，始行获愈。可见医者当见症治症，不可稍存畏忌也。渔洲记。

选自《痢疾医案·痢症实验谈》，
国医砥柱月刊，1938（8、9）：29–31.

【医案钩玄】

桂苓甘露饮方出自刘河间的《宣明论方》。方用石膏、滑石、寒水石，三石清六腑热；猪苓、茯苓、桂枝、泽泻、白术，五苓利三焦之湿，甘草和中。桂苓甘露饮主治暑湿重症。此案患者服用桂苓甘露饮口渴减轻，下利亦缓解，提示药已对证。治疗痢疾有三禁忌，忌过早补涩，以免关门留寇，病势缠绵不已；忌峻下攻伐，忌分利小便，以免重伤阴津，戕害正气。用五苓散分利小便，盖此证内外湿气均重，是以湿邪阻滞气机则口渴，体内湿气过剩则不饮，湿不去利难止，利不止谈何护阴津，前法可借鉴，也当实事求是，辨证论治。

52. 痢疾（阳虚痔疮）

陈渔洲

（病者）先兄礼源，居石埒乡。

（病因）体素阳虚，兼患痔疮，久而不愈。是年初夏（民国五年），雨水过多，湿邪内蕴，旋因先君弃养，送葬烦劳，更伤阳气，痔疮复发。

（症候）粪多杂血，滞下不爽，日十余行，舌苔白腐，六脉弦软滑而无力。

（诊断）细参脉症，是脾肾阳虚，寒湿蕴于肠胃。

（疗法）强脾固肾而驱肠胃寒湿，吴氏术附姜苓汤主之。

（处方）

生白术三钱　　　热附片三钱　　　川干姜二钱　　　云茯苓五钱

（效果）连投二剂，并无进退，因思此方既合病机，何以不效，得毋白术甘壅乎？遂易白术为苍术，又二剂而愈。

选自《痢疾医案·痢症实验谈·寒湿阳虚痢疾案》，

国医砥柱月刊，1938（8、9）：31-32.

【医案钩玄】

《景岳全书·痢疾》言："虚证之辨，或素禀阳衰者，或偶中雨水阴寒者。凡其素无纵肆，而忽患泻痢，此必以或瓜或果，或饮食稍冷，偶伤胃气而然……总惟脾弱之辈，故治此者，宜温调脾肾，但使脾温则寒去。"此患素体阳虚，又外受湿邪，但无积无热，亦无须攻积攻滞，治宜温化寒湿。欲健中州，非干姜之属不可；欲实下焦，非附子之属不可；又有寒湿之邪蕴结胃肠，用药不远茯苓、白术之属。此四味药简力专，切合病机，必能药到病除。

53. 实热赤痢

魏文耀

民国二十一年八月十六日诊。

（病者）董恒翔君夫人，年六十岁，住大西门外。

（病名）实热赤痢。

（病因）高年，血热火旺，夏秋伏暑，酝酿成痢。

（症候）下痢赤色，腹痛后重，口干，胸满气促，头汗，胃呆。

（诊断）脉象弦数，舌红苔黄腻，胃肠蕴热，肝亢阳盛，急性赤[①]痢证也。

（疗法）苦寒润肠，清肝解毒，白头翁汤合黄芩汤加减。

（处方）

白头翁三钱　　北秦皮一钱　　川黄柏三钱　　川黄连一钱

黄芩五钱　　　生甘草一钱　　炒白芍八钱　　鲜生地八钱

---

① 赤：原作"亦"，误。

玄参八钱　　　　苦参—钱　　　　天花粉八钱

（再诊）痢下紫黑，腹痛后重，脉象弦滑，舌红苔白腻，胸满气促，头汗口干，用苦寒清润法。

（再方）

葛根三钱　　　　川黄连—钱　　　黄芩三钱　　　　生甘草—钱

生白芍八钱　　　银花五钱　　　　油当归四分　　　参三七粉—钱

苦参子三十粒，去壳，吞下　　　鲜生地八钱　　　天花粉八钱

郁李仁肉三钱

（三诊）身热未退，胃呆，腹痛，痢色转黄，脉数，舌红根苔厚，下痢虽差①，热势未轻，仍宜苦寒清润法。

（三方）

生白芍八钱　　　黄芩八钱　　　生甘草三钱　　　参三七粉—钱，吞

银花五钱　　　　天花粉八钱　　川连—钱　　　　生石膏八钱

知母八钱　　　　玄参八钱　　　瓜蒌仁五钱　　　郁李仁肉五钱

（四诊）便痢数十次色黄，腹痛，热未除，脉弦滑，舌红苔薄，肠垢积滞未尽，仍宜清润。

选自《医案·实热赤痢验案》，国医砥柱月刊，1938（11、12）：33-34.

【医案钩玄】

痢疾，《黄帝内经》作"肠澼"，《伤寒论》称"下利""热利"，《肘后备急方》称"下痢"，《诸病源候论》称为痢病，《备急千金要方》称作"滞下"。本病以腹部疼痛，大便次数增多而量少，里急后重，下黏液及脓血样大便为特征。常因外感六淫及疫毒之气，内伤七情劳逸，或饮食不慎，积滞肠中，损伤肠道脉络，与气血相搏结，致使肠腑脂膜腐败而化为脓血。治疗当消导肠中积滞，通和气血。泄泻则指排便次数增多，粪质稀薄，时作时止，来势犹缓，称"泄"；大便直下，如水倾注，称"泻"。泄泻的病机关键在于脾虚湿盛，

---

① 差：同"瘥"。病愈。

"湿"是其主要病理因素，故治疗当注重"健脾化湿"与"运脾化湿"。"健脾"与"运脾"灵活应用。

《伤寒论》172条："太阳与少阳合病，自下利者，与黄芩汤；若呕者，黄芩加半夏生姜汤主之。"371条："热利下重者，白头翁汤主之。"本案患者胃肠功能失职，邪热内迫阳明，厥阴肝经湿热，气滞壅塞，下迫大肠，湿热邪毒郁滞肠道，伤及肠道络脉，故用"万世治痢之祖方"黄芩汤合白头翁汤加减，清热解毒止利，凉肝燥湿，兼和胃降逆。后随症加减，诸症自愈。

54. 泄泻（水泄）
沈仲圭

余禀赋本弱，自来渝城，躯体逐渐消瘦，抵抗力随之衰减。民国二十七年十一月五日，忽得河鱼之疾，腹痛水泻，日十数行，大便不禁，胃纳不启，全身疲惫，畏寒身热。初服柴胡桂枝汤合痛泻要方加楂①、神曲、枳壳、木香、草果、葛根。次服柴平汤加楂、曲、青蒿、赤苓、草果、木香、吴萸。两方服后，热平而痛泻如故。同事某见余病，劝服止痢片，谓慕尝患溏泻，服此片即瘥。余固知此方之成分，以保护肠膜，制止分泌，吸着毒素为目的，对于不需荡涤肠垢之泻痢各症，用之甚。爱于午夜膳前，各吞一片，翌日泻止痛除，信乎药能对症，效如桴鼓，不在剂之大小也。又此病若着眼畏寒特甚、下利不禁二症，初起似可即用温涩法，毋需能表消导，质之高明，以为然否。

选自《医案·泄泻治愈记》，国医砥柱月刊，1939，2（5、6）：29-30.

【医案钩玄】

泄泻是由于脾虚湿盛，脾失健运所致。根据起病的急缓，可将泄泻分为虚、实两大类：急性泄泻多实，以湿盛为主；慢性泄泻多虚，以脾虚为主。根据偏重治以运脾祛湿，再根据寒热、兼证不同分证论治。在临床中，急性泄泻一般不可以骤用补涩，以免闭门留寇。此案患者虽突发泄泻，然其素体虚弱，且身体日渐消瘦，脾虚在前，需要用健脾保护肠膜之药，而不需要用

---

① 楂：原作"查"。下同。

荡涤肠垢之药。若只见急性泄泻而一味消导，可致脾虚更甚，故用温涩之法先堵住出口，及时止损。

55.下利（协热利）
张仁浚

（病者）芹洲乡，陈君振官之妻，年二十四岁。

（症候）利不止，喘而汗出。

（脉象）脉促。

（诊断）此外邪内陷，利遂不止。然邪虽陷于内，而气仍欲出于外，欲出而未能径出，所以脉促气喘而汗出，以升内陷之邪，而敛汗止泻，亦在其中，方列于下。

（处方）

土葛根四钱　　　枯芩炭二钱　　　川黄连二钱　　　炙甘草二钱
同煎。

选自《医案·闽侯县第三区张仁浚医案》，
国医砥柱月刊，1939，2（7、8）：55.

【医案钩玄】

《伤寒论》第77条："太阳病，桂枝证，医反下之，利遂不止，脉促者，表未解也；喘而汗出者，葛根黄芩黄连汤主之。"此患者由于外邪内陷，邪已入里化热，以里热为主。邪热下迫大肠，则下利不止；肺与大肠相表里，经络相连，里热循经上攻于肺，肺失肃降，肺气上逆则喘；肺外合皮毛，邪热迫津外泄则汗出，故治用葛根黄芩黄连汤，苦寒清热止利，兼以清解表邪。

56.下利便脓血（热利下重）
张仁浚

（病者）芹洲乡，陈振官之妻，年二十四岁。

（症候）热重下利便脓血。

（脉象）脉浮而数。

（诊断）热利下重，渴欲饮水，此少阳火热在中，阴液下泄，而不得上滋故也，法宜白头翁汤主之。

（处方）

正秦皮三钱　　　　川连三钱　　　　黄柏三钱　　　　白头翁二钱

同煎。

选自《医案·闽侯县第三区张仁浚医案》，

国医砥柱月刊，1939，2（7、8）：55.

【医案钩玄】

《伤寒论》第371条："热利下重者，白头翁汤主之。"此患者下利欲饮水，热利下夺津液，求水以济之也。热利下重，热伤气滞，里急后重，便脓血也。厥阴下利，属于寒者，厥而不渴，下利清谷；属于热者，消渴下利，下重便脓血也。此案热利下重，乃火郁湿蒸，秽气奔逼广肠，魄门重滞而难出，即《素问·至真要大论》"暴注下迫，皆属于热"。《注解伤寒论·辨厥阴病脉证并治》云："利则津液少，热则伤气，气虚下利，致后重也，与白头翁汤，散热厚肠。"故以白头翁汤寒能胜热，苦能燥湿，辛以散火之郁，涩以收下重之利也，诸药共用以清热燥湿，凉血解毒，涩肠止痢。

57. 痢疾
欧阳慎斋

痢症一科，古称肠澼，西云肠炎。先贤虽曰湿热所伤，但无速效方药。于吾家医传数代，世世儒医，虽不能著名而世，亦获微名于当地。至吾家父时遇恶痢流行，因痢疾而死亡者不知凡几。吾父睹此惨状，急寻急救方药以补诸而万一。悉将数代所得经验，符合诸书参考，且夕不休，寻求苦而不知食寝。正当思索之间，偶来一老者曰："先生何其忙乎？"吾父答白："余家医传数代，叨蒙信而社会。今遇恶痢流行，百药罔效，死于痢疾之病者十居八九。吾不愿坐视乎而勿救，急欲觅一速效方药挽救此种狂澜，方尽医家之责，故有此忙也。"老者笑曰："先生婆心救世，老夫安敢秘而不宣乎？吾有一单，名曰痢症丸，依法制炼，无有不奏效之理。"吾父拜而受之，老者亦不语其名姓，辞别而去。后将该单依法制炼，活人无数。迄今吾家递年仍继将此丸赠送，屡试屡验，奏效如神。而吾人力量有限，故不敢秘而不公诸同人，请试地方水土能否适宜乎。丸单制法如下。

真川连二两四　　　　条黄芩二两四，酒炒　　　　老干姜[①]二两四

真川贝六钱，去心　　　　荜茇六钱　　　　车前子六钱，空壳浮去

荆芥穗三钱　　　　丁香三钱　　　　砂仁三钱，去壳

真广皮三钱　　　　麦芽三钱，炒

制法：上十一味共为末，用生莲叶捣汁为丸，不可用水，每只重三钱。

服法：红痢多用银花、地榆[②]，白痢用木香煎汤送下。

选自《痢症验方及附医案》，验方集成，1947，1（5、6）：12-13.

【医案钩玄】

痢疾之本为湿热之邪蕴结于肠道，出现下利赤白脓血，里急后重等，治疗当清热燥湿，调气行血，正如刘完素言"调气则后重自除，行血则便脓自愈"。此案治疗痢疾之秘方即痢症丸，方中用黄芩、黄连清热燥湿，荆芥、荷叶清透湿邪，干姜、丁香、砂仁、荜茇温中化湿，川贝、车前子利小便而渗湿，血余炭止血不留瘀，陈皮、炒麦芽保护胃气，诸药配伍，达到邪去正安之目的。

58. 暑湿疟疾

陈渔洲

（病者）积引大师，年约五旬，住茶山墟。

（病因）时当长夏，感受暑湿，菀[③]伏膈间，发为疟疾。

（症候）寒热往来，胸中痞结，时作干呕，苔色黄腻。

---

① 姜：原作"羌"，误。

② 榆：原作"于"。

③ 菀：通"蕴"。聚积，郁结。

（诊断）脉左寸伏，余部沉取弦滑。脉症[1]合参，是暑湿之邪，留于膈间，阻遏气机，发为疟疾之候。

（疗法）加味瓜蒌薤白半夏汤，宣膈以开痞。盖痞结一开，则暑湿自化；暑湿一化，则疟自愈矣。

（处方）

瓜蒌实三钱	薤白二钱	法半夏钱半	通草钱半
南豆花三钱	川连五分	冬瓜仁五钱	苏叶五分
白蔻皮八分	朴花钱半		

（再诊）脉弦而滑，舌苔黄白而腻，呕吐未蠲，疟由间日而转一日，是得宣运之法，湿邪有出路之机也。仍主前法进退。

（再方）

冬瓜仁八钱	金蜕二钱	白芍药钱半	川连六分
鲜竹茹三钱	苏叶六分	丝瓜络钱半	通草钱半
旋覆花二钱	青蒿钱	飞滑石五钱	川朴钱

（三诊）脉左关微弦，余部软滑，苔亦略薄，业已知饥，暑湿渐去，与甘淡之品，清胃养脾以善后。

（三方）

南豆衣三钱	白薇钱半	川牡蛎五钱	竹茹二钱
青蒿梗钱	白芍二钱	生谷芽八钱	茯神四钱
白蔻皮八分	蝉花二钱	桑寄生三钱	

（效果）前方出入，再服一帖痊愈。

选自《名医验案·藻潜医案》，文医半月刊，1937，3（5）：11.

【医案钩玄】

疟疾是感受疟邪引起的以寒战、壮热、头痛、汗出及休作有时为主要特征的急性外感热病。本病一年四季皆可发生，以夏秋季节多见。此案患者时当长夏感受暑湿，发为疟疾，故为暑温疟疾。此案瓜蒌薤白半夏汤首见于

---

[1] 症：原作"沉"，误。

《金匮要略·胸痹心痛短气病脉证治》："胸痹不得卧，心痛彻背者，瓜蒌薤白半夏汤主之。"《金匮要略》中所述瓜蒌薤白半夏汤为治疗痰饮壅盛胸痹的方药。此案患者胸中痞结，苔色黄腻，为痰浊盘踞，胸阳失展，气机痹阻，故以瓜蒌薤白半夏汤通阳泄浊，豁痰宣痹。加南豆花（扁豆花）、苏叶、白蔻皮、厚朴花消暑化湿和胃，行气止呕；黄连、通草、冬瓜仁清热利湿。诸药合用，共奏清热利湿、豁痰开痹之效。

59. 疟疾（一）

吴学礼

（病者）姜姓，男科，年四十一岁，住南河沿二十五号。

（症候）疟愈后复犯三次。脉象浮无力。

（疗法）理少阳，和中。

（处方）

龟板三钱	鳖甲三钱	何首乌三钱	酒芍三钱
柴胡一钱	葛根三钱	草果钱五	半夏四钱
象贝三钱	青蒿二钱	泽泻三钱	槟榔八分

井河二水服。

选自《医案·治验数则》，北京医药月刊，1939，6：30.

【医案钩玄】

《万病回春·疟疾》言："人壮盛者，宜单截也""人虚者，截补兼用也""疟久不愈者，先截而后补也""疟已久者，须调养气血也"。方用何首乌、鳖甲、龟板填补精血；青蒿、草果、槟榔、何首乌祛邪截疟；柴胡、青蒿疏解少阳；葛根退热解肌，生津通络；芍药养阴和血柔肝，防诸截疟化痰药辛散太过；半夏燥湿理脾，行气化痰；象贝化痰散结；泽泻利水泻热。以方测证，为脾肾阴亏，疟邪复燃之证。

60. 疟疾（二）

程绍典

中国治疟[1]药剂，大体可分为三类：第一类退热剂：柴胡、桂枝、黄芩[2]、石膏、知母、常山、草果……第二类强壮剂：鳖甲、首乌、黄芪、党参，当归……第三类杀虫（截疟）剂：砒（信石）、硫黄、雄黄、水银、朱砂、轻粉、常山、蜀[3]漆、草果、槟榔……依大多数先哲之主张，对于三日热及四日热恶性疟（包括热性三日热及每日热）用第一类退热剂；对于慢性疟及疟恶液质，用第二类强壮剂，有时与第一类退[4]热剂并用；对于前者经过数次发作以后及移后者则用第三类杀虫截疟剂，后者有时[5]与第二类强壮剂并用。

降至近代，医家学问日渐退化，而世风日坠，动辄以生死因责诸医家，以故第三类较有副作用之杀虫剂如砒及水银遂为医家所不取焉！今则治疟之剂，满笺尽是前二类，影响治效，奚可胜言！盖者通三日热、四日热、每日热，投于第一类药剂及第三类之后三味，至少三五剂至十剂方见发作顿挫或轻减（有时甚且完全无效），而于慢性疟及疟恶液质，其效力更属迁缓，甚至渺茫！此其故无他，较有特效之第三类杀虫剂中之砒及水银被摒弃不用耳！无限实藏，任令湮没，发掘之责，舍吾辈其谁耶？本文今所欲推荐者，尤着重于砒素焉。

兹先述二病例。

（病者）女性，一九三八，十一，廿，入院。籍贯：常州。年龄：三十七。

（家族病历）祖父死于肺结核，祖母死于中风，父亲死于伤寒（？），母亲健在，有风湿骨痛宿恙。兄一健康，妹一，有脏躁病。丈夫健康，无花柳病等，无嗜好。子女各一，皆健康，未嫁娶。

（既往情形）幼年曾种牛痘，曾病麻疹，七岁时曾昏厥一次，有蛔虫排出，十三岁病痢，十六岁月经初期，正常。廿岁结婚，隔二年养一子，翌年

---

① 疟：原作"虐"，误。下同。

② 芩：原作"苓"，误。

③ 蜀：原作"浊"，误。

④ 退：原作"过"，误。

⑤ 有时：原作"耳恒"，文义不通，疑误。

又产一女，以迄于今。白带时有，但不甚多，近五六年来经不以时下，或超前，或落后，来时有腹痛腰酸诸象。消化器、神经系、呼吸系等俱无疾患，盖体格甚壮健也。

（症候）十五日前徒然恶发热，战抖甚，旋即每日下午四时必先寒慄，继以发热，入夜汗出，侵晨热退，发作时头奇痛，呕吐频，仍舌苔厚腻，脉搏频数，每分钟 116 次，体温最高 40℃，精神颇显困顿，大小便正常。

（诊断）验血发现疟原虫。

（疗法）以普通柴胡剂即第一类药投与之，以其呕吐频仍，乃加玉枢丹五分（玉枢丹止呕为章次公氏之经验），研末先令吞服，然后服煎剂。

（效果）上药才进一剂，呕吐止而恶寒发热已不见发作，仅头中微痛耳。病者续住院一周，每日予玉枢丹五分，研末分三次服，结果不见复发，且无何不快之副作用，治愈出院。

根据以上病例，细思其治效之著，遂对柴胡剂发生怀疑，因普通进柴胡剂治疟未有如是之速效者也。经数度讨论，乃发觉止呕副药玉枢丹中有雄黄[①]一味，盖含有三硫化砒，能扑灭血中之疟原虫。因继续投与一周，果见全功，遂进而有下列第二例焉。

选自《治验与医话·中国治疟剂之发掘上》，

中国医药月刊，1941，2（5）：27-28.

【医案钩玄】

疟疾是以寒战壮热，头痛，汗出，休作有时为特征的传染病，多发于夏秋季。感受疟邪为疟疾致病之因素。驱邪截疟为治疟之基本原则。《景岳全书·杂证谟》："盖有邪者去邪则愈，若散邪既透，解表已过，则但收拾元气而气复则愈。"用柴胡剂仍病重难愈必是疟邪顽固，须雄黄之属直中病邪而除之，疟邪去而后调养，自然易见全功。本案认为雄黄含三硫化砒，能扑灭血中之疟原虫。现今药物分析，雄黄的主要化学成分是二硫化砷，温燥有毒，内服宜慎，不可久用。

---

① 黄：原作"共"，误。

61. 疟疾（三）
程绍典

（病者）男性，一九三九，一，十八，初诊。籍贯：浦东。年龄：二十八。职业：商人。

（家族病历）祖父死于衰弱，祖母死因不明。父母健在，皆健康，父有烟霞癖。兄一，弟[①]一，皆健康无病，无姊妹。妻健康，无流产，有二子一女，皆健康。

（既往情形）幼年健康，从无疾患，偶尔发热，亦极轻可。十八岁起患遗精，迄四年始愈。廿三岁结婚，一切正常。

（症候）八个月前即病疟，间日一发，初起恶寒，战栗，发热，颇见急，中间服中药（尽是第一类药剂[②]）时见轻减，但仍发作。一个月后改服奎宁，暂时发作停止。半月之久，旋又发作。较前轻微，仍是每间日一次。再进疟涤平，发作停止。约一个月，旋又复作。以后因无规则的奎宁与疟涤平杂投，时愈时发，迁延缠绵迄今。精神稍稍委顿，面色亦显苍白，脉软而数，舌苔薄腻，大小便如常。脾脏肿大，其他正常。

（诊断）慢性疟（因系施诊病人，未及验血）。

（疗法）以玉枢丹一钱，研末，分三次，饭后吞服为主，佐以第一类、第二类退热强壮合剂。

（效果）覆[③]诊，据称是日药后发作轻减，第二日适值间歇期，原方再投一剂，并嘱于第三日发前四小时（玉枢丹一钱，一次吞）连服一剂，第四日束称第三日竟完全不见发作矣！因嘱其日服玉枢丹一钱，连服二星期，同时进服上方，以后不见覆诊，究未知能断根否也……

考玉枢丹治疟之记载，古籍早已有之。据《卫生鸿宝》所载：玉枢丹（太乙紫金锭，神仙解毒万病丹）。

红芽大戟（杭产紫色者佳，米泔浸，去芦根皮骨净，焙）两半，山慈[④]菇

---

① 弟：原作"第"，误。
② 第一类药剂：据前文乃退热剂，即柴胡、桂枝、黄芩、石膏、知母等。
③ 覆：同"复"。下同。
④ 慈：原作"茨"。

（有毛者真，去皮，姜汁洗净，焙）二两，五倍子（去虫屎，洗净，焙）二两，续随子（拣白皮，纸裹，研，去油净霜）一两，朱砂（镜面有神气者，水起）五钱，雄黄（鲜红透明者，水起）五钱，麝香（要当门子，研，去毛渣）三钱。各研细末，称准分量，择吉（端午、七夕或天月德天医日）净宝虔制（忌鸡①、犬、妇人见）。用糯米薄粥，石臼中捣数千下（极克润为度）。每锭干重一钱，每服一锭（虚弱减半，小见一二岁者每服二三分，孕妇忌用）。服后，病在上必吐，在下必利，吐利后温粥补之，忌甘草同服。

　　用法：一切饮食药毒、砒毒、虫毒、河豚、六畜肉毒，胀闷昏倒，凉水磨灌；伤寒阴阳二毒，心闷狂谵，瘟疫，霍乱绞肠痧，乳蛾，喉风，薄荷汤磨服；中风口眼歪斜，筋掣骨痛，心气痛，山岚瘴疠，淡酒磨服；头痛头风，酒磨，涂太阳穴上；疟疾，临发时，桃枝汤磨服；癫痫，鬼胎，石菖蒲磨服；传尸痨瘵②，每早清水磨服，数日下恶物；自缢③，溺水，惊魇，鬼迷，生姜汤磨灌；痈疽，发背，疔肿，恶毒，淡酒磨服，未破，醋磨涂患处；打扑伤损，松节，无灰酒磨服；犬、蛇、虫、蝎伤肿，醋磨涂患处；牙痛，含少许咽下；小儿急惊，疳痢瘾疹，姜汤磨服；遗毒烂斑，清水磨④涂。天行疫症，水磨塞鼻孔，再服少许，辟秽却病，仓卒无引，概用凉水磨服。此丹居家出行，兴工动众，须珍备之。

　　按其主治适应证甚多，未经试验，姑置勿论。兹特因其治疟之效果，探讨其药理：则其中之雄黄、朱砂二味与有力焉。盖雄黄之主成分为三硫化砒。砒对于体内物质变调及疟疾病原虫之扑灭，皆有好影响。顽固之疟疾及因疟疾而起之恶液质，应用砒剂，其效果往往且较奎宁为胜。曩昔西医治疟剂，如疟涤平及扑疟母星未发明之际，如用奎宁而疟不治，注射六〇六而愈。六〇六盖砒素也。曾不知数千年吾中土已发现之，且应用之（雄黄、硫黄、砒石治疟详见古本草记载，不止玉枢丹也）。朱砂主成分为硫化水银，百分中含水银86，硫黄14。水银与砒素对于疟原虫然发挥同一效能而扑灭之。硫黄含有信石，亦砒也（朱砂治疟亦详见本草）。据此吾人因得一结论，即玉枢丹之能治疟，其主要砒为素，次之如水银剂，二者之目的，同为扑灭

① 鸡：原作"鸩"，误。
② 瘵：原作"疗"，误。
③ 缢：原作"谥"，误。
④ 磨：原作"麼"，误。

疟原虫。

选自《治验与医话·中国治疟剂之发掘上》，

中国医药月刊，1941，2（5）：28-29.

【医案钩玄】

玉枢丹（紫金锭），原名太乙紫金丹。《百一选方》载："治痈疽恶疮；汤火、蛇虫、犬兽所伤；时行瘟疫，山岚瘴气，喉闭喉风，久病劳瘵；解菌蕈菰子。"方用雄黄，解毒杀虫，燥湿祛痰；山慈菇，清热解毒化痰；朱砂，清心镇惊解毒；麝香，开窍醒神；红大戟、千金子，逐痰饮消肿散结；五倍子，酸涩收敛。玉枢丹功能解毒祛痰，逐秽醒神。

62. 疟疾（四）
袁善徵

疟疾之病症，为寒战发热，出汗而退，一日一发，或间日一发，或三日一发，人人知之也。其病原为由疟蚊传染之疟原虫，寄生于人体红血球中，依一定之时间成熟，分裂十二个或十六个孢子，破坏旧血球，散布血浆中。每个孢子，钻进一个新血球，是时患疟疾者，即发一次寒热。生物学及西医书中，言之甚详。旧说谓："阴盛则寒，阳盛则热，阴阳相离，寒热交作"。此系想象病理，在近代科学发明以后，不可信矣。唯疟疾之中，有低热而无寒者，有寒轻热重者，又有恶性疟疾，热度起落不能退清，常人固不知之，浅见之医生又不能识证，因此而延误，甚至于死亡者，不乏其人，良可惜焉。既断为疟疾矣，世人均以为奎宁为特效药，然轻者有效，重者往往无效。国医因病之轻重，配合方剂之速，诚有出人意外者。兹举数例，以供同道研究，并求指正。

（一）陈小姐年约九岁，六月二十五日诊。是时流行恶性疟疾，死亡率甚高。陈小姐亦患此症。初经某中医诊治，因药不中肯，未获寸效。后因热重抽搐，延某针科学医生，以为惊风，刺人中，出血甚多，痛苦难忍，毫不见效。病者之母，惊惶异常，由舍表弟介绍余诊。余细心诊察，知寒轻热重，脾脏肿胀，左肋下痛，连及左腿，脉象细数，一百五十次，舌中黄而舌尖红便秘无汗，体温高至三十九度半。断为恶性疟疾，为之疏方如下。

柴胡二钱半	黄芩二钱	知母三钱	常山三钱
草果二钱	马鞭草三钱	青皮二钱	姜夏二钱
半白术三钱	川朴一钱半	槟榔三钱	甘草一钱

豆汁分两次服，连服三剂，即愈。

（二）马银顺在某厂当女工，年十七八，形寒发热，早轻晚重。经前医诊治一个月，面色苍白，未见寸效。胸闷不能进食，左肋下痛，头眩身楚，月事不行，脉浮细数，一百二十次，便秘，八日不行。五月三十日为之疏方如下。

柴胡二钱半	荆芥三钱	黄芩二钱	知母四钱
常山三钱	草果二钱	青皮一钱半	姜夏三钱
白术二钱	槟榔三钱	川朴一钱	

六月二日复诊。据云服前方二帖，出汗甚少，寒热已减，舌苔中心黄厚，大便已通，并能进食，脉搏一百二十次。为之疏方如下，再服两剂痊愈。

柴胡二钱	黄芩一钱半	知母三钱	山栀三钱
常山二钱半	陈皮一钱半	姜夏三钱	茯苓三钱
槟榔二钱	党参三钱	山楂[①]炭二钱	神曲三钱
甘草一钱			

（三）夏太太，年四十余岁，子粤生以为患湿温伤寒，请张医生诊治一个月。身体消瘦，精神萎靡，每日早晨发热，无寒，有汗，胸部痞闷，食欲不振，热时左肋疼痛，脉象带弦，舌苔白腻。七月二十九日为之疏方如下。

柴胡二钱半	黄芩一钱半	青皮一钱半	半夏三钱
陈皮一钱半	常山二钱	草果二钱	马鞭草三钱
神曲三钱	槟榔二钱	甘草一钱	

八月一日复诊。据云服前方二帖，早晨不发热，呕止，惟昨夜忽然出汗，

---

① 楂：原作"查"。下同。

四肢发冷，神志昏迷，因久病心脏衰弱也，舌苔黄腻，胸闷胃呆未除。为之疏方如下。

黄芪三钱	煅牡蛎三钱	党参三钱	白术三钱
茯苓三钱	姜夏三钱	常山一钱半	槟榔三钱
川朴一钱	甘草一钱	生姜四片	

（四）秦先生，年四十余岁，业西药。请某西医诊治，因热度早轻晚重，寒少热多，断为伤寒。诊治多日，无效。余诊得脉象弦数，胸闷胃呆，舌苔黄腻，大便不畅，体温三十九度半，脉搏一百零六次，断为疟疾。十月一日为之疏方如下。

柴胡三钱	淡芩一钱半	青皮一钱半	姜夏三钱
常山二钱	草果二钱	陈皮二钱	知母四钱
白术三钱	槟榔三钱	甘草一钱	

十月三日复诊。据云服药三帖，内热已退，脉象仍弦而稍数，胸稍闷，舌苔黄厚，大便四次。为之疏方如下。

白术三钱	枳壳一钱半	常山一钱半	草果一钱
姜夏三钱	陈皮一钱半	砂仁二钱	神曲三钱
山楂炭三钱	甘草一钱	山栀二钱	

选自《疟疾专号·温疟治验》，中国医药月刊，1942，3（1）：23.

【医案钩玄】

疟疾由感受疟邪，邪正相争所致，临床以寒战壮热，头痛汗出，休作有时为主要特征，多见于夏秋季。根据感邪不同、寒热多少、病程长短等，可分为瘅疟、温疟、寒疟、劳疟、疟母等。基本治疗原则为祛邪截疟，再根据症状的不同治以和解表里、化浊开窍、清热保津、温阳达邪等。常用药物：常山可截疟除痰，槟榔可杀虫破积，草果可燥湿截疟。传统抗疟方多将常山与槟榔合用，然据《中药大辞典》记载："经鸡疟试验，槟榔碱本身并无抗疟效果，既不能增强常山碱乙的抗疟效力，也不能对抗常山碱乙所致的呕吐，反能增加常山毒性。"因此在临床应用时应灵活把握。

63. 肠热病（一）

萧俊逸

（病者）邓义盛酒号邓氏妇，年二十余。一诊，二十九年八月二十二日。

（症候）病延月余，身热不退，狂妄谵语，渴求冷饮，苔黄唇裂，便下酱粪，溲赤，腹痛，脘闷呕恶，脉濡数。此肠热病危笃之候，勉拟安脑清肠，奏效则幸！

（处方）

川朴二钱	川贝母二钱	川黄连钱五	枳实钱五
杏仁泥二钱	生黄芩三钱	蔻仁一钱	生西庄二钱
鲜芦根一两	紫雪丹一钱		

（再诊）八月二十三日。夜颇安静而不躁扰，时或谵语，呕减，便下酱粪，苔仍黄，咳逆痰黏，脉搏滑数而匀整，药已奏效，或可出险入夷。

（再方）

原方加生枇杷叶三钱，焦山栀钱五。

（三诊）八月二十四日。

身热轻减，不时谵语，渴减，苔未化，咳较缓，拟清肠健胃肃肺复合剂。

（三方）

生西庄二钱	川朴钱五	川贝二钱	正川连一钱
枳实钱五	蒌皮二钱	生黄芩三钱	蔻仁六分
枇叶二钱	鲜芦根一两		

按：自三诊后，并未继诊，意其必已更医。后其妇本家邓君清泉来所诊病，因询本案究竟，始知服上方二剂后，病即渐愈，并未更医。

选自《伤寒治疗一得》，中国医药月刊，1943，4（2）：8.

【医案钩玄】

本案为湿热病气分湿热缠绵日久，酿生痰浊，波及营分，蒙蔽心包所致。症见身热口渴，苔黄唇裂，脉濡数，知气分邪气蒸郁；便下酱粪，溲赤，腹痛，脘闷呕恶，知湿热困阻中焦，气机升降失常；狂妄谵语为痰浊蒙蔽心窍，心神被扰所致，加一味紫雪丹醒神开窍。湿热浊邪为主要矛盾，神志症状继发于此，仍须守清热化湿，豁痰排脓之法，佐以开闭醒神，且不可用量过大，中病即止。去除病因为要，故二三诊守方加减，邪祛病自愈。

64. 肠热病（二）
萧俊逸

（病者）化明皂厂王席之先生女公子，年九岁。一诊，三十一年四月二十一日。

（症候）身热稽留，旬余不退，日晡热更甚，夜发谵语，口不渴，身瘦如柴，苔黄糙，脉濡数，病属肠热，法当清肠健胃，痊愈当在^①三星期后。

（处方）

青蒿草三钱　　　生子芩三钱　　　川朴二钱　　　生川庄二钱五

川黄连一钱　　　青皮一钱

按：上方服至十四剂，加生苡仁五钱，服至十八剂，热即退清，共服二十剂。

（再诊）五月十二日。热退，神爽，食欲日旺，恢复期予健胃清肠善后。

（再方）

川朴花钱五　　　生苡米八钱　　　川连一钱　　　广陈皮一钱

生甘草六分　　　黄芩三钱

照服三四剂。

选自《伤寒治疗一得》，中国医药月刊，1943，4（2）：8.

【医案钩玄】

《温病条辨》言："古称难治者，莫如小儿……脏腑薄，藩篱疏，易于传变；肌肤嫩，神气怯，易于感触；其用药也，稍呆则滞，稍重则伤，稍不对

---

① 当在：原作"在当"，乙正。

症则莫知其乡，捉风捕影，转救转剧，转去转远。"小儿易受病邪侵犯，又常常不胜药力，但较之成人无七情六欲之扰。六淫邪气外侵，易与脏腑之虚相合，故小儿肠热病表现较为典型，可见持续高热，热扰神明，则谵语；湿邪留恋，则口不渴；热伤阴津，则身瘦如柴，苔黄糙，脉濡数。清解肠道湿热，同时顾护脾胃为治疗大法。

65. 肠热病（三）

萧俊逸

（病者）第 ×× 陆军医院医官钟声祥先生。一诊，民国三十二年五月十三日。

热型稽留，八九日不退，神志不清，语言蹇[①]涩，口渴，溲赤，便闭，遗尿，舌垢，脉搏滑[②]数，病势危笃，拟强心安脑清肠消炎复合剂，药效则幸！

生子芩三钱　　　天花粉四钱　　　川黄连二钱　　　白茅根四钱

川黄柏三钱　　　陈枳壳钱五

紫雪丹一钱，六神丸十个（二味分二次吞服）。

（再诊）五月十四日。昨进强心安脑清肠消炎剂，神志恢复正常，语仍蹇涩，脉搏较前清楚，稍觉有力，舌苔黄厚，病属伤寒无疑，尚在危境，踵原法出入。

（再方）

生西庄二钱　　　天花粉四钱　　　川厚朴二钱　　　正川连钱五

白茅根四钱　　　枳壳钱五　　　　生子芩三钱　　　水芦根四钱

紫雪丹一钱　　　六神丸十个

（三诊）五月十五日。神清语利，溲赤黑，便闭五日，腹拒按，口渴，舌苔黄厚，脉滑数，病况已入坦途，法应专主清肠消炎。

---

① 蹇：通"謇"。下同。

② 滑：原作"糊"，误。下同。

（三方）

生西庄三钱	生枝仁一钱	花粉四钱	正川连钱五
川朴钱五	芦根四钱	生黄芩三钱	枳壳钱五
茅根四钱			

（四诊）五月十六日。进前方下黑便七八次，体温降至常温（三十七度一），头晕心悸，脉搏滑数，此肠出血之征象，神虽清，语言又复蹇涩，舌转黄黑，心脏衰弱，有虚脱之虞，当于清肠剂中着重强心。

（四方）

生西党三钱	白茅根四钱	生子芩三钱	西洋参钱五
水芦根四钱	正川连二钱	紫雪丹一钱，分二次吞服	

按：当便闭时，肠已出血，停留肠间，特未泻出。计起病不过数日，何以肠出血如此之速？询知初起病时，未能早期诊断为伤寒，而疑为恶性疟疾，曾注射两针六〇六及奎宁针等，所以肠溃甚速。十七日着人来寓改方。据云：便血已止，神气尚佳，语言仍觉障碍，食欲渐振，舌黑稍减，再予强心清肠，原方除紫雪丹，加生地四钱、花粉四钱、青皮钱五。

（五诊）五月十八日。精神较旺，食欲大振，语稍蹇，舌黑边黄，腹痛不大便，脉搏匀整，拟强心清肠滑便。

（五方）

生西党三钱	生黄芩三钱	天花粉四钱	生地黄四钱
正川连二钱	水芦根四钱	生白芍四钱	瓜蒌仁三钱
川朴花一钱	生甘草钱五	杏仁泥三钱	小青皮一钱
六神丸十粒			

此方可服二三剂。

按：五诊后，即未继续请诊，余虑其有他变。阅旬余，见报章登鸣谢启事，始知五诊后病即痊愈。

选自《伤寒治疗一得》，中国医药月刊，1943，4（2）：8.

【医案钩玄】

肠伤寒即肠热病，是由伤寒杆菌引起的，以持续菌血症、网状内皮系统受累、远端回肠微小脓肿为基本病理特征的一种急性肠道传染病。肠热病之发热常为高热，热毒极易由气分入营血分而扰乱心神产生神志症状，宜及早应用清透营血之药，防止病情急变。肠热病之下血，常有脉急骤、汗出、身凉等前兆，应注意辨别。下血原因有二：一是气血偏虚不能固摄，非固涩加气血双补不能为功；二是热毒伤阴，血溢脉外，可选凉血止血之药兼顾止血清热。

66. 肠热病（四）

萧俊逸

（病者）鸿兴布店江君兰舫令郎，年七岁。一诊，三十二年五月七日。

（症候）身热稽留，五日不退，头昏，烦躁不渴，嗳逆，溲赤，便溏，腹肌热甚，腹痛拒按，苔微黄，脉濡滑。此肠热病之初期，病期颇长，勿求速效，拟清肠健胃法。

（处方）

青蒿草二钱	法半夏二钱	生黄芩三钱	正川朴二钱
白蔻仁六分（抖）	正川连一钱	小青皮钱五	生西庄二钱

（再诊）五月八日。身热夜甚，神较安，腹痛未除，口渴，苔黄，踵原意出入。

（再方）

青蒿草二钱	生西庄二钱	天花粉四钱	正川朴二钱
生黄芩三钱	白茅根四钱	小枳实钱五	川黄连一钱

照服三剂，一日一剂。饥①则进以米汤，及青菜、豆芽汤，水果只可吃汁，不可吞渣。

（三诊）五月十日。身热稍减，腹痛愈，渴止，苔仍黄，守原法再进。

（三方）

青蒿草二钱	生西庄二钱	正川朴二钱	生黄芩三钱

---

① 饥：原作"肌"，误。

小枳实钱五　　　　　正川连一钱

照服三剂，一日一剂。

（四诊）五月十三日。热呈弛张，精神渐复，食欲亦振。

（四方）

原方照服三剂，一日一剂。

（五诊）五月十六日。热已退清，苔微黄，便溏暴注，体温虽复正常，肠炎尚未完全消退，予清肠健胃剂。

（五方）

川朴花钱五　　　　　生西庄钱五　　　　生苡米四钱　　　　小青皮钱五
生黄芩二钱

一日一剂，服至舌苔及粪便正常为度。

选自《伤寒治疗一得》，中国医药月刊，1943，4（1）：9.

【医案钩玄】

　　肠热病自然病程为四周左右，病期颇长。初期以太阳、少阳证为特点，但持续时间较短，不及时干预很快进入肠热病极期，典型症状相继出现，即以阳明热证为特征，如持续高热、纳差、腹胀痛、便秘或腹泻、脉缓、皮肤玫瑰疹等，热盛者可见神志症状。本案患者一诊即见身热稽留五日，烦躁不渴，溲赤便溏，苔微黄，脉濡滑等，并无表证症状，符合阳明病特征。病情已脱离肠热病初期进入极期，治当清肠健胃，方药可选苦寒燥湿、理气通肠、清透邪热并用，且守法用药至舌苔及粪便正常为度。

67. 肠热病（五）

萧俊逸

（病者）中国银行余驾楼先生令弟，年八岁。一诊，三十一年十月一日。

（症候）热型稽留，五六日不退，夜发谵语，口渴，嗳气，便溏，溲赤，苔黄糙，脉滑数。此肠热病进行之候，当予解热清肠剂。

（处方）

| 青蒿草二钱 | 生西庄二钱 | 天花粉四钱 | 川厚朴钱五 |
| 生黄芩三钱 | 白茅根四钱 | 小青皮钱五 | 正川连钱五 |

照服两剂，一日一剂。

（再诊）十月三日。身热稽留，日晡更甚，谵除，渴减，大便污浊稠黏，日下二三次，苔黄，脉滑数。

（再方）

原方一日服一剂半，四日服六剂。

（三诊）十月七日。热型弛张，神爽思食，渴除，苔仍黄，守原方加减。

（三方）

| 青蒿草二钱 | 生西庄二钱 | 生苡米四钱 | 川厚朴钱五 |
| 生黄芩三钱 | 小青皮钱五 | 川黄连一钱 | |

照服七剂，一日一剂。

（四诊）十月十四日。服前方七剂，热已退清，舌苔正常，便解硬粪，日一二次，尚须努挣，此肠炎消退之佳象。病届恢复期，予健胃清肠善后。

（四方）

| 川朴花钱五 | 生苡仁五钱 | 正川连八分 | 小青皮钱五 |
| 生黄芩二钱 | | | |

照服三四剂。须仍饮流汁，四日后方可进薄粥。

选自《伤寒治疗一得》，中国医药月刊，1943，4（1）：9.

【医案钩玄】

肠热病典型表现与湿温病气分热盛证相符合，或可累及营分。因湿热毒邪蕴结肠道上部，故不可一味攻下，需少用大黄加以润下药消散痈疡，如薏苡仁、天花粉之属；本病祛湿忌用香燥之品扰动肠胃，以免进一步损伤溃烂之肠黏膜，宜用苦寒之黄芩、黄连以清热解毒燥湿；邪毒湿热壅于肠中必阻滞气机，气机不通则邪气难除，气滞邪阻相互勾结，非厚朴、青皮下气之品不能行；邪虽由外感而来，又常见营分证候，可少加青蒿之属透热邪出，营分出解于气分。总之，肠热病之治疗大法可归为清热解毒、理气清肠。

68. 肠热病（六）

萧俊逸

（病者）吉安邮政局职员罗君明泉令正。一诊，二十九年九月二十日。

（症候）肠热病时逾三周，身热不退，晨轻暮剧，头晕神疲，形瘦不堪，气难接续，咳嗽，口渴，苔黄，便闭，溲赤，脉濡细，此肠炎甚而心力衰，欲清肠则损心力，欲强心则增肠炎，两全之道，唯有强心、清肠并进。

（处方）

正西党二钱	冬瓜仁四钱	川连一钱	生苡米五钱
小青皮钱五	子芩三钱	青蒿草二钱	生西庄钱五

按：罗君系寓居余之诊所后，进在彼时，乃新邻人也。对于余之治病，无坚定信念，故曾在医院留医多日，因病无起色，乃出院就余诊。

（再诊）九月二十一日。服前方，烦躁不安，咳嗽增剧，虚不受补，治颇棘手，拟清肠轻剂参以肃肺。

（再方）

青蒿草二钱	小青皮钱五	生苡米五钱	正川连二钱
冬瓜仁三钱	天花粉四钱	生黄芩三钱	枇杷叶二钱

一日服二剂。

按：气难接续，脉搏濡细，乃心脏衰弱；肌肉瘦削，乃营养消耗。方中之强心营养药，仅赖两钱之西党、五钱之苡米，余深虑敌不过钱半大黄之泻下，恐其服后有虚脱之变，心中殊为耿耿。讵料服药后反嫌区区之党参之兴奋刺激，而增烦增咳，因此既不用西党，复不用大黄，仅用芩、连以清肠。黄连用至二钱，一日服二剂，亦足以防止出血穿孔，但终不若大黄之捷效耳。

（三诊）九月二十三日。前方三日服六剂，身热减轻，烦躁瘥，神渐爽，气稍充，咳减，食欲渐旺，苔仍黄，治守前法。

（三方）

| 青蒿草二钱 | 生苡仁五钱 | 枇杷叶二钱 | 生子芩三钱 |
| 小青皮钱五 | 正川连二钱 | 天花粉四钱 | |

按：此方二十四至二十六，每日服二剂；二十七至三十日，每日服一剂半；三十日，热即退清。计十一日共服十八剂。苟一日仅服一剂，黄连用八分，或一钱，则退时间必延长，且能否防止出血，亦成问题。

选自《伤寒治疗一得》，中国医药月刊，1943，4（3、4）：5.

【医案钩玄】

肠热病为感受湿热疫毒所致，病属"湿温病"范畴。追根溯源，今时方法多出自仲景《伤寒论》承气类、大黄牡丹汤之属，均用下法，釜底抽薪，攻积逐邪。"客邪贵乎早逐"，祛邪乃第一要义。患者仍有身热不退，便秘，溲赤，口渴，苔黄等症是为阳明热结仍在，虽见头晕神疲、形瘦不堪、气喘咳嗽、脉濡细之虚衰表现，此时急则治标，邪毒未去，正气难安，直须解毒消痈。

69.肠热病（七）
萧俊逸

（病者）中央银行丁彰民先生令郎，年十三岁。一诊，二十九年八月十五日。

（症候）肠热病将近四周，发热不退，午后更甚，咳嗽无痰，舌苔中心黄而燥，底有红点，脉濡数，法应清肠肃肺，病期颇长，宜稍安毋躁！

（处方）

| 生西庄二钱 | 生枇叶二钱 | 枳壳一钱 | 正川连一钱 |
| 冬瓜仁四钱 | 生条芩三钱 | 天花粉四钱 | |

按：上方一日服二剂，每隔三小时服药一次（一剂煎两次，头煎，二煎，各一次服完），共服九剂。

二、三、四、五诊，均未更方。

（六诊）八月十九日。上午热甚轻，日晡亦不甚热，咳减，苔黄稍化，再予前法加减。

（六方）

生西庄二钱	天花粉四钱	生苡米四钱	生黄芩三钱
生枇叶二钱	杭青皮一钱	川黄连一钱	冬瓜仁四钱

上方一日服二剂，共服六剂。

七诊照原方。

（八诊）八月二十二日。身热递减，精神渐复，咳已愈，苔仍黄，予清肠健胃剂。

（八方）

生西庄二钱	黄连一钱	川朴钱五	苡仁四钱
生黄芩二钱	花粉三钱	青皮钱五	

一日服二剂。

（九诊）八月二十三日。病情无出入，原方加重大黄一钱，一日服一剂，共服六剂。

十、十一诊照原方。

（十二诊）八月二十九日。暮热亦轻，黄苔渐化，舌前部粗糙，是津耗之象，每日大便三四次，便时腹微痛，前方伍生津品。

（十二方）

西洋参一钱	生西庄二钱	青皮六分	冬瓜仁四钱
生黄芩三钱	生苡仁四钱	川黄连一钱	

一日一剂共服三剂。

（十三诊）九月一日。日晡热度三十八度三，精神日旺，苔黄白而薄，舌润不糙，日下大便一二次，粪已正常，便时腹不痛，脉象缓整，宗原法进之。

（十三方）

西洋参一钱　　　生苡仁四钱　　　生大黄二钱　　　小青皮八分

生黄芩二钱　　　正川连一钱

一日一剂共服四剂。

（十四诊）九月五日。弛张之热迄不退，但精神渐见恢复，舌根尚有黄苔，前半糙而乏津，晨间指趾寒冷，片刻即温，肠热病将愈多有此现象，仿大柴胡法。

（十四方）

北柴胡二钱　　　生大黄二钱　　　小枳实钱五　　　青蒿二钱

生黄芩三钱　　　西洋参一钱　　　川黄连八分

一日一剂，共服四剂。

（十五诊）九月十一日。身热退清，诸症均瘥，恢复期内宜清肠养胃。

（十五方）

西洋参一钱　　　川黄连五分　　　川朴花一钱　　　生苡米六钱

生条芩钱五　　　冬瓜仁三钱　　　正广皮八分

照服三剂。

按：本病曾投治医院多日，出院后，始延余诊，凡治二十五日之久，经二十二日热始退，共服药三十四剂，始终皆用大黄，病去体复，并未进补收功。

选自《伤寒治疗一得》，中国医药月刊，1943，4（3、4）：5.

【医案钩玄】

《景岳全书》云："虚者宜补，实者宜泻，此易知也。而不知实中复有虚，虚中复有实，故每以至虚之病，反见盛势，大实之病，反有羸状，此不可不辨也。"患肠热病之久，邪热煎灼真阴，若攻下太过，阴虚之本恐难承受，但邪毒不去，病必难除。今患者无其他急重症，故用小量解毒消痈兼理气止咳之药缓缓图之，以期收效。

70.肠热病（八）

萧俊逸

本市建设银行刘经理永龄令郎于民廿五年夏，患病旬余，医襄罔效。高热稽留，狂妄谵语，亲疏莫辨，舌黑脉糊。人咸谓不治。余诊断为肠热病，主以清肠消炎。经服大黄三十余日，热退而愈。

又水东张君家鹤，亦于是年秋，在本市（吉安）患肠热病，嗣因病重，医生宣告不治，乃舁归水东乡村。延诊时，人已昏迷，舌强语謇①。服大黄凡三月有奇，始得热退体健。翌年新春，来寓贺年，则形体丰肥，几不相识矣。

上述二案，病期经过太长，且方案不存，故未逐诊记录，惟聊记大概，藉明湿温之淹缠有如此者。

选自《伤寒治疗一得》，中国医药月刊，1943，4（5）：9.

【医案钩玄】

湿温致病传变较慢，病势缠绵，病邪流连气分阶段较长。湿为阴邪，其性重浊黏腻，湿与热合，胶着难解，化热较慢。湿温病较一般温病起病较缓，传变较慢，病势缠绵。湿温病可见持续发热、玫瑰疹或白㾦等症状，入营血后可见痉厥、便血等变证，多为缠绵之势。上述二案中的患者均已热入营血，用大黄既可泻热毒，又可破积滞、行瘀血。

71.肠热病（九）

萧俊逸

（病者）聊丰疋头号胡君方南。一诊，三十一年一月一日。

（症候）湿温（伤寒）将近匝月，午后微寒，移时热即升高，渴不多饮，脘闷，日呕二三十次，大便溏泻，暴注作声，舌苔白腻欲黄，舌质绛，唇红，脉滑数，右部为甚，胃肠炎势均重，法宜而清。

---

① 謇：通"謇"。

（处方）

青蒿三钱	陈广皮钱五	茅根五钱	法半夏二钱
川连二钱	芦根五钱	白蔻仁一钱	生黄芩三钱
竹茹三钱			

（再诊）一月三日。泻减，但热不恶寒，一日只呕吐八九次，咽干，渴不多饮，舌苔垢腻微黄，舌质不绛，宗原法增损，但病期颇长，难期急功。

（再方）

川朴花二钱	生大黄二钱	花粉四钱	法半夏钱五
川黄连二钱	茅根五钱	正广皮钱五	生子芩三钱
竹青三钱			

照服三剂，限两日内服完。

（三诊）一月五日。潮热减轻，呕未全瘥，用清肠泄热剂，而一日夜只大便一次，此肠炎消退之征。舌苔渐化，咽干，渴甚，此即所谓湿去热透，当予前法佐生津品。

（三方）

西洋参钱五	花粉四钱	黄芩三钱	芦根五钱
大黄二钱	竹青三钱	茅根五钱	川连钱五
厚朴花一钱			

照服三剂，两日内服完。

（四诊）一月七日。潮热递减，呕痊愈，咽微干，渴势已杀，舌苔黄，予前法加减。

（四方）

生大黄二钱	知母三钱	芦根五钱	川黄连钱五
花粉四钱	枳壳钱五	生子芩三钱	茅根五钱

限两日内服三剂。

（五诊）一月九日。潮热轻微，口渴未除，舌根黄，前部微绛，法当清肠保津。

（五方）

生西庄二钱　　　麦冬三钱　　　花粉四钱　　　生黄芩三钱

芦根五钱　　　　知母四钱　　　川黄连一钱　　茅根五钱

枳壳钱五

限四日内服六剂。

（六诊）九月十三日。午后微热，黄苔渐化，踵原方出入。

（六方）

生西庄二钱　　　青蒿二钱　　　芦根五钱　　　川黄连一钱

知母三钱　　　　枳壳钱五　　　生黄芩三钱　　花粉四钱

照服四剂一日一剂。

后晤胡君乃弟，据云：服上方至第二剂，热即退清，服完四剂，即停药愈。

选自《伤寒治疗一得》，中国医药月刊，1943，4（5）：9.

【医案钩玄】

吐泻暴作，舌绛唇红，脉滑数，为湿热并重，气机逆乱之急重症表现。"寒热虚实既得其真，当直攻其本"。恐吐泻严重引发脱水，故急投芦根、白茅根、竹茹之清热止呕之品；黄芩、黄连清热燥湿，止利实肠；又午后微寒，移时高热，取青蒿清透阴分伏热；并加陈皮、半夏、白豆蔻之理气燥湿之药。急求止吐止泻之时又谨守清热燥湿之根本，取清热燥湿理气药中兼顾止吐止泻之品，标本缓急兼顾，思虑周全，诸症可随湿热之邪而解。

72. 肠热病（十）

萧俊逸

（病者）焦家岭刘君恢复期不守禁忌，复出血脱亡。一诊，二十九年八月二十八日。

（症候）肠热病两旬余，午后，潮热昏谵，脘闷心烦，渴喜热饮，大便初则溏泻，现闭五日，溲赤，苔黄腻浊，脉左濡细，右滑大，治当清肠化浊。

（处方）

生西庄二钱五　　　瓜蒌仁三钱　　　川朴钱五　　　生黄芩三钱

浙贝母二钱　　　枳壳钱五　　　正川连钱五　　　佩兰叶钱五

冬瓜仁四钱

上方一日服一剂。三十日，病人之父来寓改方，据谓：二十八日服药后，溏泻五次。第一、二次，下黑血颇多；第三、四次，混有红血；第五次，则不见血，二十九日便闭。身热减轻十之七八，谵语亦少，口仍渴，苔仍黄。改方如下。

佩兰叶二钱　　　正川连钱五　　　生苡仁四钱　　　广橘皮钱五

生子芩三钱　　　瓜蒌仁三钱　　　冬瓜仁四钱

（再诊）八月三十一日。热退神清，二日不大便，殊以为苦，急欲通便为快，口渴溲赤，咳唾黏痰，苔黄垢腻，脉濡滑，再予清肠化浊。

（再方）

生西庄二钱　　　花粉四钱　　　蒌仁三钱　　　生黄芩三钱

芦根四钱　　　陈皮一钱　　　正川连一钱　　　佩兰二钱

上方服两剂。九月二日，着人来寓改方，据述：精神渐旺，食欲大振，口甘而渴，黄苔渐化，而仍垢腻，热虽退，而温热湿浊尚未廓清，当予清温化浊。

佩兰叶一钱　　　鲜芦根一两　　　生子芩三钱　　　藿香梗一钱

白茅根五钱　　　天花粉四钱　　　法半夏二钱　　　瓜蒌仁三钱

正川连一钱五

（三诊）九月五日。热退已数日，食欲旺盛，能安寐，但舌苔反黄厚，口仍渴，脉软数，治宗原法。

（三方）

冬瓜子四钱　　　天花粉四钱　　　川朴二钱　　　藿香梗钱半

水芦根四钱　　　川连钱五　　　枳壳钱五　　　白茅根四钱

黄芩三钱　　　蒌仁三钱

按：自三诊后，病家竟未改前方，此时热退已数日（三十日退热，至五日已有一星期之久），且食欲日旺，夜能安寐，当不虑其有他变。意谓病家系省钱，而从此停药。越日，晤①张君叔樵，告以："刘某因五日下午食番薯，傍晚又进稀饭，夜半叫饿，又吃豆腐皮，至天明肠出血而死。"查番薯含淀粉最多，食后粪量也多，粪多则坠肠扩肠，摩擦创口等物理作用所不能避免的。刘君距初次肠出血不过九日的时间，肠的溃烂创口，当然还没有完全生肌结合，一经多量的粪便，把肠管下坠横扩及摩拟肠壁，创口复开，势所必至。病久体衰，残余的血有几，怎一出再出？

查二十八日，初诊之方，用有缓泻清肠消炎的大黄二钱半，服后便黑血颇多。余因血止后，神志较清，热减谵少，二十九日，仍服原方，未去大黄，取其消炎退肿，结合创口。服后诸症递减。三十日，刘君的父亲又来改方，余以未诊脉察舌，无把握再用大黄。三十一日，延余再诊，虽热退神清，惟病人以二日不大便，殊以为苦，急欲通便为快，因此，复用大黄，服二剂，精神渐旺，食欲大振。余以热退，从此遂不再用大黄了！

照上述事实以观：用大黄血反止，不用大黄而反出血，则大黄不但无增加肠充血的副作用，且有消肿防腐止血之功。盖伤寒肠出血，系因肠黏膜红肿溃烂而后出血。大黄为清肠、消炎、防腐肿的最有效药物。肠黏膜既得炎消肿退，自不出血。况大黄含有鞣酸成分，具收敛黏膜血管的功效，即既出血者，也能自止。本案若能继续服用大黄，则肠之溃烂创口，就会慢慢地生肌结合，虽食蕃②薯，或不致有复出血的惨变。刘君热虽早退，可是，黄苔迄未退除，这就是肠炎没有完全消退的表现。

余治伤寒，凡舌苔黄者，自始至终不离大黄；虽苔去而热不退者，而大黄亦必始终用之；其热退而苔仍黄者，更未尝遽去大黄，其结果都甚良好。独本案不能始终用大黄，致有复出血脱亡之变。

虽然，刘君苟能遵守禁忌，多喝几天粥汤，虽早去大黄或亦不遭复出血之惨。吁！刘君之死，虽非由我杀之，可是，我亦应负其过失三分之一。盖致死远因，系前医失下，一也；近因未能继续服用大黄，二也；病人不守禁忌，三也。死因凑合，殆所谓数定也乎！

选自《伤寒治疗一得》，中国医药月刊，1943，4（5）：9-10.

---

① 晤：原作"唔"，误。

② 蕃：同"番"。

【医案钩玄】

此案处于湿热蕴毒入营血阶段，法当清热解毒，化瘀排浊。方用黄芩、黄连之类清解气分邪毒，令邪从中而化；用枳实（或枳壳）、川朴之类理气畅中，使气行湿散，热无所依；用瓜蒌、浙贝、冬瓜仁、大黄之类荡积排脓，令瘀热毒血随大便而去。大黄为荡涤肠胃、推陈致新之药，药性切合湿热浊毒蕴结肠中，血败肉腐之病机。如果不用清热解毒之法，恐怕药轻病重，难以收效。盖用药必须以胜病为准，谨守病机，不得不大胆多用。

73. 蛔　厥

张仁浚

（病者）南港陈厝乡，冯氏女士，年二十七岁。

（症候）蛔厥其人吐蛔，静而复时烦，蛔上入膈故。

（脉象）脉象沉细，舌苔[①]白薄。

（诊断）身热肢冷，呕逆吐蛔，此阴阳错杂之证，将成蛔厥之征。思先哲云：杂病吐蛔责于热，伤寒吐蛔责于寒。方列于下。

（处方）

当归四分	川椒目四分	黄柏六分	川连一钱六分
桂心六分	净细辛六分	炮附六分	结洋参六分
乌梅三枚	北姜一钱		

煎服。

选自《医案·闽侯县第三区张仁浚医案》，
国医砥柱月刊，1939，2（7、8）：55.

【医案钩玄】

《伤寒论》第338条："蛔厥者，其人当吐蛔……蛔上入其膈，故烦，须臾复止。得食而呕，又烦者，蛔闻食臭出，其人常自吐蛔。蛔厥者，乌梅丸

---

① 苔：原作"胎"。

主之。又主久利。"蛔厥者，其人当吐蛔。今患者静而复时烦，不似脏厥之躁无暂安时，知非脏寒之躁，乃蛔上膈之上也。蛔得酸则静，得辛则伏，得苦则下，故以乌梅丸清上温下，安蛔止痛。蛔虫得酸则静，重用乌梅、苦酒之酸，敛肝阴而制木火之横逆上亢，酸以制蛔；蛔虫得苦则下，伍川连、黄柏酸苦涌泄以泄肝火，苦以下蛔；蛔虫得辛则伏，炮附子、细辛、干姜、川椒、桂心辛开厥阴气机，疏通阳气而温下寒，辛以伏蛔。方中尚有当归、西洋参益气养血，润燥生津，使祛邪而不伤正，扶正而有助祛邪。全方共奏清上温下，辛开苦降，调和阴阳，扶正制蛔之功。

肝胆系病证

74. 类中案

杨浩如

（病者）姓名，绍幼琴君。

（病因）体盛善饮，痰湿素重，热滞内蕴，久羁不解，又有夏令暑浊留伏，至秋复感燥邪，郁勃蒸陵，肝肺互相阻痹，脾胃失宣，气机壅闭，痰热薰[①]灼，触引内风。忽发眩厥，神志昏迷，口眼歪斜，语言不遂，右肢不用，呕吐痰水、宿食甚多，吐后病情虽较和缓，而未能平，脉弦滑数。当拟宣利机窍，清化痰热，平息风阳之法。因西医诊谓脑充血症，已施注射手术，未及进服。延至七日，病情如故，遂又招诊施治。计经两句，诸症向安，继以善后调治。至岁底已见康复，所有方案，次第列后。

（症候）一候以来，内风虽渐平定，神志较清，语言未遂，肝阳痰滞蕴伏之热，阻闭未宣，络窍未开，肺胃肃化维艰；胸膈烦闷，中阳内扰不安；或泛逆欲呕，日前吐有痰浊，并带红色，此胃酸浊热相激而成；右肢渐可活动，大便尚欠通调。

---

① 薰：通"熏"。下同。

（诊断）舌苔滑腻，边薄而白，脉弦大而滑，两关按之有力，肝胃气机横郁，蓬勃蒸腾，清窍壅塞，头易眩晕作痛。细参脉症，标象居其七八，本原不及一二。治宜清宣肃化，柔平肝阳，开达痰滞之气，调利中焦，引热下行，减轻炎上之势，勿令壅阻为至要。

（处方）

鲜石斛六钱	杭菊花三钱	川贝母三钱	鲜竹叶、茹各二钱
大白芍四钱	龙胆草一钱五分	黄郁金矾水炒，一钱五分	
麸炒枳壳一钱五分	桑叶三钱	桑枝八钱	知母三钱
丹皮三钱	苦杏仁三钱	瓜蒌仁七钱	瓜蒌皮三钱
鲜石菖蒲捣烂，五钱	白蒺①藜三钱	生珍珠母先煎水，一两	
紫贝齿先煎水，八钱	竹沥入姜汁二滴，六钱，分三次冲		
羚羊角片另煎兑入，四分	蛇胆陈皮一分五厘，分三次冲		

上药先用凉水泡透，头煎煎成一茶杯，二煎煎成一杯半，分三次服，每五小时一次。

（再诊）昨晋②清宣肃化，柔平肝阳，开达中焦痰滞之气，导引热浊而利壅塞，肝肺较之宣豁，络枢亦形调畅，精神志识，已渐清爽。惟阳热痰滞，羁伏过久，未能遽然肃化，清阳络枢，松而未开，时有头晕昏蒙，项筋俯仰不利，胸腹烦闷，艰于太息，浊热熏凌，寐扰难安。诊脉左弦滑大较之平缓，右关滑大并弦有力，胃家热滞存痰，尚未蠲除。苔心厚腻，边尖稍薄而白，舌质微绛，真阴未复，阳易升越，浊滞痰热，随之消长蒸燔。前方尚合机宜，再援原治，略加清化络滞之热，平肝而宁神志。

（再方）

照原方加。

盐水炒黄柏一钱五分	铁皮石斛三钱	羚羊角片一分
陈胆星一钱	钩藤③二钱	

另以鲜荷叶四钱、鲜枇杷④叶四钱、通草二钱、丝瓜络四钱，以上四味，

---

① 蒺：原作"疾"。

② 晋：进。

③ 藤：原作"籐"，通"藤"。下同。

④ 枇杷：原作"批把"，误。

先煎水，用水煎药，煎成分三次服，每五小时一次。

选自《医案·风阳扰络痰热阻窍类中案》，

北平医药月刊，1935，1（1）：57–58.

（三诊）接进加味潜平育化，大解又行一次，中焦痰浊之热已渐平降，络窍阻闭虽已宣活，未能开达，营阴不充，精神亦弱，不胜烦劳，每至晡后，神志失清，语言尚未恢复。舌绛苔薄滑，脉弦滑，左关渐平，右关仍形有力。真阴既亏，心营不摄，阳易升扰，寐少不安，头晕昏蒙觉木。拟仿前法，减轻宣达，增益潜阳，柔肝养心安神，清化络热，收引浮越为至要。

（三方）

龙胆草二钱，鲜生地五钱同打　　桑叶三钱　　　桑枝五钱　　　桑寄生六钱

桑椹子四钱　　　　　　　白蒺藜三钱，鸡子黄一个，煎油拌炒

鲜石斛五钱　　　　鲜铁皮石斛四钱　　　黄郁金矾水炒，一钱

黑芝麻四钱　　　　钩藤二钱　　　　　　鲜竹叶、茹各三钱

杭大白芍四钱　　　杭菊花三钱　　　　　川尖贝母四钱

莲子心一钱五分　　丹皮三钱　　　　　　瓜蒌仁、皮各五钱

生石决明先煎，一两　生龙齿先煎，一两　　鲜石菖蒲打，三钱

知母盐水炒，三钱　　黄柏盐水炒，一钱五分　鲜竹沥入姜汁二滴，冲，六钱

羚羊角片五分，另用文火煎成三格匀四次兑入　蛇胆陈皮一分五厘

珍珠粉三分，二味拌匀，四包，分四次冲

另鲜藕带节洗切一两，荸荠洗切五钱，先煎水，用水煎药。

煎成九格，匀四次服，五小时一次，与羚羊水合兑，每次三格，开水温饮。

（四诊①）痰浊络热浮阳皆已递平，精神意识亦形恢复。脉弦滑，按之平静有神。头额项晕眩昏木，轻而未平②，络气阻痹未舒。病情已逐渐转轻，仍须加意调摄。仿原法增益养神潜阳，兼化络中浊滞之气。

（四方）

照前方加。

---

① 四诊：原无，疑脱，据上下文义补。

② 平：原无，疑脱，据下文补。

明天麻一钱五分　　秋石一钱，煎水炒　　天竺黄朱拌，一钱

另鲜藕带节一两，荸荠五个，先煎水，用水煎药。

煎成九格，匀四次服，五小时一次，与羚羊水合兑，每次三格，开水温饮。

（五诊[①]）夜寐较安，尚欠稳适，精神意识以及语言均见清楚。惟络窍久闭初开，未能完全恢复，致痰滞浊伏稽留其间，亦未遽然肃化，头额木胀晕眩，轻而未平，项背稍有牵强，目赤或胀，苔薄滑腻，脉来弦之平静有神，大解今日未通。宜仿前法损益，参以宣润肃化。

（五方）

照前方加。

夏枯草三钱　　　　杭白芍　八宝太乙玉枢丹二分研拌，布包入煎，四钱

另鲜忍冬藤四钱　　　鲜夜交藤五钱　　　　鲜丝瓜络四钱

鲜竹叶、茹各二钱　　鲜菖蒲一钱　　　　　藕带节一两，切洗

荸荠五个，切洗，先煎水，用水煎药

煎成九格，匀四次服，五小时一次，与羚羊水合兑，每次三格，开水温饮。

（六诊[②]）增益清平潜化育润宣达兼治之法，浮阳络滞之热皆渐平息，精神爽适，语言渐复，体阴尚亏，心戢阳易升扰，不耐烦劳，大解未通，时行矢气，苔转宣腻，脉来弦滑，渐见沉静，乃为佳候。肝肺疏肃失调[③]，胃传导不利，治从前法，加通润肃化之味。

（六方）

照前方加。

面炒枳壳一钱　　　火麻仁打，一两　　　苦杏仁去皮尖研，一钱

另以鲜茅根五钱，同前引，先煎水，用水煎药。

煎九格，匀四次服，五小时一次，与羚羊水合兑，每次三格，开水温饮。

选自《医案·风阳扰络痰热阻窍类中案》，

北平医药月刊，1935，1（2）：63-64.

―――――――――――

① 五诊：原无，疑脱，据上下文义补。

② 六诊：原无，疑脱，据上下文义补。

③ 失调：原作"未"，于义不通，据下文改。

（七诊）日来络热尚未肃除，浮阳平而未静。惟真阴劫灼亏耗，不敷涵濡，血液因之不充，肝肺疏肃失调，大解数日未行。气机不降，导引失利，语言虽复，络枢未通，仍或微蹇①不清。脉弦滑，渐见濡软有神。治援原法，增加助液润肠，通利秘结之滞。

（七方）

鲜细生地一两	龙胆草一钱，合打	知母五钱
杭菊花四钱	柏子仁打，五钱	黑润元参八钱
川尖贝母四钱	黑芝麻打，八钱	苦杏仁去皮尖打，一钱
夏枯草三钱	黄玉金②一钱	麸炒枳壳一钱
白蒺藜鸡子黄一个煎油炒，三钱		桑叶二钱
桑椹子四钱	桑枝五钱	桑寄生六钱
杭大白芍四钱	八宝太乙玉枢丹二分，研拌布包入煎	
钩藤一钱五分	明天麻秋石一钱煎水炒，一钱五分	
天竺黄朱拌，一钱	溏瓜蒌一两	火麻仁一两
郁李仁打，八钱	生石决明五钱	生紫齿贝一两
鲜石斛一两	鲜铁皮石斛五钱	旱莲草八钱
新竹沥姜汁二滴，四次冲，六钱		羚羊角尖末四分，三味拌
蛇胆陈皮二分，匀四包	珍珠粉三分，四次冲	

另用鲜茅根五钱，鲜丝瓜络五钱，荸荠切洗，五钱，鲜竹茹三钱，鲜忍冬藤四钱，鲜夜交藤六钱，鲜菖蒲一钱，鲜藕带节一两，切洗。先煎水，用水煎药。

煎成十二格，分二瓶装，四次服，五小时一次，温服。

（八诊）陈滞浊热渐聚阳明，肝胃疏肃不利，肠气转秘，大解结燥未通，时行矢气，未致闭塞。脉来弦滑，濡软有神，右关略大。苔薄淡黄而腻，舌泽尖边微疼。神志渐清，体阴稍复。宜增清润，通利腑秘。

（八方）

照前方加。

莲子心一钱　　炒枯芩一钱五分

---

① 蹇：通"謇"。

② 玉金：即"郁金"。

同前引，先煎水，用水煎药。煎成十二格，分二瓶装，四次服，五小时一次，开水温饮。

（九诊）增进助液润肠，通利腑秘之味，大解今早已通，所下甚多，行之甚畅，中焦浊滞宿垢与痰热随之肃化。精神志识皆已清爽，语言多则欠清，右口角微斜，络中痰热不净，肝家风阳尚有余留未楚。脉弦濡滑，两关未臻宁静。治仿前方，减轻润利，增益潜平肃化，解除余热。

（九方）

照前方。

去溏瓜蒌、火麻仁、郁李仁，加女贞子二钱、夏枯草三钱。

先煎水，用水煎药。煎成十二格，分装二瓶，四次服，五小时一次，开水温饮。

（十诊）左额眉棱昏晕木胀，虽渐轻缓而未能平。牙龈颊车宣浮略疼，开阖不利。神志已复，语言不遂，心意不能显达，纯为外窍络枢阻闭太甚，未克遽然速化，兼之余热留伏。脉弦滑，右关较大。真元未复，精气不充，肝络失荣养之力，阳明浊热不清，蒸凌于上。苔腻淡黄，舌质仍绛。治仿前意，略加清化。

（十方）

照前方加。

盐水炒黄柏一钱　　　火麻仁八钱

先煎水，用水煎药。煎成十二格，分装二瓶，四次服，五小时一次，开水温饮。

选自《医案·风阳扰络痰热阻窍类中案》，
北平医药月刊，1935，1（3）：53-55.

【医案钩玄】

"风、痨、臌、膈"被古人称为四大难证。中风居第一位。"风、火、痰、湿、瘀、虚"为中风病发病的六个基本因素。中风病分为中经络与中脏腑两大类，鉴别要点在于有无神志异常改变。《金匮要略·中风历节病脉证并治》云："邪在于络，肌肤不仁；邪在于经，即重不胜；邪入于腑，即不识人；邪入于脏，舌即难言，口吐涎。"根据中经络与中脏腑的临床表现，本案病发时神志昏迷，属中风之中脏腑。舌脉对于中风病的辨证治疗非常重要，此案患者舌苔滑腻边薄而白为痰湿壅盛。脉左关为肝，右关为脾，两关有力，脉弦大而滑为肝胃气机横郁，痰热蒸腾上蒙清窍，治当清热化痰，平肝息风，勿令痰热上扰，壅阻脑窍。中风病的治疗非一朝一夕能复，须守法坚持用药。

75. 狂证（药毒证）

韩勋唐

民国十二年五月十二日。

（病者）本县县长马麟年，字顺生之内弟赵秋涛先生之妻，年三十余岁。

（病因）病者在郑州得有感冒之症，于五月十二日来汤，并携煎剂一服。抵汤后，于即日晚煎服。因煎药者不慎，以致令药熬干，然尤恐受主人之责，故又重新添水煎之。病者服之，因得斯症。

（症候）四肢拘挛，忽起忽卧，忽哭忽笑，如见鬼神，面目发青，舌苔见灰黑色。

（诊断）六脉俱洪数而有力。

（疗法）药煎干涸，必变为毒，无毒不为热，故用大剂清热解毒之品以解之。

（处方）

菊花二两	金银花二两	生石膏两[①]	滑石五钱
木通二钱五分	元参二两	连翘五钱	生地两
桔梗钱[②]	寸麦冬两	川黄连一钱五分	甘草三钱
乌犀角二钱，末	枳壳钱五分		

水煎服一剂而愈。

选自《名医验案·却病室医案》，文医半月刊，1937，3（11）：13.

---

① 两：疑作"一两"，下同。

② 钱：疑作"一钱"，下同。

【医案钩玄】

药煎干涸，必变为毒。此案乃"药毒致病"之典型案例。药被熬干，受热时间过长，药性已变。"药毒"导致病变的具体表现，与药物的有效成分在过高温度下发生的性质改变有关。"毒"乃热之盛。毒热生风，气血运行不畅，经脉不利而见四肢拘挛、面目发青；毒热扰及神明而见精神异常；毒热极盛，津液大伤而见舌苔灰黑，故治宜清热解毒，同时需兼顾滋阴。

76. 循环、消化、神经、排泄、呼吸各器官同时患疾（急黄）
吴景煜

病有轻重，方有繁简，对病处方，虽繁亦简。余年前治愈同乡封诰村莫江汉君之疾患。病已数天，众医诊治，由轻而重，重而危，束手待毙，南柯一梦之举，将将准备矣。待余往诊，其病状周身俱黄，眼睛更甚，汗液染在衣服，若以黄袍加身，脉搏沉而数，每秒钟跳动一百三十至，舌苔干厚而色黄黑，腹拒按，大便不通，或有之如黑胶色，发热不休，有轻重时刻，饮水不歇，狂言乱语，小便如血，胸胁苦满而彻背，气管疼痛，吐痰色如籐黄，审察周详，断为急性黄疸病。可食一试①，处以大柴胡、白虎、大承气、黄解丸、茵陈蒿、小陷胸、排脓汤等汤方，混而投之，令服，病退十分之四。再诊加减服之，病退十分之七。再诊再服，病退十分之九，状如常人，高枕而卧，但每一举动，汗出如珠，人事不省，脉沉而数，处以当归六黄汤，加人参、浮小麦、生利粉、麻黄根，一服而汗止。继投以补血养气之剂，二服安痊。

按该病因，从远方归家，沿途感冒，加之久别会聚，饮食不慎，情恋过度，卒尔发热恶寒，医治失当所致。周身俱黄，系热灼心室，胆汁起救藤作用，救者败，起者复救，源源不绝，散漫于动静脉管而至于微丝血管呈上其黄色，同时动脉随之跳动迅速，此循环器官之疾患也。舌干苔厚而色黄黑，系热入胃肠，胰液和肠液被热蒸发，其废物乏分泌液，所以停留肠间，不能由肛门排出，此消化器官之疾患也。狂言乱语，是热迫神经器，各系神经被其障碍使然。小便如血，系肾脏蓄热，此排泄器之疾患也。胸痛胁满，是热影肺脏，而

---

① 试：原作"惊"，于义不通，改。

吐痰如藤黄，亦胆汁溶解其中，此呼吸器官之疾患也。统观症状，四肢百骸，均为病魔所缠，处以消炎、解毒、攻瘀、泻下、利尿、解肌、排脓之剂，诸疾全消。但汗出如珠，是邪去正虚，即汗腺被热损耗，不听意志命令，处以回复汗腺机能衰减之方，继投振起全身机能各尽厥职之剂，转瞬康健。金谓束手无策者，是临诊时胸无成竹耳。余逐一论断病理，有未妥之处，高明者指教焉。

选自《名医验案·循环消化神经排泄呼吸各器官同时患疾之治验》，

国医砥柱月刊，1937（3）：49.

【医案钩玄】

《金匮要略·黄疸病脉证并治》："寸口脉浮而缓，浮则为风，缓则为痹。痹非中风，四肢苦烦，脾色必黄，瘀热以行。"黄疸是由于感受湿热疫毒等外邪，导致湿浊阻滞，脾胃肝胆功能失调，胆汁随血泛溢，以目黄、身黄、尿黄为主要特征。"黄家所得，从湿得之"，临床中大致分为寒、热两大类，细分又须从虚实、湿热多少论。该患者失于治疗，热毒入体，煎熬津液，灼伤脏腑，故用药需以清热、解毒、利湿为主，可兼顾他证。

77. 目　眩

孙鸣第

（病者）饶阳六尹村索近之太夫人年五十六岁，素常健壮。

（病因）思虑伤于心，饥饱伤于脾，既丧夫又伤媳所致。

（症候）往来寒热，夜不能寐，目无光彩，精神恍惚。

（脉象）左寸沉数，左关沉伏，右寸微细乏力，右关更虚而无神。

（诊断）心虚必生火，肝象气滞血伤，肺脉微小尤证肺经气分太虚，脾土被肝木克制，故主夜不能寐，目疾作矣。头晕目眩，气虚自汗，如坐舟中，饮食乏味，四肢无力，总因思虑太过之所致也。若服养心调理脾胃之剂，定能见效。不料经西医迟误，至今已达六七月之久，始来就诊于余。有索林圃之夫人介绍，阐扬国医，救人天职，迫不得已也。

（疗法）养心血自生，而汗自止矣。主以加减归脾汤，十九剂方始痊愈，至今健旺如恒矣。

兹因北京国医砥柱总社社长杨君医亚，创刊伊始，征及菲才著作，愧何克当，自知庸陋，无当于圣明，然关系发扬国医，义不容辞，谨将此案验方录出，以供研究。

（处方）

龙骨三钱生	牡蛎二钱，炒	茯神五钱，伐木	酸枣仁生熟各半
元肉八钱	杭芍钱半，生	白术三钱，炒粉	甘草二钱
远志三钱	全当归三钱	山萸二钱	生地钱半
熟地钱半，炒合拌		柏子仁二钱，去油	白山药四钱，生

寸冬五钱，带①心 浮小麦引一撮

水煎，温服二三剂。

（效果）一剂轻。三剂心安，即能寐矣。第四剂加入黄花四两，服又三剂，气充脉复。更加活猪心鲜者一个，煎药同服，又服三剂，精神充足。后改服归脾汤原方。前后共服十九剂，诸症消失。

选自《医案·眼科验案》，国医砥柱月刊，1938（11、12）：31-32.

【医案钩玄】

情志不遂，肝气郁结，气机不畅，郁而化火，"往来寒热"。邪火扰动心神，"夜不能寐"。心伤则心血暗耗，神不守舍，"目无光彩，精神恍惚"。肝郁气滞易犯脾胃，导致脾胃升降失常，脾伤则无以生化精微，营血亏虚更加不能奉养于心。补虚泻实，安神定志是本病的治疗关键。本案用补益心脾，养心安神的归脾汤，益气补血，健脾以滋化源，养血以益心神。

78.中　风

汪逢春

（病者）南老先生，六十一岁，十月七日，长巷头条。

（症候）口角右目歪斜，已十余年矣。近因风邪袭络引动痰浊，右半身痿痹无力，舌苔白腻而厚，两脉细涩，神志昏蒙，亟以宣络化痰。

---

① 带：原作"代"，误。

（处方）

明天麻三钱　　　海枫藤三钱　　　丝瓜络三钱　　　赤苓四钱

威灵仙三钱　　　络石藤三钱　　　嫩桑枝两　　　　建泻三钱

全当归三钱　　　陈胆星钱五　　　豨莶草[①]三钱　　怀牛膝三钱

蛇胆陈皮二分

研细末，匀两次冲服。

（再诊）南老先生，十月九日，长巷头条。头昏，两目昏蒙，右半身痿痹无力，两脉细弦[②]，舌苔白腻，大便溏泄，口角右目歪斜，已经十余年矣。浚中之症未可轻视，拟再以和络化痰。

（再方）

明天麻三钱　　　全当归三钱　　　络[③]石藤三钱　　怀牛膝三钱

苦丁茶三钱　　　苍耳子三钱　　　丝瓜络三钱　　　金狗脊去毛，三钱

威灵仙三钱　　　海枫藤三钱　　　嫩桑枝两　　　　赤苓四钱

大活络丹一丸

匀两次药送下。

（三诊）南老先生，十月十一日，甘井胡同。神志昏蒙，面部[④]浮瘇，两脉细弦滑涩，舌苔白腻而厚[⑤]，拟再以前法加减，深虑溲闭足瘇。

（三方）

绵黄芪皮钱半　　威灵仙三钱　　　怀牛膝三钱　　　嫩桑枝两

汉防己三钱　　　全当归钱半　　　金狗脊去毛，三钱　赤苓皮四钱

明天麻三钱　　　苍耳子三钱　　　丝瓜络三钱　　　建泻三钱

大活络丹一丸

匀两次药送下。

---

① 豨莶草：原作"猪莶草"，《泊庐医案》1941年铅印本作"豨莶草"。

② 细弦：此后原有"而络"二字，于义不通，删。

③ 络：原作"洛"，误。

④ 部：原作"都"，于义不通，据《泊庐医案》1941年铅印本改。

⑤ 厚：此后原有"便中且痱而缓"，于义不通，疑衍，据《泊庐医案》1941年铅印本删。

（四诊）南老先生，十月十三日，甘井胡同。面浮足瘟渐消，胃不思纳，昨宵呕吐，大便秘结，小溲甚畅，神志清蒙不定，拟再以前法之中佐以和胃之味。

（四方）

绵黄芪皮钱半	威灵仙三钱	新会皮钱半	全瓜蒌钱半
汉防己三钱	全当归三钱	苍耳子三钱	丝瓜络三钱
明天麻三钱	姜竹茹三钱	陈胆星二钱	嫩桑枝两
鲜菖蒲三钱	鲜枇杷叶三钱	大活络丹一丸	

匀两次药送下。

（五诊）南老先生，十月十六日，甘井胡同。呕吐止而大便亦通，精神渐复，左脉细弦无力，右部涩而不畅，拟再以《金匮》法佐以化痰之味。

（五方）

老箭芪皮七钱	威灵仙三钱	苍耳子三钱	鲜菖蒲三钱
汉防己三钱	全当归两	陈胆星三钱	鲜枇杷叶三钱
明天麻三钱	怀牛膝三钱	仙露半夏三钱	鲜竹茹三钱
大活络丹两丸			

匀两次药送下。

（六诊）南老先生，十月十九日，甘井胡同。精神渐复，面浮，腿足浮瘟，右脉细弦而缓，按之无力，右细濡，拟再以前法加味。

（六方）

老箭芪连皮两	威灵仙三钱	苍耳子三钱	远志肉钱半
汉防己三钱	全当归两	陈胆星三钱	朱茯神四钱
明天麻三钱	怀牛膝三钱	仙露半夏三钱	真橘红钱
姜炒竹茹三钱	土炒白术三钱①	建泻三钱	大活络丹两丸

匀两次药送下。

（七诊）南老先生，十月三十日，甘井胡同。咳嗽减而咽痒亦止，腹痛，大便溏薄，其势在寅卯之间，腿足浮瘟已消，拟以调和脾胃以善其后。

---

① 钱：原脱，据《泊庐医案》1941年铅印本补。

（七方）

绵黄芪皮两	砂六君子丸钱	连皮苓两	丝瓜络三钱
制半夏三钱	花志曲四钱	焦薏米三钱	嫩桑枝两
土炒白术三钱	鲜枇杷叶三钱	新会皮钱五	大活络丹两丸

匀两次药送下。

选自《医案·泊庐医案》，北京医药月刊，1939，8：21-22.

【医案钩玄】

《灵枢·刺节真邪》："虚邪偏客于身半，其入深，内居荣卫，荣卫稍衰，则真气去，邪气独留，发为偏枯。"中风病之病性多为本虚标实，上盛下虚。"本"为肝肾阴虚，气血衰少，"标"为风火相煽，痰湿壅盛，瘀血阻滞，气血逆乱。中风以突然昏仆、半身不遂、口舌歪斜、言语謇涩或不语、偏身麻木为主要临床表现。急则治其标，治疗当以祛邪为主，常用平肝息风、清化痰热、化痰通腑、活血通络、醒神开窍等治疗方法。本案为中风中经络之风痰阻络证，治宜息风化痰通络，在辨证服用汤药基础上加大活络丸化痰通络，冀望疗效更佳。

79. 肝　病
杨叔澄

肝经诸症，余前已撰《肝气辨》一文，以资讨论。而其曲折变化，似尚有未能详尽者，如肝阴过虚，或致乙木现其强暴之性而上攻巅顶，或肾肝并虚而发腿痛，或肝阴内亏而召风邪，或横侮中土而呕逆不已，其治法有未可笼统漫施者。若世俗所谓肝气，不过胁痛吞酸等候，乃肝经最轻之症，原宜于香散之投，市医据此，凡遇肝病，不分虚实，一概施以燥散，诚属贻害无穷，则非肝病之难治，而实医者不知讲明治法阶之厉也。

甲子秋亲串祝姓妇，忽头痛舌麻，勘其脉无表证，知属津液亏耗，不足以荣养乙木，因而现其强暴本性，以致上攻巅顶。《经》云：诸风掉眩，皆属于肝。此内风将动之兆，亟用大剂一贯煎，加天麻、杭菊、桑枝之类，出入加减，数剂之后，其症如失。次年又忽患腰腿剧痛，不能转侧，不能步履，知其肝肾虚损夙疾，决非风湿为患者可比，乃于前方加白术、杜仲、牛膝数品，以腰为肾之府，而乙癸同源，宜于兼治也。三五服腰腿剧痛立已。昔之扶掖而来者，今且缓步而至，讶为神治，乃更授以集灵膏方，嘱其照制久服，以奠久安之基。据患者云：其表妹前数年患腿痛，亦肝虚之体，因家无主持之人，迭次延医服药，略无寸效，不得已，请外科针治，愈针愈重，后竟成废而死。症极相似，而生死异趣，殊为可惧云云。可见肝阴虚损，腰腿作痛，滋补可愈之症，而识者便稀，真可叹也。

又有肝虚召风为患者。税署茶役刘某之妻，偶于门外买线，忽然仆地，昏不知人。邻舍扶掖入室，灌叫始苏，即发热胸臂作痛，连乳俱肿赤窜痛，曾延某医疗治，方药甚杂，并无功效，求援于予。刘因其前妻即由此症而死，极为惶惧。诊其脉虽浮数洪大，而有空虚之象。室中幼子五人，均其所出。盖产乳过多，真阴久亏，加以终日操作，体已屡弱，是虚损其本，风邪其标也。倘不加体察，大为发表，必有痉厥之变。亟于疏风止痛剂中，兼用柔肝滋阴之品。服后肿痛即消，二日而愈，旋授调养之方，竟复健康。

又有肝阳上逆为患者。乔凌霄之母，年逾五十，初乳下患疮，疮甫将瘥，忽一日大吐不止，连吐两日，出痰极多。某医治之，其势愈重。日饮冰水无算，且须兼杂冰块其中，不如此不能下咽。屋中地下置一大盆，满贮冰水以供挹取。饰终之服已著二日，丧葬之典均已齐备，即患者亦早知不起矣。速余一诊，以决行期之迟速。诊其脉一味弦劲，如循长竿几近真脏，幸右脉稍平，略有生机。病情甚为复杂。详为勘测，始知向有肝病，参以脉之弦劲，决为肝阳上逆，侮其中土，故呕吐不休，素有痰积，至此倾倒而出。观其饮冰不已，木火已同燎原。揆诸经旨急则治标之义，直折上逆之肝阳，所不容缓，爰以代赭旋覆汤加龙胆、川连苦寒之品，为大剂以投之。一服饮去冰，再服饮半温水，三剂之后，饮稍凉之水反觉不适，而改饮热水。吐已早止，脉亦较柔，可以食粥矣。当以标病已去，法应养肝阴，滋津液，以维其本，去苦寒重坠之品，以麦冬、干地黄、苁蓉之类，酌加龙骨、牡蛎以资潜纳，而免龙雷之火再动。调理旬日，竟获痊愈。邻里传为奇闻，亲朋资为谈助。此媪至今健在。其子凌霄，现充北方日报社庶务主任。症治可复按也。由此可见，肝病之变化莫测，而临症者其可不相机以图疗治哉！

选自《医案·梦陶轩医案·肝病治验案汇志》，

北平医药月刊，1935，1（3）：55-57.

【医案钩玄】

　　肝为风木之脏，主疏泄而藏血，其气升发，性喜条达而恶抑郁。肝主筋，开窍于目，与胆相表里。肝以血为体，以气为用，体阴用阳，集阴阳气血于一身。故肝病病理变化复杂多端，每易形成肝气郁结，郁久化火，肝阳上亢，肝风内动等肝气、肝火、肝阳、肝风之变，且肝之阴血又易于亏损。肝主疏泄，调畅气机。肝脏疏泄失常，气机上逆作乱，发为头目胀痛，耳鸣易怒等；旁冲胁肋，发为胀满窜痛；横逆犯中焦脾胃，又见脾胃症候。肝肾同源，肝病又常累及人身之本，兼具虚损表现。故肝病除本身病变外，常易牵涉和影响其他脏腑，形成比较复杂的病理变化。

80. 寒热往来
曹颖甫

　　佐景按：本[1]年七月十五日予施诊于广益中医院，有施姓妇住唐家湾肇周里二号者，蹙额苦诉曰：先生我昨服院外他医之方，病转剧，苦不堪言。余为之愕然，令陈昨方照录如下。

　　经事淋漓，入夜寒热胸闷泛恶，苔灰腻，治宜荆芩四物汤加味。

炒荆芥钱半	炒条芩钱半	全当归二钱	大川芎八分
炒丹皮钱半	炒赤白芍各钱半	炒金铃子二钱	制香附钱半
元胡索钱半	贯仲炭三钱	荷叶一角	

　　余曰：方未误，安得转侧？妇曰：否。初我夜寐粗安，大便如常，自进昨药，夜中心痛甚剧，辗转不能成寐，且大便转为泄泻。乞先生一治之。予按例，首问其病历。妇曰：半月矣。问其寒热。妇曰：倏冷倏热，不计其次。余闻其言而若有所得焉。妇自陈其异状：汗出自首至胸而止，既不达于胸下之又不及于两臂。余思论有："齐[2]颈而还"之语，此殆齐颈而还乎？察其舌黑近墨而不焦，口奇干。

　　余疑其方进陈皮梅、松花蛋之属。妇曰：非是。日来常如是。按其脉幸尚不微细，两肩至臂颇麻木，加以经事淋漓不止，妇几不能悉陈其状。余对

---

① 本：原作"木"，疑误。
② 齐：原作"剂"，误。下同。

此错杂之证亦几有无从下笔之苦。使从西医所谓对证治法，琐琐而治之，则用药得毋近数十味，然而此非我所能也。因书方曰。

寒热往来每日七八度发，已两候矣。汗出齐胸而还，经事淋漓，法当解表为先，以其心痛加生地，倍甘草。

净麻黄一钱	川桂枝二钱	生甘草三钱	生苡仁一两
杏仁三钱	生白芍钱半	生地五钱	制川[①]朴一钱
生姜二片	红枣六枚		

（再诊）七月十六日。

昨进药后，汗出遍身漐漐，心痛止，经事停，大便溏薄瘥，麻木减，仅自臂及指矣，黑苔渐退，口干渐和，夜中咳嗽得痰，并得矢气，是佳象，前方得效，不必更张。

（再方）

净麻黄一钱	川桂枝钱半	生甘草二钱	生白芍钱半
大生地五钱	制川朴一钱	杏仁三钱	姜二片
枣六枚			

选自《名医验案·桂枝二麻黄一汤证（其二）》，
国医砥柱月刊，1937（3）：47–48.

【医案钩玄】

《伤寒论》第25条："服桂枝汤，大汗出，脉洪大者，与桂枝汤如前法。若形似疟，日再发者，汗出必解，宜桂枝二麻黄一汤。"依仲景圣法，凡发热，恶寒一日再发（指发热二次，非谓合发热恶寒为二次），以至十数度发，皆为太阳病。此患乃太阳水气留于心下，故寒热往来每日七八度发，汗出齐胸而还；心阳不振，水气凌心，故心痛；经水淋漓，病在血分，为水分病及血分，故予桂枝二麻黄一汤加生地、厚朴、薏苡仁倍甘草，以微发其汗。

---

① 川：原作"小"，误。据下文改。

81. 肝气病

安文波

（病者）本县张太太，年廿六岁。

（症候）胸胁胀满，闻声心悸，终日号叫不绝，有时或笑，笑与常殊。但其号叫与笑，心里明知而为意志所不能制止。微觉内痉，气上不下，形似喘急，夜安昼剧，喜静恶烦。惟饮食尚佳，胃气尤健。脉象寸关短涩，有时微结，两尺沉大。

（病因）在未出阁前因娇养太过，肝气素盛，一有拂意，即生闷气，习以为常。既出阁后，偶因心气失和，怒伤肝阳，闷而未言，积郁久结，痰火气滞，闭[①]塞两胁，致心肝不和，阳道失畅，呼吸变态，肺感压迫，声因病出，心悸不宁，意志无主，月前时现下肢肌肉无定处局部蠕动微痛，大致亦系气血不和之故。

（疗法）正犯时针十二井、内关两穴，次宜舒肝散郁、理气化痰、清心安神为主。

（处方）

化橘红三钱	云苓三钱	京半夏三钱，姜汁炒	
生山栀三钱	广木香二钱	均青皮三钱	香附米三钱
槟榔三钱	鹅枳实[②]三钱	节蒲二钱	南薄[③]荷三钱
胆星一钱五分	枯黄芩二钱五分	钩藤三钱	粉甘草二钱

引用竹沥[④]一匙、生姜[⑤]三片，水煎服。

一月九日方。

（再诊）服药经过，情形良好，胸胁觉畅，号叫稍停，脉象缓和，惟左胁微痛。照原方加乳香三钱同煎服如前。

一月十日方。

① 闭：原作"壁"，误。
② 实：原作"寔"。
③ 薄：原作"卜"。
④ 沥：原作"力"。
⑤ 姜：原作"三"，误。

（三诊）诸症较前尤佳，神经稍爽，左胁痛减，时欲与人谈话，但头部觉沉，小便赤涩，大便微结，眼睑失润，脉象微洪。内热未净，宜暂节饮食，再服润肠去热之剂，静养即愈。

（三方）

化橘红二钱	京半夏二钱，姜汁炒	生山栀二钱五分	姜连黄五分
均青皮三钱	竹茹二钱	枯黄芩二钱，酒炒	大寸冬去心
酒川军二钱	枳实①片二钱五分	云茯苓三钱	香附米三钱
粉甘草一钱			

引灯心方分、竹叶二钱、生姜一片，水煎温服。

选自《名医验案·肝气变证治案》，国医砥柱月刊，1937（3）：49.

【医案钩玄】

肝与精神情志疾病密切相关，故有"七情之病，必由肝起"之说。肝脏疏泄不及，则表现为抑郁寡欢，多愁善虑；疏泄太过则表现为烦躁易怒，头胀头痛，面红目赤等。此案患者出现精神情志异常改变，但治疗处方并非单纯地疏肝解郁，原因在于肝气郁结，导致津液代谢失常，痰浊内生，蒙蔽清窍。治疗先用针灸的方法进行开窍醒神，然后用中药疏肝解郁，化痰安神，处方以温胆汤进行加减。温胆汤以二陈汤作为基础方进行加减化裁。罗谦甫云："方以二陈治一切痰饮，加竹茹以清热，加生姜以止呕，加枳实以破逆，相济相须。虽不治胆而胆自和，盖所谓胆之痰热去故也。命名温者，乃谓温和之温，非谓温凉之温也。若谓胆家真畏寒而怯而温之，不但方中无温胆之品，且更有凉胃之药也。"

82. 奔 豚

吴学礼

（病者）郁姓，妇科，年四十三岁，住东单牌楼，孔德前巷，门牌二号。

（症候）每日不拘何时由小腹起有病块上奔腹之左右，按之可无，放之即起，疼痛不已，此名奔豚也。

---

① 枳实：原作"只寔"。

（脉象）沉弦濡，两尺虚弱。

（疗法）理脾寒肾寒，调气止疼。方列于下。

（处方）

何首乌三钱	山萸肉三钱	白术三钱，土炒	没药三钱
茯苓三钱	桂枝钱五	广木香钱五	制附子一钱
茯神三钱	小茴香三钱	破故纸二钱	干姜钱五

此方已效验，病愈。

选自《医案·治验数则》，北京医药月刊，1939，6：29.

【医案钩玄】

《四圣心源》言："奔豚者，肾肝之阴气聚而不散者也。水寒木枯，郁而生风，摇撼不已，则心下悸动。悸见脐下则根本动摇，奔豚发矣。"奔豚有发于肝者，有发于肾者，此为水寒木郁所致。脐上悸生，为风木动摇；悸见脐中，为根本不安。此患悸起于小腹，知奔豚气源于下焦肾。脉沉主里病，脉弦而濡为痰饮湿气，两尺脉弱为下焦虚寒。脉证合参，此为脾肾阳虚，寒凝气滞之奔豚。方用补骨脂、干姜、附子、小茴香温补脾肾，散寒止痛；何首乌补益精血；山萸肉益精助阳，填补气血阴阳之亏虚；《伤寒论》载桂枝可泄奔豚之气，桂枝通阳，开寒结，平冲下气；木香、没药，行气止痛；茯苓、白术健脾和中，共奏理脾寒肾寒、调气止痛之功。

83. 右胁痛（胆囊炎）

时逸人

（病者）周秘书，六十余岁，住湖广路五号。

（症候）舌干，右胁硬痛，痛甚则昏厥，脉弦数，不思食，大便秘，拟和中、健胃、止痛、润肠法。

（处方）

条沙参八钱	焦三仙三钱	黄玉金[①]一钱	香附钱半

---

① 玉金：即"郁金"。

地麦冬各一两	炒枳①壳五钱	良姜八钱	香□□②钱半
生芍四钱	小生地四钱	竹茹四钱	当归须四钱
云苓三钱	丹皮二钱		

此病多见于老人。周君服药一剂即能起床，二剂后则可下床行动，服完三剂便前来就诊矣。

选自《时氏医案》，国医砥柱月刊，1948，6（8、9）：17.

【医案钩玄】

中医无胆囊炎之称，但有相似的叙述。《灵枢·胀论》云："胆胀者，胁下痛胀，口中苦，善太息。"因肝为刚脏，一有郁结，气火俱升，上犯胃经，痛连胁部。多因肝气郁结，瘀血停着，肝胆湿热导致"不通则痛"的病理变化。本例患者胁痛剧烈，且大便秘结，可知为实证，以"理气、活血、清热、化湿"为主，佐以理气、和络、养阴之品。方用沙参、麦冬、生地养阴，加之芍药以起缓急止痛之效；郁金、香附、枳壳、焦三仙疏肝理气；高良姜温中止痛；当归、丹皮活血化瘀止痛。

肾与膀胱系病证

84. 水肿（一）

吴学礼

（病者）宋姓，男科，年七十一岁，住北帅府胡同，门牌十号。

（症候）腹膝足而浮肿。

（脉象）沉缓微弦。

（疗法）理脾湿，消肿。

---

① 枳：原作"只"。

② □□：原文不清。

（处方）

薏苡仁八钱，微炒	白术三钱，土炒	半夏三钱	砂仁一钱
酒白芍四钱	茯苓皮三钱	桑白皮三钱	车前子三钱
川椒目钱五	巴戟天三钱	前胡钱五	广木香钱五
姜皮一钱			

此症已经效验，痊愈。

【医案钩玄】

《金匮要略·水气病脉证并治》云："腰以下肿，当利小便，腰以上肿，当发汗乃愈。"此证方用白术、薏苡仁健脾利湿；茯苓皮、生姜皮、桑白皮、车前子利水消肿；椒目、巴戟天，温补脾肾，助阳行水；前胡、砂仁、木香理气行水；芍药酸收，防诸药渗利太过。《金匮要略心典》云："气无形，以辛甘散之；水有形，以苦泄之也。"半夏味辛性温，行气散水。处方法则为大队利水行气药配伍小量健脾补肾药，标本兼治，达到水行肿消之目的。

85. 水肿（二）

时逸人

（病者）宫太太，二十五岁，住保安里一号。

（症候）周身肿，胃痛，舌干，恶心，不思食，大便不利，脉细无力，身疲气弱，眼不欲开，懒言。

（处方）

条沙参一两	龙眼肉一两	天花粉五钱	小生地五钱
天麦冬各五钱	木通半钱	鸡内金钱半	川桂枝两半
赤茯苓三钱	泽泻三钱	猪苓三钱	焦三仙三钱
白蔻仁五钱			

以此方出入加减服十余剂，身肿痊愈，后因他疾而逝。然时师治疗水肿之功亦不能因是而埋没。

【医案钩玄】

水不自行，赖气以动。水肿一证是全身气化功能障碍的一种表现。水肿发病的基本病理为肺失通调，脾失转输，肾失开阖，三焦气化不利；其病位在肺、脾、肾，而关键在肾。《景岳全书·肿胀》指出："凡水肿等证乃脾、肺、肾三脏相干之病。盖水为至阴，故其本在肾；水化于气，故其标在肺；水唯畏土，故其制在脾。今肺虚则气不化精而化水，脾虚则土不制水而反克，肾虚则水无所主而妄行。"

本案中水湿之邪浸渍肌肤，壅滞不行，导致肢体周身肿；水湿壅滞三焦，气机升降失常，则胃痛，恶心，不思食，大便不利；舌干说明水湿有入里化热之象；脾为湿困，阳气不得舒展，故见神疲气弱、眼不欲开、少气懒言。

86. 石淋（一）

刘亚农

认症，勿拘泥病名。医病，休重视实质。

治病在诊断。诊断在认识。然症候之错乱，病因之复杂，病状之变迁，有在乎意料之外者，岂容以初病之见证，泥为诊疗之目的哉？余居皖时，桐城耆绅方君伦叔，年七十有五，患急淋症。疗治三月有余，中西医束手。而病人痛苦万状，各绅环邀余往诊。屡辞不获，勉应其请。叩其病，曰：三月不能咽一颗米①矣。日以米汤、牛乳充饥。询以食入即吐否？曰：非也。食不下咽耳。仰卧作长揖曰：惟冀公一拯危殆。症若不治，无宁早瞑目，鲜受些痛苦。且自诉病因，由大便闭结而起。素患肠秘，服燕医生补泻丸数颗即通。入秋旬日未如厕，服药丸无效。改服清宁丸三钱不应，再服三钱不应，服至九钱忽然大泻。然通泻后，便得急淋症。小溲点滴不下，到此才延医诊治。更十余医，只求二便能通利而不可得。服药后，胃口大坏，食不下咽。据西医诊断为石淋症。膀胱左右结有砂石。然不忍开刀致命。历检前十数医方剂，所有温凉表散补泻各汤头，色色俱备。温至桂、附，凉至白虎、羚犀，表散至麻黄、细辛，补益至参、茸、芪、术，攻下为朴硝、大黄、黑白丑等，利

---

① 一颗米：原作"一米颗"，乙正。

水如浚川丸、八正散等，皆经尝试无效。余曰：治病当审其窾窍所在。君病所急者，淋闭耳。若胃气不转，其闭可立待矣。临床切脉，按之七怪未现。左寸关钒大如葱管，弦如钩索，右寸关则弦大益甚。舌苔燥厚如铜枚，中间白腻。解边石淋坚实，状如青果。慰之曰：脉未绝，或可治。署半夏泻心汤，以北沙参二钱代人参，加川朴、麦冬各二钱。嘱服三剂，饮食能进，方有治法。诸绅在座，知医者，意谓寻常药方，未必能起沉疴；不知者，谓近易箦之期，何必多此一举。伦老虽精神疲敝已极，而神尚清白。曰：谨遵嘱，照方三服。逾四日清晨，其长孙重审持请柬来告曰：吾祖昨晚起能进饭二碗，今晨又增半碗，坚邀赴席，请再诊。脉搏弦象稍减，舌苔厚腻略退。因以原方沙参易洋参三钱，芩、连各增一钱，嘱再服五剂。告众宾曰：余所医者，脉也、舌也。其舌中腻厚，薄盖黄燥，当知其内脏火湿相搏，氤氲秽浊，交阻中焦，而肝经极热，相火又旺，真气不能上升，非先泻肝化湿不可。然泻肝之品，不能化湿；化湿之品，不能泻肝。惟半夏泻心汤，芩、连之苦，得姜、夏之辛，能收合化火湿之功。此先开其胃之法也。越五日，每餐竟下饭三碗许。但淋闭之痛苦未除。诊之，脉息已平。署补中益气汤，加①琥珀一钱，令服十余剂，石淋痊愈。是时，适其令郎孝远由京旋皖视疾。阅方，拍案叫绝曰：在京求方于名医杜子良曰：兹病或可服补中益气汤，与先生署方所见略同。然而湿未祛，火未泻，脉未平，虽举气亦何益乎？知医者问曰：胃病何其易愈若是乎？余晓之曰：苦辛化合之功，即西药大黄钠养运胃之意。又曰：石淋何以不开刀而消乎？曰：中气升提，则石淋高举，不至下迫膀胱。膀胱气壮，能自克化其石质，变为白液，随小便而出。中医言气化，其神妙之处，固非西医徒言实质者所能比拟也。

选自《医案·石淋治胃获愈案》，北平医药月刊，1935，1（2）：66–68.

【医案钩玄】

　　石淋的常规治疗思路应以清热、利湿、排石为主。此案患者年龄较大，病程较长。自诉病因，由大便闭结而起。用通腑泻下药后，小溲点滴不下，为求二便通利，仍用攻下药后出现胃口大坏，食不下咽。此案乃年老体弱患者便秘，用苦寒攻下药物造成之误治。脉象对预测疾病的转归具有重要作用。

---

① 加：原作"如"，疑误。

"七怪脉"未现，病即有转机。治疗以北沙参、麦冬生津养胃，厚朴理气和胃。"有胃气则生，无胃气则亡"，胃气渐复，饮食能进，继而用半夏泻心汤调和胃肠。纳食恢复，脉息已平，用补中益气汤益气升提，琥珀粉冲服化石利小便。

87. 石淋（二）

朱壶山

肾主水，水结则化为石，故名石淋，一名砂淋。症起于三焦气化瘀滞，或劳心力过度，气分亏损，肺虚生热，下输膀胱；或年老肾虚生热，移于膀胱，其热与瘀滞，熬煎既久，结成砂石，堵①塞溺②道，痛楚异常。其结之小者，以药化之；若大如桃杏核以上，舍西人剖取之法，别无救济。

豫州唐河县牛书农太守患此症，往返开郑，医治半载不愈，来北平就医于余。余与其四公子系萃科同年，义不容辞。诊其脉浮弦而数，不任重按，知其肾虚不能纳气，阴虚不能潜阳，热蒸膀胱，循膜上升，肺气瘀滞不能下行，水源不清，三焦为渴，煎熬既久，砂石即成，溺短频数，日夜数十次。七旬老人，何以堪此？方用生地黄育阴以消肾热；生百合补肺以清水源，则砂淋根本已绝。山萸肉补肝敛肝，既免横恣忤脾，且免随风下注。又用柴胡以升下陷之清扬，则日夜数十次之溺短频数可减。鸡内金为鸡之脾胃，原能消化金石。硼砂为金银铜焊药，性能融镕③五金。朴硝，《本经》称能化七十二种石，咸寒且能清热。硝石大咸反热，得水味之甚者，必得火之性，为水中之阳与命门为水中真火，同气相求，且与朴硝之咸寒相济。《别录》称其能化七十二种石，与此肾虚之砂淋尤宜。硼砂、二硝，皆破烈之品，恐于元气有伤，重加黄芪以补助气分。气分壮旺，自能运化药力。又恐脉数阴虚，不胜黄芪之热，加知母随同芍药、生地以去热滋阴。龙骨、牡④蛎以入除潜阳，且能镇肝息风，则弦脉可变和缓，而浮数亦平。芍药尤能引诸药之力，下至膀胱。知母亦能肃肺金之令，通清三焦。统虚实寒热，滞塞凝结，表里营卫，

---

① 堵：原作"杜"，误。
② 溺：古"尿"字。下同。
③ 镕：同"熔"。
④ 牡：原作"壮"，误。

无所不用其极，所以如此重症，数药而愈。

选自《医案·治石淋医案》，文医半月刊，1936，1（7）：11-12.

【医案钩玄】

淋之名称，始见于《黄帝内经》。《金匮要略·消渴小便不利淋病脉证并治》云："淋之为病，小便如粟状，小腹弦急，痛引脐中"，对石淋的临床表现进行了阐释。《诸病源候论·淋病诸候》认为淋病的病机是"肾虚膀胱热"，并对石淋的临床表现和病机进行了详尽的阐释："石淋者，淋而出石也。肾主水，水结则化为石，故肾客砂石。肾虚为热所乘，热则成淋。其病之状，小便则茎里痛，尿不能卒出，痛引少腹，膀胱里急，砂石从小便道出。甚者塞痛，令闷绝。"此案患者用百合知母汤合硝石矾石散进行加减。百合性甘平味微苦，色白入肺，能补肺而通调水道，调节水液代谢，保持水源纯净；知母性味苦寒而不燥，既能清实热，又可退虚热，与百合相配发挥其滋阴生津之功效。硝石即火硝，有破坚散积，利尿泻下之功；矾石即枯矾，其功能为清热化湿，消瘀利水。二方合用起到育阴清热、排石通淋之效，是故数剂而愈，疗效甚佳。

88. 膀胱结石症（砂淋）

施今墨

（病者）李左，年廿七岁。

（诊断）膀胱结石症（砂淋）。

（病因）因膀胱内之尿成分附着于黏膜所成，恐与纤维性之凝固物亦无关。

（症候）会阴部痛甚，腰部亦觉酸痛。每于排尿时忽尔停止，其痛尤甚。有数次之带[①]血。

（处方）

车前草二钱　　　旱莲草三钱　　　左金丸二钱　　　　　血余炭三钱，同布包

---

① 带：原作"代"，误。下同。

花槟榔二钱　　　盐泽泻三钱　　　白通草一钱五分　　　怀牛膝四钱

猪苓三钱　　　　淡竹叶二钱　　　海浮石、海金沙同布包，各三钱

当归尾三钱　　　台乌药一钱五分　冬瓜三钱　　　　　冬葵子三钱

细木通二钱

水煎服三四剂。

（再诊）服药经过：尿时仍觉痛，尿出很多砂粒，尿仍不畅。

（再方）

天水散四钱　　　血余炭三钱，同布包　　旱莲草三钱

车前草三钱　　　盐泽泻三钱　　　　细木通二钱

肾金子三钱　　　大小蓟炭三钱　　　赤芍三钱

赤苓三钱　　　　海浮石、海金沙同布包，各三钱

当归尾三钱　　　花槟榔三钱　　　　白丑子一钱五分

猪苓三钱　　　　怀牛膝三钱

水煎服三四剂。

选自《名医验案·萧山今墨施氏医案》，文医半月刊，
1936，1（11）：12-13.

【医案钩玄】

　　本案属淋证之石淋（砂淋）。《中藏经·论诸淋小便不利》："砂淋者，腹脐中隐痛，小便难，其痛不可忍，须臾从小便中下如砂石之类，有大者如皂子，或赤或白（一作黄），色泽不定。"《金匮要略·消渴小便不利淋病脉证并治》："淋之为病，小便如粟状，小腹弦急，痛引脐中。"治疗当清热利湿，排石通淋，随症加减，诸症自愈。二诊处方中天水散，即六一散，取天一生水，地六成之之义，功用清暑利湿。组方中滑石、甘草剂量为六比一。滑石甘淡性寒，质重而滑，清解暑热，渗湿利小便，为君药；甘草生用，甘平偏凉，清热泻火，益气和中，与滑石配伍，可防滑石寒滑伤胃，亦可甘寒生津，使小便利而津液不伤，为佐药。二药合用，清热而不留湿，利水而不伤阴，热、渴、淋、泄诸证可愈。

89. 淋　证

吴学礼

（病者）马姓，男科，年四十七岁，住官场胡同三十一号。

（症候）小便溺[①]时疼难忍并肿。

（脉象）沉弦数。

（疗法）理湿毒，消肿。外用洗方，内服方药。

（处方）

炮穿甲—钱	柴胡□钱[②]	子青皮—钱	龙胆草钱五
元胡三钱	侧柏叶四钱	子木通三钱	车前子三钱
甘草梢三钱	荆芥二钱	银花三钱	连翘三钱
厚朴钱五	广木香钱五		

病已愈。

选自《医案·治验数则》，北京医药月刊，1939，6：30.

【医案钩玄】

沉脉主里病，弦脉主疼痛、痰饮，数脉为热，便尿疼痛伴水肿，四诊合参，辨证为湿热毒邪蕴结膀胱之热淋证。《诸病源候论》云："诸淋者，由肾虚膀胱热故也。"方用甘草梢、车前子、木通渗湿利小便，荆芥、柴胡入肺经，疏表发汗，消肌肤之肿，有"开鬼门，洁净府"之意，从汗而泄其热于肌表，从下而泄其湿于小便。龙胆草清热燥湿，金银花、连翘清热解毒，侧柏叶苦寒入肺清金，厚朴、木香、青皮、延胡索理气止痛，共奏解毒祛湿消肿之功。

90. 膏　淋

叶橘泉

苏州车坊镇，沈某，业农，年五十余，性虽鲁钝而颇诚朴，平素亦矍铄

---

① 溺：同"尿"。

② □钱：原文不清。

康强。四月十六日来诊，颜面萎黄贫血，两颧高耸，目眶内陷，一身肉脱，精神委顿，其病久可知。自云：病已二旬。初起凛寒微热如疟状，数日后小便若米泔，频数而不畅。近竟淋下如膏而带块物，少腹滞胀，尿道涩痛，腰痛肢疲，心悸头晕，幸食欲尚佳，聊堪支持，不致卧病在床。诊其脉搏，濡细异常，舌苔黄腻而中光剥。其人概未涉足花柳场中，而淋浊并无宿患，此即古人所称膏淋，而血丝虫病，症状颇显，故先依据症状，为之处方，并嘱其留些夜间小便带来，以委托医学化验所检验，再定决断。

初诊小便混浊如米泔，近竟淋下如膏之块物，以致萎黄疲怠，心悸头晕，微有寒热，脉濡细，苔黄腻中光剥，病变似在肾，以仲景肾气丸合猪苓汤加减。

熟地三钱	茯苓四钱	淮山药三钱	泽泻三钱
萸肉一钱半	官桂一钱	菟丝子四钱	猪苓三钱
阿胶二钱	滑石三钱	冬葵子三钱	丹皮二钱

十六日。

（再诊）服二剂后，小便较利，混浊稍减，精神略振，寒热全除，检验结果，证明尿中含有住血丝状虫，至此该病已确定无疑，再守原法，兼参西药双方并进。十八日。

（再方）

熟地三钱	茯苓四钱	淮山药三钱	生米仁五钱
泽泻三钱	菟丝子三钱	丹皮二钱	萸肉二钱
官桂一钱	白术二钱	附淡片二钱	

又西药方。

Mentholum　0.5 装入胶囊内一日三回分服。

Acidum Benzoicum　1.5 饭后开水送下。

Chinin mnriat　0.4 装入胶囊内临睡时顿服。

（三诊）服药三剂及西药后，小便畅快，涩痛顿消，混浊较前减半，脉搏亦振，舌苔转为正常，腰酸头晕悉减，惟黄萎贫血依然，再拟强壮利尿之剂，西药再服二日。

（三方）

大熟地三钱	茯苓三钱	官桂钱半	淮山药三钱

萸肉二钱	炮附块一钱	丹皮二钱	泽泻二钱
车前子四钱	菟丝子五钱	川草薢五钱	

（四诊）连服五剂，诸症悉减，惟混浊未清，精神虽振，而贫血羸瘦未恢[①]，再拟滋养强壮利尿，而作善后之治。

（四方）

熟地三钱	淮山药四钱	萸肉二钱	官桂一钱
附片二钱	于术二钱	猪茯苓六钱	草薢三钱
车前子三钱	巴戟肉四钱	菟丝子四钱	生绵芪三钱

此方携去后，久不见来，余等亦淡然置之。约一个月后，一日，忽见此人笑容满面而来，并携鸡子一篮，谓谢谢先生。云：共服先生药十五剂，刻已完全健康，而能照常下田工作矣。现在正值农忙，且乡村农工高贵异常，其所患得以早日痊愈，故此人喜出望外，拨忙来城，谢医乡人之诚恳，即此可见矣！

子平按：考之井上《内科学》，谓住血丝状虫病，为一八七六年 Bancrotft 氏所发现，中间宿主为蚊，农人患之较多。虫体如羊毛大而色白，寄生于人体之大淋巴管、淋巴腺内，特栖息于阳囊、肾脏、尿道、卵巢中。最主要之症候为乳糜尿，尿色混浊，时带出血性，放置之，常生洋菜样之凝块。其他屡屡突然恶寒战慄发热，达摄氏四十度以上，头痛腰酸，四肢疼痛，次而发汗热退。本病之预后不一定，一般慢性，对生命之危险虽少，由贫血羸瘦而死亡者较多。其治疗以对症疗法为主，并须与以杀虫剂。此种疾患，在古人无化验之证明，莫不混称膏淋、劳淋等。吾人在科学昌明之现代，研究医学于古人经验中，作证候群的对症疗法，故不可不加注意。而病原体之治疗，不得不采用西药。观于师之此例治验，益可信矣，未识海内同志，以为如何！

选自《治验·住血丝状虫乳糜尿之治验》，
中国医药月刊，1941，2（2）：22-23.

【医案钩玄】

血丝虫病见乳糜尿可归于中医"膏淋"范畴，主要为湿热蕴结下焦，肾

[①] 恢：原作"灰"，误。

与膀胱气化不利所致。临床辨证主要有两个类型，即湿热蕴久、阻滞经脉；或肾虚下元不固，不能摄纳。患者面色萎黄，神疲倦怠，心悸头晕，脉濡细，可知为肾虚所致膏淋，当滋肾利湿清热。临床研究表明血丝虫病一旦出现乳糜尿，多属于湿热留恋，正气已伤的虚实夹杂证候，纯实不虚者较为少见，治疗时当清利湿热和补益脾肾同时兼顾。现今检查手段日渐完善，可以进行尿液培养。如果尿检培养出血丝虫，应联合西药治疗，疗效更好。

气血津液系病证

91. 吐　血

朱壶山

宣武门外李老太太，河南郑州籍，年四十八岁。初患吐痰，无其他重症。经北平某，误用吐剂，一连两三日夜不止，血亦随痰而出，肺胃大伤，金令不能下行制肝，胃亦不降，肝挟冲脉，随胃气上逆，吐血愈甚，兼患怔忡，脉象左浮弱无根，右澈上激下，冲脉昭昭，夜不成眠，饮食不入。拟方如下，连服三剂痊愈。列药于下。

龙眼肉、山萸肉、酸枣仁、生龙骨、生乳香、生赭石、炒苏子、柏子仁、生牡蛎、生没药、三七末、大生地。

水煎服。十二月十九。

选自《名医验案·朱壶山先生医案》，国医砥柱月刊，1937，1（1）：46.

【医案钩玄】

《诸病源候论·血病诸候》云："夫吐血者，皆由大虚损及饮酒、劳损所致也。但肺者，五脏上盖也，心肝又俱主于血。上焦有邪，则伤诸脏，脏伤血，下入于胃，胃得血则闷满气逆，气逆故吐血也。"故本案应用龙眼肉、酸枣仁、柏子仁补益心血，宁心安神；生龙骨、生牡蛎、代赭石平肝潜阳，镇惊安神；三七、乳香、没药活血散瘀止血；代赭石、生地清热凉血止血；山萸肉补益肝肾；苏子祛痰止咳。全方共奏平肝潜阳、安神止血之功，疗效显著。

92. 血　证
惠松涛

柏林庄王姓男子，年四十许，夏月炎暑大汗，露宿取凉，已而患吐血，色鲜红，大口喷涌。初，三四日一作，愈发愈频，幸饮啖尚健，自夏而秋而冬，百治不效。

次年仲春，就余诊。切其脉，芤而微数。询所苦，则迩来饮食无味，渐次减少，不复如前者之健饭矣。且咳甚失音，呕逆痞满，每日出血数次，色紫暗，无复如前者之鲜红矣。寒热时作，日晡尤甚，精神委顿，面黄唇白，舌光齿燥，唾液极黏，为处方如下。

西洋参二钱　　　当归炭三钱　　　云茯苓四钱　　　　　制半夏二钱
干生地四钱　　　青竹茹三钱　　　三七根二钱，研，冲服　　鲜茅根三钱
侧柏叶二钱
水煎服。

服后血止，他症不减，且重语（一语连说数次）似郑声。询之，则白：我亦知之，但不自主，非如此不可耳。更方用黄芪补血汤加味，变通其方中主药，以合病情。

黄芪六钱　　　　当归一两　　　　五味子二钱　　　　大枣七枚，擘
煎服。

进二剂，诸恙皆去，饮食亦健，惟咳嗽如故，卧时，左胁不能著席，否则嗽甚，不能睡眠。前方加。

杭白芍三钱　　　煅牡蛎二钱　　　广陈皮三钱　　　　贡阿胶三钱
炮姜炭二钱　　　炙甘草三钱　　　熟枣仁三钱
煎服。

又二剂，嗽减症轻。据云：日来故意以左胁著席卧，已安睡两夜，惟间有嗽时。前此自察手臂血管，已塌陷无血色，近则血管充溢，大异往常矣。来诊时，步行十七八里之遥，毫不乏力，失音亦复，精神言语，与前如两人。

诊脉，大见起色，余症，惟咳嗽未尽清醒耳。前方稍减其制，和入四君子，数剂收功。

选自《医案·松鹤轩治验摘录》，中国医药月刊，1941，1（12）：28.

【医案钩玄】

春夏阳气生发，外感寒邪，客于肌表，阳气被郁，逆而上升，血随气逆而致吐血。病已日久，阴血耗伤，津液亏损。血为气之母，血少则气亦虚，脏腑皆受累。治疗血证之原则为急则止血，缓则补血，重在塞流澄源。唐容川《血证论》云："惟以止血为第一要法……以消瘀为第二治法……以宁血为第三治法……以补血为收功之法。四者乃通治血证之大纲。"止血、消瘀、宁血、补血为治疗血证之大纲。切脉芤而微数，知已是气血虚极，正虚邪难除；失血日久不愈，血色紫暗，寒热时作，日晡尤甚，知内有败血，瘀血未散。处方以大队补血药促进新血生，正气复，瘀血化；再配伍少量竹茹、白茅根通利之品，祛除败血更利于新血生发。

93. 衄 血
叶劲秋

中医学说无绝对的，皆是相对的。一方面说可以，同时那方面便说不可以。此处谓寒，彼处即说是热。阳杀阴藏之后，即紧随着阳生阴长。治寒以热，治热以寒，即有寒因热用，热因寒用之文。任何的一切，毫没有一定的准则，足资法守。"活法在人，神而明之"，只此八字，可以说明其整个学术。于是初学者便莫大的困难了。《内经》云："夺血者无汗。"《金匮》云："亡血不可发汗""衄家不可汗"。但是《伤寒论》则曰："不发汗因致衄者，麻黄汤主之。"曾有李氏仆，壮热数日不退，鼻衄甚多。病者惟血出是虑，医者莫不以止血是务，迭经疗治无效。予乃力主发表，固然一剂而汗出热退，衄亦随止。予之敢于发表者，仅凭病者年富力强，神情并非不足，他非所计。但出血而宜汗者少。乃知医界之讼案，最是可笑而无稽。

选自《叶氏医案》，中国医药月刊，1943，4（3、4）：3.

【医案钩玄】

本案言："《伤寒论》则曰：不发汗因致衄者，麻黄汤主之。"见于《伤寒论》第55条，原文为："伤寒脉浮紧，不发汗，因致衄者，麻黄汤主之。"此条当与第47条"太阳病，脉浮紧，发热，身无汗，自衄者，愈。"对照理解。"伤寒脉浮紧"提示伤寒表实证，当汗而失汗，则表邪闭郁，邪无出路，此时虽然出现衄解的机转，但鼻衄点滴不畅，与汗出不彻而表邪不解道理相同，所以这时当使用麻黄汤发汗，以汗代衄。而47条太阳伤寒，玄府闭塞，也是未能及时用药发汗，但由于人体阳气壮盛，能发挥抗邪作用，因此常常可以自解，自解的方式有自汗而解，有自衄而解。这两条提示我们临床上疾病瞬息万变，没有固定的程式，应当区别对待，辨证施治。

94. 水　饮

房以仁

蒋阶平内眷刘氏，病患旬余，历经名手医治，反至沉困。余族小湖，为之敦请数次。因往诊视，乃知患病已十八日，每日酉刻发寒，四肢冷至肘膝，三更转热，亦仅四肢发烧，五更始退，面色微红，口渴而不欲饮，食久不进，小便一日一次，色赤而少，大便十七日不行。诊其脉，六部沉微，舌色嫩红，苔黏滑，心中烦热胀闷，坐卧不安。前医视为阴虚火结，用青蒿鳖甲汤重剂十余服，反致危笃，断以不治。予思沉微之脉，阴脉也。四肢为诸阳之末，四肢独冷，阳微也。寒热在阴分之时，交阳分则退，属阴邪也。渴不欲饮，舌红苔滑，面有红光，心中烦闷，阴盛于内，逼阳于外也。大便不通，小便赤涩，阴结于内，输机失职也。此症定属水饮，而外显假热之象。若用阴药，是以阴益阴，为助邪也。以苓桂术甘汤加细辛、厚朴与服。是夜病退甚早，肢冷亦轻。三服后，小便清畅，大便下行多水，舌苔满布，舌色转白，脉亦起矣。再用六君子汤调理，寝食如常而安。

选自《专著·崇实堂姚氏医案》，中国医药月刊，1940，1（6）：5-6.

【医案钩玄】

此案患者黄昏时开始发寒，四肢厥冷，待三更、五更时病情缓解，医生根据舌色嫩红、小便短赤而少、面色微红，辨证为阴虚内热，用青蒿鳖甲汤治疗后病情加重，可以推断是辨证错误。仔细分析脉沉微，乃水饮内停，外显假热，用苓桂术甘汤加减温阳化饮，健脾利湿，三剂则病情缓解，后用六君子汤调理而安。

95. 糖尿病
施今墨

（病者）葛右，年五十八岁。

（诊断）糖尿病。

（病因）素喜甜味，前数年不甚重，因去一次西，则病加重。由是证明精神兴奋和身体过劳皆能使症增剧。

（症候）精神不佳，日见消瘦，消渴善饮善饥，视力障碍，皮肤作痒，尿量增多，眠不佳。

（处方）

瓜蒌根四钱	空沙参二钱	川雅连一钱	薏苡仁四钱
焦内[①]金三钱	大绿豆三钱	白杏仁二钱	厚朴[②]花一钱五分
玫瑰花一钱五分	广寄生六钱	青连翘三钱	鲜石斛四钱
砂仁一钱	大生地二钱		

同打猪、鸡、鸭胰子各一条，用以煎汤代水煮药。

（再诊）服药经过：前方服两剂，尿量虽未减，而次数较少，大便燥，食不多，胸觉闷。

（再方）

瓜蒌仁四钱	鲜石斛四钱	盐元参四钱	米沙参三钱
大生熟地六钱	砂仁一钱五分，同打		米丹参二钱
炙白前一钱五分	炙紫菀二钱	白杏仁二钱	金狗脊五钱
广寄生六钱	焦薏仁四钱	焦内金三钱	绿豆二钱

---

① 内：原作"肉"。下同。

② 朴：原作"扑"，误。下同。

干枸杞四钱　　　　　川杜仲三钱　　　川续断三钱

猪、鸡、鸭胰子各一条，煎汤代水煮药。

（三诊）服药经过：二诊方连服两剂，口渴见减，而腰部作痛，咳嗽[①]有白色痰，排出之尿变为浅黄色。

（三方）

鲜生地、鲜茅根各五钱　　　　炒杜仲三钱　　　炒川断三钱

盐元参四钱　　　炙前胡一钱五分　　　炙紫菀二钱　　　天门冬四钱

麦门冬四钱　　　白杏仁二钱　　　薏苡仁四钱　　　瓜蒌根四钱

金狗脊五钱　　　山萸[②]肉四钱　　　绿豆三钱　　　鲜石斛四钱

北沙参三钱　　　鸡金炭三钱　　　广寄生六钱

选自《名医验案·萧山今墨施氏医案》，文医半月刊，1936，1（12）：13.

（四诊）服药经过：前方服三剂，尿量及次数已少，口不渴，腰部仍作胀，有时痛。

（四方）

鲜生地五钱　　　鲜石斛五钱　　　天麦门二钱　　　麦门冬二钱

炒杜仲三钱　　　炒川断三钱　　　芡实米六钱　　　盐元参四钱

山萸肉四两　　　乌梅一钱五分　　　绿豆二钱　　　北沙参三钱

花粉四钱　　　宣木瓜二钱　　　金狗脊五钱　　　紫菀三钱

白杏仁二钱　　　焦内金三钱

（说明）糖尿一症是很顽固的一种病症。因本症不易治愈，甚则缠绵终身。但在初起，施以良善调养和治疗，则可以治愈。其原因是新陈代谢异常，含水碳素之燃烧功能减退，故血中含糖量增加，尿中证明亦有糖。糖尿症以简单诊断法，是将自己的尿舔一舔，是否为甜。或以试管注入少量的尿，加上尿的三分之一的拿特农劳液，再滴入百分之十的硫酸铜，如尿中含有糖分时，其色变为青；如无糖则不变。或在试管内尿液中加上盐化铁液，可以变为淡灰色，如呈黑色，则其症已深。至于治疗方法，则应以原因治疗。而对于饮食方面，亦应加注意。少食淀粉糖质，及刺激性物，精神勿过劳，时作适宜运动。

----

① 嗽：原作"嫩"，误。

② 萸：原作"黄"，误。

本案之原因，亦不外新陈代谢异常，含水碳素燃烧功能减退，并与遗传亦不无关系，故其治法以促进新陈代谢，故用厚朴、玫瑰二花以兴奋神经，寄生以促血行，绿豆有利止尿中糖量增加之能，其余者不过是对症施治而矣。用猪胰子者，因其对于脾脏及小肠作用甚大，并有制止血中之糖增之能。共服药十余剂后，检尿则含甚微，故今墨先生谓：绿豆、薏仁及各胰子为治糖尿症之特效药，比西药之因苏林功倍。

选自《名医验案·萧山今墨施氏医案》，文医半月刊，1936，2（2）：14-15.

【医案钩玄】

根据糖尿病的临床特征，多归属于中医"消渴"范畴。消渴之名，首见于《素问·奇病论》。《外台秘要·消中消渴肾消》引《古今录验》："渴而饮水多，小便数……甜者，皆是消渴病也。"又"每发即小便至甜""焦枯消瘦"，对消渴的临床特点做了明确的论述。刘河间对其并发症进一步论述。《宣明论方·消渴总论》：消渴一证"可变为雀目或内障"。元代张子和《儒门事亲·三消论》："夫消渴者，多变聋盲、疮癣、痤痱之类。""或蒸热虚汗，肺痿劳嗽。"明代戴思恭《证治要诀》明确提出上、中、下之分类。《证治准绳·消瘅》在前人论述基础上，对三消临床分类作了规范："渴而多饮为上消（《内经》谓膈消），消谷善饥为中消（《内经》谓消中），渴而便数有膏为下消（《内经》谓肾消）。"明清及其之后，对消渴的治疗原则及方药，有了更为广泛深入的研究。

施氏认为糖尿病尤以虚热之证最为常见，其治疗除滋阴清热外，健脾补气法也不可忽视。临床喜用绿豆衣与薏苡仁为伍。观本案前三诊，处方均用绿豆与薏苡仁。绿豆衣清凉止渴，解毒，益肠胃，《本草纲目》称其甘寒之性在皮。薏苡仁甘微寒，利水渗湿，健脾胃，然陈藏器称其止消渴，且《本草纲目》云："消渴饮水不止以苡仁粥疗之。"二者合用，既能除肠胃所蕴热毒，又健脾益胃，奏效颇速。

96. 虚劳（肾虚）

王仲奇

王师仲奇，精理虚劳杂病，名震江南，活人甚众，所处方案写作俱佳。

曩[①]年待诊，得虚劳医案若干则，一鳞半爪，弥可珍贵，兹选录一二，刊诸本刊，以供同好。

志一附按

方君，肾命元阳式微，脾运萎靡不振[②]，中无鼓动运行之力，下少藏纳固摄之权，纳食后即觉疲倦，小溲频数，至夜尤甚，脉濡弦，此衰象也。依嵩崖脾肾意。

菟[③]丝饼三钱	巴戟天钱半	炙金毛脊二钱	胡芦巴一钱
破故纸二钱	生于术钱半	远志肉一钱	沉香曲钱半
益智仁一钱	覆[④]盆子三钱	煨鹿角钱半	

选自《王氏仲奇医案》，国医砥柱月刊，1943，3（3）：31.

【医案钩玄】

肾为先天之根，脾为后天之本。虚劳的发生与脾肾有着密切的关系。李中梓强调脾肾在治疗虚劳中的重要性，《医宗必读·虚痨》："夫人之虚，不属于气，即属于血，五脏六腑，莫能外焉。而独举脾、肾者，水为万物之元，土为万物之母，二脏安和，一身皆治，百疾不生。"因此虚劳性疾病在治疗上应重视补益脾肾。《医门法律·虚劳门》："治法当以脾、肾二脏为要，肾乃系元气者也，脾乃养形体者也。"先后天之本不败，方可促进各脾肾虚损的恢复。

97. 虚劳（精血虚）

王仲奇

王师仲奇，精理虚劳杂病，名震江南，活人甚众，所处方案写作俱佳。曩[⑤]年待诊，得虚劳医案若干则，一鳞半爪，弥可珍贵，兹选录一二，刊诸本刊，以供同好。

---

① 曩：原作"襄"，误。
② 振：原作"辰"，误。
③ 菟：原作"兔"。
④ 覆：原作"复"。
⑤ 曩：原作"襄"，误。

志一附按

初右^①，精血空虚，脑骨髓脉俱病，骨髓中似酸非酸，举动则头脑眩晕，作糟如饥，而不饮食，或嗳而弗爽，当以补摄。

金石斛二钱	甘枸杞钱半	甘菊花钱半	骨碎补钱半
炒续断二钱	海桐皮二钱	无花果二钱	萼梅八分
白芍二钱	茯苓三钱	十大功劳叶二钱	

选自《王氏仲奇医案》，国医砥柱月刊，1943，3（3）：31.

【医案钩玄】

《灵枢·海论》："脑为髓之海，其输上在于其盖，下在风府……髓海有余，则轻劲多力，自过其度；髓海不足，则脑转耳鸣，胫酸眩冒，目无所见，懈怠安卧。"劳倦过度或淫欲过度，房事不节，损伤肾精，精气不足导致髓海空虚而眩晕。精血同源，精气不足，则气血虚弱。本例患者尚有"作糟如饥，而不饮食，或嗳而弗爽"的表现，可知是由于肾精不足导致的阴虚火旺，故在治疗时亦要重视滋补肝肾之阴。

98. 虚劳（郁证）
王仲奇

王师仲奇，精理虚劳杂病，名震江南，活人甚众，所处方案写作俱佳。曩^②年待诊，得虚劳医案若干则，一鳞半爪，弥可珍贵，兹选录一二，刊诸本刊，以供同好。

志一附按

诸右^③，情怀不畅，郁损精神，头眩，右上齿缝牙断出脓，时轻时剧，腹偶作痛，便微溏而不快，然有时又带燥结，经水已闭，带下频多，脉濡弦，心脾肠胃并病，谓神经衰弱症，亦无不可。

| 蒸于术钱半 | 茯苓三钱 | 煨智仁八分 | 山豆根钱半 |

---

① 右：指女性。
② 曩：原作"襄"，误。
③ 右：指女性。

炒白芍二钱　　　　萼梅八分　　　　泽兰三钱　　　　肉果霜八分

金石斛三钱　　　　炒续断二钱　　　　白夕莉①三钱　　　　白鸡冠花钱半

　　　　　　选自《王氏仲奇医案》，国医砥柱月刊，1943，3（3）：29-30.

【医案钩玄】

此病从症状上看属于中医郁证的范畴。肝主疏泄，性宜条达，气机失调，疏泄失司，久而由气及血，影响五脏。肝络不和而致头眩，带下频多；肝藏血，肝络不和则右上齿缝牙断出脓，时轻时剧；气机不畅，则腹偶作痛；肝气横逆犯脾，脾胃受制，大便时溏时干。治疗上宜疏肝理气，调和肝脾。

99. 外感吐泻亡阳证
韩一斋

护国寺阎宅幼男，甫经三岁，平素体甚强壮②，因着感身烧呕吐微泻。延迟三日，邀余往诊。呕吐不得纳乳，泄泻如注，小水短少，垂头闭目，身热汗出，四肢逆冷，舌苔白腻，其脉沉而无力，乃五虚大损之危症。不敢许其成功，但能纳乳泻止③，方期有效。急用附子理中加肉桂，大剂回其欲亡之阳。不期须日危象悉除，脉力亦增，方获庆生之喜，后则调补脾胃而愈。足微小儿之疾易虚，三日之间败象毕露，其虚若尔，古人果不欺我。夫肾虚，则关闸不固；心虚，则闭目汗出，其脉不荣；肝虚，则肢体不柔；脾胃之虚，呕吐，不得纳乳；肺家之虚，舌白，难期化气。此子获生，诚属侥幸耳。

　　　　　　选自《一斋医案三则》，北平医药月刊，1935，1（3）：61.

【医案钩玄】

《诸病源候论·小儿杂病诸候》："吐利者，由肠虚而胃气逆故也。小儿有解脱，而风冷入肠胃，肠胃虚则泄利，胃气逆则呕吐。"《温病条辨·解儿难》云："脏腑薄，藩篱疏，易于传变；肌肤嫩，神气怯，易于感触。"可见小儿

---

① 白夕莉：又"白夕利"，指白蒺藜。

② 壮：原作"状"，误。

③ 止：原作"正"，误。

脏腑、气血娇嫩稚弱，形气未充，邪气客犯易于嚣张而炽盛，起病后则易出现邪盛伤正之态势。且小儿寒热虚实变化比成人迅速而复杂。《素问·生气通天论》言："阳气者，若天与日，失其所折寿而不彰，故天运当以日光明，是故阳因而上，卫外者也。"说明了阳气在人体生命运行中占据着非常重要的位置，有阳则生，无阳则寿不彰。若阳虚严重而达虚阳外越的程度，则有性命危险，应及时回阳救逆。此患儿除吐利外，尚四肢逆冷，舌苔白腻，脉沉无力，此乃阳亡欲脱之象，故急用附子理中加肉桂，温阳散寒，补气健脾，回其欲亡之阳。药后脉力增，为阳气得续，而现生机。继以调补脾胃，诸症自愈。

100. 虚劳（阴虚阳亢）
王仲奇

王师仲奇，精理虚劳杂病，名震江南，活人甚众，所处方案写作俱佳。曩[1]年待诊，得虚劳医案若干则，一鳞半爪，弥可珍贵，兹选录一二，刊诸本刊，以供同好。

志一附按

程左[2]，脏阴素亏，烦劳阳气弛张，加以郁闷感触不乐，五志之火动而不安，耳鸣少寐，欲寐辄惊惕而醒，头胀唇燥，午后颧红，小肠[3]夜数，脉数而弦，此坎离失构，精神衰弱之渐，平阴秘阳可也。

青龙齿三钱	灵磁石三钱	粉丹皮炒，钱半	炙甘草一钱
炙远志一钱	预知子二钱	香白薇[4]二钱	浮小麦四钱
丹参二钱	金石斛二钱	牡蛎三钱	夜交藤三钱

选自《王氏仲奇医案》，国医砥柱月刊，1943，3（3）：29.

---

① 曩：原作"襄"，误。

② 左：指男性。

③ 肠：疑作"溲"。

④ 薇：原作"微"。

【医案钩玄】

"烦劳阳气弛张"出自《素问·生气通天论》："阳气者，烦劳则张。"烦，通"繁"，烦劳，即劳累过度。张，强盛，在此有亢盛的意思。烦劳则张，是指劳累过度，则阳气亢盛于外而失其所用。本例患者素体阴虚，加之劳累过度，情志不畅而化火，使得整个机体呈现阴虚阳亢的状态。

方中龙齿、磁石强于重镇安神；炙远志、夜交藤，加之浮小麦、炙甘草仿甘麦大枣汤之意，共奏宁心安神之功；远志亦能化痰开窍，祛除心窍的痰浊；牡蛎平肝潜阳，亦有宁心安神之效；石斛养阴；牡丹皮清热凉血，活血化瘀，经常用于温热病热入营血之证；预知子归肝经，疏肝理气，活血止痛。

肢体经络系病证

101. 痛痹变异
张菊人

（病者）王左，年二十四岁。

（病名）痛痹变异。

（病因）入房之后，乘风露宿，内伤肾真，外贪夜凉。前医以独活寄生汤，调治罔效。

（症候）周身痹痛，不克[①]转侧，日夜呼号，闻之酸鼻。

（诊断）脉息浮紧而涩，重按无力。盖浮为风，紧为寒，涩乃精液耗伤，风寒相搏，经络不和，肌肉不仁，遂致痛彻骨髓。

（疗法）此症既属痛痹变异，世少见闻，若以治痹成法投治，必致缓不济急，是不啻任其呼号而使无宁日也。辗转思维，自非另寻门径，难期奏功，故以大剂阳和汤救治，俾填补精髓之中，得有开通经络之能。

---

① 克：能够。

（处方）

大熟地一两	炙甘草一钱	麻黄一钱	鹿角胶三钱
白芥子二钱	安南桂一钱	生姜五分	

（效果）服药后，得汗痛减，而呻吟之苦，势所难免。更服一剂，痛减过半，已能转动。第三日，照原方去麻黄加虎骨五钱，胃口顿开，痛止能动，但觉腰重无力，又照原方，去白芥，加入狗脊、杜仲各四钱，连服三剂完愈。所谓用古方而治今病者，用得其当，效如桴鼓。即借古方，而治变症，亦在临症者之化裁耳。非谓此方，即可治痛痹也。

选自《治验》，北平医药月刊，1935，1（1）：59.

【医案钩玄】

痹证是由于风寒湿热等外邪侵袭人体，闭阻经络，气血运行不畅所致。《素问·痹论》："风、寒、湿三气杂至，合而为痹也。其风气胜者为行痹，寒气胜者为痛痹，湿气胜者为着痹也。"本案患者因房劳导致肾气亏虚，加之乘风露宿，寒气内侵，故而发病。独活寄生汤祛风除湿散寒，补益气血肝肾，但因病重药轻，效力不显。阳和汤具有温阳补血、散寒通滞之功效，效力更加强劲。《景岳全书·风痹》曰："寒气胜者为痛痹，以血气受寒则凝而留聚，聚则为痛，是为痛痹，此阴邪也。"阳和汤恰是治疗证属阳虚寒凝的主方，开腠理，散寒结，引阳气由里达表，通行周身。方证相合，故效如桴鼓。

第2章 外科疾病

102.跌 损

王贤儒

二十七年七月初二日诊。

（病者）刘姓女，髫龄八岁，住后石羊村西地，其外祖家。

（病因）跌损伤阴风，血瘀邪结，戏由墙坠地，毙久而复苏，故感地之贱风。

（症候）左腿屈曲，不能舒伸，臀部凸出，痛而无已，患部肌肉瘦消，立则一足着地，已经伤科医士疗治月余。

（诊断）脉息沉牢，右盛于左，意血瘀兼受贱风也，恐药力弗能挽回也，姑立一法，见效再议。

（疗法）拟用消瘀劫风，定痛舒筋，消息之，针药并投。

（处方）

归尾二钱	赤芍二钱	牛膝三钱	块红花二钱
桃仁泥二钱	防风三钱	追地[①]钱半	年见[②]钱半
木瓜二钱半	橘络[③]二钱	乳没各钱半	淡附片八分

上为煎剂。

（针法）按痛不定穴，针环跳、中渎过量，再施以揉按。

---

① 追地：即追地风。

② 年见：即千年健。下同。

③ 络：原作"格"，误。

（再诊）前药服二剂，延愚再诊。脉象不变，惟痛见缓，时觉瘙痒，余则照旧，仍以针药并用。

（再方）

归尾二钱	酒浸牛膝三钱	桃仁二钱	块红花二钱
地龙二钱	木瓜二钱	丝瓜络二钱	乳、没各钱半
独活二钱	川乌一钱，炙	地风钻①钱半	年见钱半
金毛狗脊二钱	甘草梢钱半		

上为煎剂。另以八厘散五钱、原麝五钱、虎骨二钱、山甲炙②酥二钱，共为细末，每日早晨以黄酒兑服一钱，再针阿是拘挛处。

（三诊）前方又服两剂，八厘散照方服一星期，诸症见退，惟腿行走稍有跛行，脉亦见缓和。

（三方）仍本前方，再制一剂，续服则痊矣。

若此恶性残疾，三诊而得瘥，可谓幸矣！

按此疾若依前医纯用消瘀活血之药，久而不知觉悟，则必致此女于费也。

选自《医案·痛风误认跌伤验案》，国医砥柱月刊，1939，2（5、6）：38-39.

【医案钩玄】

跌仆损伤日久不愈，瘀血阴风入络（阴风，谓跌仆后感地之阴寒邪气），纯用活血消瘀，则阴风极易随血流行，邪气四散。阴风邪气积聚不散，阻碍正气环流，又使瘀血难消难化，两相困顿，病必难除。跌仆损伤，瘀血为主，然外伤易招致邪风相扰。病久不愈多是邪气入络，处方中不但要用活血消瘀药，而且要配伍疏风通络药，才能达到速效。

103. 颜面丹毒

张心一

（病者）李姓妇，年五十八岁，住真武庙庄。

---

① 地风钻：即钻地风，追地风的别名。

② 炙：原作"灸"，误。

（病因）于二月十五日得发热恶寒之症。素有此病二三日即愈。此次过三日略觉痊愈，然精神尚亏。于十九日因探亲归家，途中遇风雨兼冰雹骤至，暴受寒冷，抵家则发热恶寒甚剧，并未延医诊治，延迟至二十四日，始延余诊疗。

（症候）发热，恶寒，继则不恶寒，但发热，心中亦热，现在颜面皆肿大，漫肿，至后脑及颈部亦肿，目已肿封，不能睁视，肿处起疱，破流黄水，疼痛甚剧，脉象洪滑而数，舌干前半无苔质绛，神志昏蒙，合目，或夜间睡眠时则谵语，胸膈烦热而闷，大便五日未行，小便赤涩而少。

（诊断）此症先受感冒，尚未痊愈，又感暴寒，致伏邪火发，而成此重症，断为颜面丹毒。

（疗法）辛凉以解其外感，苦寒以通大便，而泻其伏毒。

（处方）

薄荷叶一钱五分	青连翘三钱	蝉蜕[①]二钱	僵蚕二钱
知母三钱	元参三钱	射干二钱	金银花三钱
花粉三钱	公英二钱	生石膏[②]八分	升麻钱五分
纹军三钱	元明粉一钱	生甘草一钱五分	

水五盅，煎剩二盅，匀两次温服。

二月二十五日午后。

（再诊）服前方一剂，大便下行三次，先燥后见溏泻，面部肿势略平，胸膈宽畅，烦热亦轻，神昏谵语，夜睡时仍作，舌干如故，此乃素禀阴亏，暴受邪火之煎熬，故而舌干如斯也。当大滋真阴[③]，兼以清火解毒。

（再方）

生地黄一两	元参一两	山药三钱	潞党参五钱
生石膏两半	天花粉三钱	金银花三钱	公英三钱
连翘三钱	薄荷一钱	僵蚕一钱五分	生甘草三钱
滑石三钱	犀角一钱		

水五盅，煎剩两盅，匀四次，一日温服尽。

---

① 蜕：原作"退"。
② 膏：原作"羔"。下同。
③ 阴：原作"阳"，疑误。

二月二十六日。

（三诊）服二十五日方一剂尽。面肿渐消，大便从前泻后，只行一次，小便略畅，神志略清，舌苔微干，脉来四至余而不甚洪滑矣，乃毒火略清，真阴未复故耳。拟方以大滋真阴为主，兼以清火解毒，大剂频服之法。

（三方）

生石膏二两半	元参一两	潞党参一两	生地黄一两
知母五钱	双花三钱	连翘三钱	山药三钱
生甘草三钱	丹皮三钱	赤芍三钱	紫草三钱
广犀角一钱			

水五大盅，煎剩二盅半，匀五次温服之。

外用《衷中参西录》之急救回生丹二钱，亦匀五次，遂汤药白开水冲服之。

二月二十八日。

（效果）此药服一剂尽，烦热清，神志明，舌已润，面肿已消，因艰于服药，故停诊静养而愈。

选自《医案·颜面丹毒验案》，国医砥柱月刊，1939，2（3、4）：47-49.

【医案钩玄】

丹毒以患部皮肤突然鲜红成片、色如涂丹、灼热肿胀、迅速蔓延为主要表现，可见于急性网状淋巴管炎。此病发无定处，生于胸腹腰胯部者，称内发丹毒；发于头面部者，称抱头火丹；发于小腿足部者，称流火；新生儿多生于臀部，称赤游丹。患者外感未愈，又暴受寒冷，引动伏邪。治疗颜面丹毒当以普济消毒饮为基础方，疏风清热解毒。因患者迁延诊治，热毒已伤阴，故在治疗时还应注意滋补真阴。

104. 阴疡（阴疮）

惠松涛

一妇二十余，经闭，误服猛烈攻逐之品，经未通而私处忽生一疮，肿硬异常，溃流浆液如粉水，不成脓，亦不甚痛。医以普通疮疡治之不痊，又易以阳和解凝类，遂大痛，不能眠食。

求余治之，余本不习外科，然医理有可通者，诊脉缓而乏力，询症俱如上述。余曰：此本非毒，徒以恶药攻窜，开此一窍，已延两月，气血交虚，治以前法，非徒无益，乃用。

盐黄芪八钱　　　粉甘草二钱　　　生于术五钱　　　肉苁蓉四钱

紫油桂一钱　　　龙眼肉三钱半　　秦当归五钱　　　盐黄柏三钱

白及四钱　　　　白蔹五钱

水煎服。

迭进二剂，疮口合，元气复，三剂硬块化软，共计四日而愈，其家人诧为神奇。

选自《医案·松鹤轩治验摘录》，中国医药月刊，1941，1（12）：27.

【医案钩玄】

本案为补气养血法治疗经闭，误治致使阴疮案。患者服猛烈攻逐之品，经水未通，然气血下寻去处，故致私处生一疮。因本非外邪，故按疮疡、阴疽论治无效；温热之药又使患处燔灼疼痛。患病两月，气血已虚，故需补气养血。治疗用黄芪、当归益气补血，白及、白蔹收敛疮口。

105. 阴疽坏症

惠松涛

此症颇类似中医之"流注"，西医之"皮下蜂窝织炎"，但无其他发热、恶寒、战栗等并发症，且原因亦不同。

族兄子景贤，年二十许，民二十六年秋，患咳嗽两月余，后自愈，愈后胸侧右肩下，发肿大如茶杯口，肤色不变，按之软而不痛，深五六分，渐移向胸中，将及膻中。冬杪[①]，其家惧，求诊。询之，则起居饮啖如常，无所苦，但忧一旦溃决洞胸耳。切脉平和，如恒人。谓必曩时咳嗽，停痰结气，流走入络所致，以患居肌表皮膜之间，不碍血气循环流行，故脉无由徵。令合香

---

① 冬杪：冬末。

附饼（香附、麝香，共研细匀，另以清酒煎蒲公英成浓汁，去渣，调药敷贴患处）贴之，至五六日，乃溃，内系痰水黏液，疮口初如盂，渐如盘。时余以事出门，其家以为不祥，改就外科医治之，服药六七十帖，敷膏散无数，延至次年三月间，终无大效，不能收功，医告技穷。又就余诊，六脉虚甚，寸关如丝，时不相续。曰：脉证如此，已成坏症，遑论收功乎，为用。

大力参三钱	炒于术三钱	箭黄芪八钱	附子片三钱
紫油桂三钱半	炙甘草二钱	白及片四钱	上白蔹五钱
补骨脂三钱	鹿角霜三钱		

水煎服。

二剂后，肉生大半，疮口大有敛意。

前医扶腿疾，行七八里，请见。询立方之意，余曰：症属纯虚，其体内生机，衰弱已极，故用强壮药中之黄芪为君，以其为长肌肉，生皮毛，益气力[1]，治痈疽败疮之圣品也；佐以参、术、附、桂、炙草、骨脂，促进其体内代谢及组织之机能旺盛；用白及使肉芽速生；加白蔹以合其疮口；又恐药力运行之不速，用鹿角霜以升提之，引诸药上行，直达病所，故药行速于置邮，肌生一若神助也。医唯唯而退，退后自作聪明，以病家市彼之药也，为擅改其方，去鹿角霜，加云苓、红花，遂又不效。阅数月，病者又就余诊，（因余时常在外，回家时少）为用。

| 大力参三钱 | 于白术三钱 | 炙甘草一钱 | 炙黄芪五钱 |
| 白及三钱 | 紫油桂二钱 | 鹿角胶三钱 | 白蔹三钱 |

水煎服。

迭进六剂，竟不更方，疮口合，元气复，遂愈。按此症本非难治，以其两误于庸工，遂致耗不赀，危身体，几成痼疾，甚矣！病家择医之不可不明，而医之操术不可冒昧也！

选自《医案·松鹤轩治验摘录》，中国医药月刊，1941，1（12）：27-28.

【医案钩玄】

疮疡当辨阴阳内外。此患痈疽肿不高，质软不痛，来势不骤，肤色未变，起居饮食如常，脉如平人，可知为阴疽常证，常法可治。然过时再诊已至脉

---

[1] 益气力：原作"气益力"，据上文乙正。

虚如丝不相接续，知成坏证。元气虚衰，疽者阴毒之气结陷于内，其愈最难。先后两误其治，医不辨虚实，竟用茯苓、红花渗利破瘀之品，恐正气耗散更甚。《景岳全书·外科钤》言："所以凡察痈疽者，当先察元气以辨吉凶，故无论肿疡溃疡，但觉元气不足，必当先虑其何以收局，而不得不预为之地。"

106. 疮毒（疮疥淫毒）

张春江

鄙人前在故乡，有老农传以疗疮之秘方（水银、油麻子、茶叶、北枣）并谓：不论任何疮疥淫毒，如能照法制服，均能轻者一服见功，重者三服痊愈云云。鄙人其时因无试药之机会，且水银有毒，未敢轻于试用。迨民[①]一六年悬壶杭州，有乡友蒋某（姑隐其名）系少校军官，废历七月间，因宿妓汗出入水浴，猝撄寒热之疾，继则壮热不已，神志时明时昧，送往杭城最著名之广济医院治疗。始用泻药，继则罨以冰囊，在院二月有奇，非但毫无一效，且证变骨瘦如柴，六脉状若蛛丝，便闭溺赤，苔绛胃呆，遍体疮毒，根红面肿，大小不等，形似瘰疬，痛不可按，不可转侧。该院医士，以为证变百出，恐不免有危险性，屡嘱其出院。而蒋某虽亦自知病状十分沉重，但志尚豪迈，不忍以一失足，遂成千古恨，终以回春妙手，期望诸该院中之负责医士。但该院中早已代为致函其家。家人接阅警报，亦以为无更生之望，遂赶制衣衾，星夜到杭，以为收敛之预备。其时蒋某族人有蒋君庆余，亦在杭充当律师兼悬壶，乃以蒋某垂危之疾，特商疗法于鄙人，余随偕庆余前往诊视。时蒋某已由广济医院移与该院最近之翔麟医院中。余到时将由该院中之中医陈省吾与蒋庆余洽拟之《金匮》肾气大剂进，余讶之曰："进以此药，是速其死也！"庆余随应声曰："依君意将攻之乎？"余曰："此症此时，攻固不可，补尤不能，况补剂而又加以辛热之品乎？《经》云：'诸疮痛痒，皆属心火。'蒋某遍身发出红肿而痛之疮毒，非火而何？尚得以桂、附之大热，益助其火乎？"当以老农所授秘方，照方制服，才了一剂，果大便润软，缓缓而下，小溲清长。继进二剂，疮根亦转淡白，食欲渐增，苔敷薄白一层。适其时有鄙人北大同学

_____

① 民：指民国。

卢君竹齐奉委歙邑执掌县篆，卢君知余在杭，强邀余偕回，嘱办民治科文稿，固辞不获，只得以秘方嘱蒋某家人自行照法制服，暂借卢君回去，勷办故乡县府文案。未几接阅，蒋某来函谓："病已痊，可全仗先生治我，否则，几见阎王矣。"当即登报鸣谢，以志铭感云。鄙人以老农口授秘方，此为破题儿第一次试验。蒋某以二月余之痼疾，西医认为无法治疗，竟以是药三剂而克奏肤功，则此方之具有不可思议之药效，可想而知！自是以后，凡遇患棉花疮、杨梅疮，或恶疠结毒之类，不论至喉疳生虫，或生脑疳而鼻柱陷之程度，且服龙胆泻肝等加减，暨打西药六零六或九一四等不效者，改服此药，罔不应验如神，且愈后并不起任何副作用，是可贵也！查《本草纲目》"水银辛寒阴毒，功专杀虫，治疮疥蟢虱，但性滑重，直入肉，头疮切不可用，恐入筋络，令人筋骨拘挛"等语。蒋某头部无疮，故用无流弊。且水银倘散失在地，惟用川椒或茶末可以收之，可知水银虽有毒性，若伍以相须相济之药，非但无害，且藉以驱除病毒。今合以油麻、北枣、茶叶等味，备具清火解毒、生血润便之功能。鄙意以为除身患瘾疹，或瘙痒之癣疮，自有防风败毒散，或疥癣方等治疗外，若其为火重毒深，血枯便结之症，此方确有弃死回生之伟绩。自应本国医馆整理国医药学术之旨（凡属确有实效之方术，为我国成法所固有，而为近世学理所无者，特加保存发挥之），并公开于世，以为世之同病者，得知所取用，并不致多所枉死焉。其用量配分，制服法及禁忌附志配分。

用量配分。

水银，铜元七八枚油麻子，一酒杯（大白盏）北枣半斤（旧秤）。

顶上茶叶二两（旧秤）。

制法。

先将油麻子、茶叶，各焙研末，另将北枣饭镬蒸软捣腐，再将四物合杵捣烂为丸，如桐子大，每日三次，一服三日用尽。

服法禁忌：用冷茶送下。忌冷水与热汤。

注意：民国一六年铜元七八枚，该值时价几何？请各阅者因时地参酌用之。

选自《春江验案与效方》，验方集成，1947，1（3、4）：7-9.

【医案钩玄】

水银，即汞，能够杀虫，可用于治疗疥疮。但其暴露于空气中形成的化合物对消化道有腐蚀作用，亦可损害肾脏，引起中毒反应。《本草经疏》："头疮切不可用，恐入筋络，必缓筋骨，惟宜外敷，不宜内服。"

107.小肠痈
张拱瑞

（病者）赵姓妇人，年三十余岁，时在去年秋季，脐下右侧少腹，发生硬它[1]，发热疼痛，右腿弯曲紧贴少腹，不能伸直，疼痛难忍，十日未食。

（诊断）少腹有它疼痛，其它正在盲肠部位，加以右腿又弯贴少腹，此为盲肠炎的证（西医名盲肠炎，中医名小肠痈）。

（处方）见《长沙卫生报》载治盲肠炎之特效第一方：用红藤一两（即草药中之血藤），红砂糖一两，酒煎服之，醉卧，神效。余乃试用，开单令服。服后病者之病不减一分，反见胸中懊憹[2]，极其难过。余改用治痈疡法治之，汤方列下。

当归尾三钱	赤芍药三钱	石决明二钱	降真香三钱
玄胡索三钱	天花粉三钱	川红花一钱	穿山甲二钱
青木香二钱五分	生大黄二钱	金银花三钱	明乳香四钱
粉甘草一钱			

加清酒一杯，用水煎服。

（效果）一剂痊愈。

选自《胃肠治案三则·汤方治盲肠炎之验案》，
国医砥柱月刊，1939，2（9、10）：43.

【医案钩玄】

《金匮要略·疮痈肠痈浸淫病脉证并治》："肠痈者，少腹肿痞，按之即痛如淋，小便自调，时时发热，自汗出，复恶寒……大黄牡丹汤主之。"此患脐下右侧少腹硬痛，为气血郁滞不通，结聚而成。瘀血阻滞，气机不畅，筋脉失荣，挛缩拘急，肢体曲而不伸。方用石决明、穿山甲、天花粉软坚散结，

---

① 它：《说文》："它，虫也。从虫而长，象冤曲垂尾形。"本案或指肿块。
② 憹：原作"脓"，误。

木香、降香、元胡、乳香活血行气止痛，红花、赤芍、归尾、清酒活血通经，大黄清热解毒逐瘀，金银花、甘草清热解毒。本案立法取大黄牡丹汤泄热破结、散结消肿之义，且药力更重。

108. 肠 痈

段燮元

吾乡蒋席珍，患盲肠炎。医者见其寒热如疟，腹痛不欲食，误认为少阳证，用小柴胡汤去黄芩加白芍，不应。少腹右侧，反大痛拒按，小便如淋，又作湿热疝痛治，进《准绳》加减柴芩汤而增剧。经西医检查，断为急性盲肠炎险症，谓宜速进医院割治。不然，绝无生望矣。蒋之家属，以路远维难，犹豫未决。由张君友于之介绍，延余诊治。详察病情，寒热腹痛，右脚上缩，脐旁右肠骨窝部疼痛拒按，小便淋痛，舌苔脓厚，食欲不振，口渴谵语，不安眠，脉洪而数，肌肉大脱，病已危笃。忆《金匮》谓：脉迟紧者，脓未成，可下之，当有血；脉洪而数者，脓已成，不可下也。知此病脓未成者，方可破血消炎；脓已成者，惟宜排脓防腐。与《千金》肠痈汤加白芍、川楝、玄胡索，一剂而腹痛大减，即稍能安眠。更与天洞清肠饮兼服。三剂后，各病痊愈，食欲大振，惟咳嗽时，少腹右侧，尚觉牵引微痛，遂以清肠饮一方，按服二剂而安。一月后，来面余致谢，健康已恢复旧观矣。

肠痈汤：苡仁　　　　牡丹皮　　　　桃仁　　　　瓜蒌仁
清肠饮：银花三两　　当归二两　　　地榆一两　　麦冬一两
　　　　玄参一两　　甘草三钱　　　苡仁五钱　　黄芩二钱

选自《盲肠炎治愈案》，国医砥柱月刊，1947，5（9）：14.

【医案钩玄】

盲肠炎类似于中医之肠痈。《金匮要略·疮痈肠痈浸淫病脉证并治》："肠痈者，少腹肿痞，按之即痛如淋，小便自调，时时发热，自汗出，复恶寒。其脉迟紧者，脓未成，可下之，当有血。脉洪数者，脓已成，不可下也。大黄牡丹汤主之。"肠痈脓未成时，热毒壅聚，营卫瘀结，故脉迟紧；若脓已成，热毒聚于局部，影响血分，故脉洪数。此时脓已成，可用大黄牡丹汤加减化裁治疗。

第3章　妇科疾病

109. 闭经（一）
周筱斋

　　顷读《山西医学杂志》九十四期黄国材先生大作《心理疗法解释》，因追忆曩年寓次李堡时，曾治一殷姓妇经闭症，为之记述如下。

　　殷姓妇，年三旬余，住曹家园，于乙丑秋，耘草田间，薄暮，归作晚膳。乡人每于全家赴田工作时，则反扃其户。甫推门，见一巨蛇盘踞当地，随取铁叉截住，而蛇忽不见，化为瓦砾一片。妇因惊极狂呼，嗣斯即腹痛，时缓时剧，百药不效，精神委顿。家人咸疑妖蛇为祟，祈禳之举，固非一次，亦终无效。至次年春，余适至堡，有章君者，介余诊焉。视其色面白，而环唇青，神萎，舌苔白腻，诊其脉涩滞不畅，询其致病之状，彼即历举以对，且述腹痛剧时如物旋绕，自云不起，言时声泪俱下，不胜悲楚。余复询及月汛①，答已经停五月。余曰：得之矣。即极力晓以决无妖蛇为祟之事。若果属实，何百般祈禳而无少效？斯病确为月事将行，适为惊骇而阻，加以忧愁思虑，则气结血滞也。因予疏气破血之剂。越日偕乃翁及丈夫同来，喜形于色，谢曰：先生何神乎其技也！服药后腹痛顿止，神爽谷增。余曰：虽见小效，而经未通行，是病株未除也。续予前法而增其量，下紫瘀多块，调理旬日而痊。

　　黄先生谓："疑心妨害于精神也。盖精神关系于身体甚大，若疑惑之念，常萦于脑府，则精神必抑郁。由是神经呆滞，血流迟缓，新陈代谢，违其生

---

① 汛：原作"汛"，误。

理之常，脑皮质变性，而起幻觉，故病生焉。一旦疑释，而精神畅快，脑筋安舒，恢复其生理功能之常，则病自愈矣。"余借移以释殷妇之病理，实不爽毫厘，惟治疗则心理生理并重耳。

选自《经验实录·心理疗法我之实验》，
国医砥柱月刊，1937，1（6）：51-52.

【医案钩玄】

医生治病，除运用药物，物理疗法外，还应重视从精神心理角度进行启发以配合治疗。这对于妇科疾病尤为重要。情志因素对于妇科疾病的发生发展有着重要的影响。七情致病，妇人倍于男子。《素问·阴阳别论》："二阳之病发心脾，有不得隐曲，女子不月。"指出情志不畅可影响脏腑气机，使气机升降失常，气血紊乱，进而导致闭经的发生。在治疗过程中，尤其要重视疏导情志郁结，解除患者的精神心理障碍。

110. 闭经（二）

孙鸣第

（病者）南沿村，肖凤山之妻，年廿余岁，经闭已历三四月之久，目无光彩，气虚自汗，视物晕眩，如坐舟中，寒热往来，咳嗽气促，汗出不止，气上不下，脉散心慌[①]，游荡不定，脾胃不能升降，以致口苦咽干，饮食乏味，夜不能寐，精神萎败，已经不能起床，有数日矣。

（病因）些许小事，不合继母心情，既遭继母之督责，反而又遭本夫之拳打，心中抑郁，致罹斯疾。

（症候）面如焦土，即饮水少许，立即汗流满背，形同金人，毫无血色，大汗亡[②]阳，虚脱将至不救，就木有待。

（脉象）浮数，已达六七至，诚恐不易挽回，不得已，遂处下列药方。

---

① 慌：原作"荒"，误。
② 亡：原作"钱"，误。

（处方）

生白术三钱	浮小麦三钱	龙骨[①]三钱	茯神四钱，带[②]木心
酸枣仁三钱，炒	黄芪四钱	寸菖蒲二钱	远志肉二钱
当归二钱	抚川芎钱半	神曲二钱，炒	甘草二钱
赤芍药钱半	骨皮二钱	逍遥散一钱	

粉为引，水煎，温服一剂。

（再诊）汗止，时发冷热已退，咳嗽气促均减轻，心神脉象亦显而易见宁定，惟脾机消化不良，胃因伤食困顿，历非健脾胃，以增进消化，养正气而扶脾土，以能生[③]血之剂。不过此症，为日已历三四月之多，屡治乏效，可以继续服药，既以观效验耳，如何？

（再方）

生白术二钱	苍术二钱	浮小麦二钱	龙骨三钱
茯神四钱，带木心	酸枣[④]仁二钱，炒	寸菖蒲二钱	远志二钱
元麦三钱	牛膝[⑤]二钱	台参二钱	益母草二钱
大黄芪四钱	杏仁一钱打	鸡内金二钱	神曲三钱
逍遥散二钱			

水煎服。

（三诊）前方煎服一剂，正气稍旺，虚汗业已止静，盖养心血自生而汗所以自止，睡眠大显安定，脉象转佳，但胸胁胀满，肝气不畅，血亦凝滞不宣，肚疼拒按，有时仍作烧，饮食不美，仍当平肝健胃，以增进[⑥]消化功能，随处方如下。

（三方）

茯神四钱，带木心	白芷三钱	当归四钱	川芎二钱

---

① 龙骨：前有一"钱"字，疑衍。
② 带：原作"代"，误。下同。
③ 生：原作"升"，误。
④ 枣：原作"参"，误。
⑤ 膝：原作"夕"。下同。
⑥ 进：原作"尽"，误。

酸枣仁二钱，炒　　　龙骨三钱　　　白芍三钱　　　柴胡二钱

生地四钱　　　　　　广砂仁二钱，打入　　　　　　黄芪四钱

内金三钱，炒　　　　牛膝二钱　　　桃仁一钱　　　红花一钱

逍遥散二钱，为引

水煎服。

（四诊）前方服五剂，诸症悉减，惟饮食不振。脾为万化之源，《西游记》为黄袍怪，所以理脾则病除。此症之不思食，消热之功用失职，所以至下午，尚微微身热之不能免也。

（四方）

蓬莪术钱半　　　　　于白术三钱，土炒　　　茯神四钱　　　当归五钱

川芎二钱　　　　　　杭芍三钱　　　贡阿胶二钱，炒珠　　　川牛膝二钱

建曲四钱，炒　　　　生地三钱　　　元参二钱　　　内金三钱

广砂仁二钱　　　　　生黄芪四钱　　　酸枣仁三钱，炒　　　肉草一钱

逍遥散一钱引

水煎服。

又一剂，加人参一钱，食量①大增，延至数日，气充脉复。时值兵马仓荒，病人逃奔数日之久，并未再犯。

（五诊）见病者精神颇焕发，脉息已转佳，阖家人等云：得庆再生，实乃先生之救济。先生云：此非医者之功，乃系发扬中药之妙耳！

　　　　　选自《孙鸣第先生医案》，国医砥柱月刊，1939，2（3、4）：44-47.

【医案钩玄】

本案证属闭经肝郁脾虚型。患者因七情所伤，肝气郁结而不达，气机逆乱，肝气郁结横逆犯脾，损伤脾气，使气血生化之源不足，冲任空虚，血海不能满盈，而致闭经。忧思不解，积念在心，阴血暗耗，心气不得下达，也会导致冲任血少，出现"汗出不止，气上不下，脉散心慌，游荡不定"等症。肝血不足还会导致虚热内扰，故见视物晕眩、口苦咽干等症。本案治疗益气

———————————
① 量：原作"增"，误。

敛汗，加上养血安神、清热除烦之品，配合疏肝健脾养心补血，使得血海充足，气充脉复，经血复来。

111. 闭经（三）
朱壶山

本市东城裱褙胡同严太太，年四十岁，月经不见，已八越月，肌肉大消，不思饮食，且不成眠，咳嗽亦甚，胁腹隐痛，脐上有血块甚坚，怒则上冲，胸胁加痛。近忽通身发肿，脉象数涩，左脉尤甚，大便干燥，小便略通。经靳君一青介绍朱壶山先生医治。先生曰：此肝郁发热，大伤肾阴，木失所养，风郁火燔，心血受其熬煎，血虚生热，移热于肺，是以咳嗽；心热不能生血下行以化气润燥，当然肾阴不能上行以生津养血，身体羸瘦，不能寝食，皆因于此。血块者，素有积血，随肝郁上冲，非现有之痰血所凝结也。治宜生血以养肝，生水以养血。小便略通者，病在血，不在水也。血管滞塞，气行不利，气为水所化，气停仍为水，通身忽肿者，血病累及水也。一方诸病减轻。加入血灵丸，照原方再服二剂，肿与血块亦消。列方于下以供研究。

东阿胶	全当归	生白芍	大生地	白知母
鲜姜片	生乳香	生没药	鲜百合	生怀山药
炒枳壳	紫油朴	生麦芽	茵陈蒿	

外药汁冲服血灵丸。

选自《朱壶山先生新医案》，文医半月刊，1937，3（1）：22.

【医案钩玄】

《万氏妇人科》载："忧愁思虑，恼怒怨恨，气郁血滞而经不行。"七情所伤，肝失疏泄。气行则血行，气结则血滞，瘀血阻于脉道。月经的产生以肾为主导。《傅青主女科》提出"经本于肾""经水出诸肾"的观点。若肾阴亏损，精血匮乏，源断其流，冲任失养，血海不足而致闭经。《医宗必读》中有"乙癸同源，肝肾同治"的记载。肝血肾精同源互补。肾精不足，化血无源，则肝失所养。《金匮要略·水气病脉证并治》云："经水前断，后病水，名曰血分，此病难治；先病水，后经水断，名曰水分，此病易治。"津液与血液的正常代谢源于气的推动。气化正常则血和津调，气化不利则津停血阻。妇人闭经，血行瘀滞，导致水道不通，而出现通身发肿的症状。故本案生血养肝，生水养血，从肝肾论治。

112. 崩　漏
张相臣

（病者）赵右，年三十六岁，寓天津法租界同善里，丙子年十月初五日诊。

（症候）素壮健，行动操作饮食照常，无羸象。血分时多时少，或崩下，或淋漓不止，少腹或微痛。近日，血分大下，脉沉迟而涩，显于两尺。

（病因）不节房事，伤及冲脉。瓜果冷食，有欠卫生。服他医固经丸，滋阴凉涩，血下更多。

（诊断）漏血已久，体虽壮而气不摄血。尺脉沉分迟涩，显系冲脉虚寒，络有虚热，血室有瘀之征。

（疗法）遵仲师《金匮》黄土汤法。假温脾而温冲脉，热则流通，瘀滞藉或可下；加以柏叶、竹茹，可清络热；炙芪、棕炭、炒蒲黄，提气以止新血，庶可有济。

（处方）

干地黄四①钱　　黄芩钱半　　　土炒白术三钱　　　附片二钱

炙甘草二钱　　　贡阿胶三钱，研末，分二次烊化　　　炙箭芪四钱

炒棕炭三钱　　　炒蒲黄二钱半，布袋煎　　　炒柏叶三钱

青竹茹三钱　　　灶心土两半，熬水煎药

（再诊）昨方一剂，分二次服，脉渐缓和。十服药后，血下而有黑紫块二枚。现已血分渐少，但觉身软无力，胸心微有烦热。似宜清补养血，益阴四物去芎法。

---

① 四：原作"肆"。下同。

（再方）

当归身三钱	九蒸熟地三钱	白芍药二①钱半	潞党参二钱半
云茯苓三钱	炙粉草钱半	炙箭芪三钱	
贡阿胶三钱，研末，分②二次烊化		鸡血藤片四钱	炒柏叶二钱半
带心大麦冬二分半		青竹茹二钱半	

（效果）再方稍有增减，连服四剂，血止气充。嘱以鸡蛋、腐浆、芋头、鳆鱼、海参、羊肉等滋补食品，注意卫生而痊。

选自《名医验案·莲塘医案·女科血寒络热崩漏证》，

国医砥柱月刊，1937，1（1）：46.

【医案钩玄】

固经丸功用滋阴清热，固经止带。用于崩漏系阴虚血热所致者，以滋阴清热为主。本例患者虽素体壮健，然不可见崩漏出血就一概使用凉血止血之法。细察病因症状可知患者是因为房事、饮食不节所致。尺脉沉、迟、涩均是虚寒之象，故前医使用固经丸无效，当用温经止血之品。黄土汤具有温阳健脾、养血止血之功效，主治脾阳不足、脾不统血证，标本兼顾，刚柔相济。

113. 产后恶露不行
何笑禅

民国十一年冬，敝人经友人约至平西三家店村中间路北侯宅诊病，谨将经过情形，详细录出，以作研究之料。

侯子精者，宛平一区三家店村巨绅也。其子棠荫，年三十岁，于十八岁时授室。其妻贺氏，亦平西琉璃渠村人。其妻自年十八岁与侯子结婚后，一向并无作产。忽于民国十一年冬月十九日，已怀妊将产。以未产之夜，昏迷十余次。即产之后，胎儿难下，恶露一滴全无，且产妇腹胀痛如刀割，号哭之声，达数院皆闻。迟至次早，此妇已现狂癫，不省人事，及腹疼不食，二便秘结，呕吐之象，故急延医诊治。经医生诊治后，均按产后不应峻攻之法

---

① 二：原作"贰"。下同。

② 末分：原作"钱"，据上文改。

治之，服药数帖后，其病转殆。自次早至敝人诊治时，已经医生三十余位诊治矣。以上均属无效结果。自经敝友介绍，敝人赴侯宅诊治后，方悉此妇，乃产后恶露未行，以至如此，非化瘀不能奏效，姑立一方，一腆[①]是否有效。岂知服药八小时，瘀血大下，此妇神志亦清矣。以下将所服之方照录，并无丝毫变异也。

开首第一方

（病因）因产后恶露不下。

（病状[②]）神昏，腹疼，癫狂，寒热往来。

（脉象）六脉沉大。

（舌苔）干黄无津。

（疗法）化瘀平肝，退热进食。

（用药）四物汤去白芍，多加攻血之品。

（处方）

当归六钱	熟地黄五钱	川芎三钱	桃仁三钱
红花[③]二钱	鸡血籐[④]五钱	丹皮三钱	白薇三钱
黑芥穗三钱	甘草三钱，引	女贞子三钱	炒鳖甲三钱

服药经过，结果：瘀血下行，血块尤多，甚至盆盎皆满，神志已清，只见寒热往来，腹中疼痛减轻。至次早，又约敝人至侯宅诊治。在又诊断时，此产妇已能讲话矣。敝人在最短时，听此产妇申谢之言，不下百句。所得诊后结果但见。

（脉象）六脉尚沉大。

（病状）舌苔纯黄，腹小痛不食，寒热往来。

（疗法）调经，益气，养阴。

（用药）八珍汤去白芍，稍加化瘀之味。

（再方）

大洋参三钱	于术三钱	甘草三钱	茯[⑤]神五钱

① 腆：于义不通，疑误。
② 状：原作“壮”，误。下同。
③ 花：原作“汤”，据下文改。
④ 籐：通“藤”。下同。
⑤ 茯：原作“伏”。下同。

川芎二钱	熟地黄五钱	芥穗三钱	桃仁二钱
红花三钱	远志三钱	鸡血藤钱，引	柏子仁二钱

照此方连服三帖。又诊，结果：寒热已退，饮食大增，腹疼亦愈矣。月事亦淋漓不断，只中气见败。

按：此妇当时可见中气不固之患，理所当然。自数经[①]化瘀攻血之品攻之，未有不伤中气者也。然伤之中气，尚能培养。若畏攻怵降，则此产妇殆矣。观夫行医之难，莫此为甚。望我行医者流，勉之勉之。敝人见产妇，在此时已脱险境，而入平安之路，又立一方，连服八剂。

（脉象）左寸为细，关尺短迟；右寸微细，关尺亦迟。

（舌苔）纯白而有津。

（疗法）养阴补气调经。

（用药）八珍汤略加味。

（三方）

大洋参三钱	甘草三钱	当归三钱	杭白芍三钱
熟地黄五钱	于术三钱	川芎三钱	鸡血藤五钱
寸冬三钱，去心	血余炭三钱	黄芪三钱，引	丹皮三钱
茯神三钱	远志肉三钱		

服过此药八剂之后，此产妇已能操作家事，以如平常矣。只见精神稍现不振之象。又经敝人立方，服前门外大栅栏西口内保太和广药店济阴坤顺丸六盒，每盒四两，每日早晚各服三钱，白开水送下。将药服完后，此妇健康一如往昔。且六年之间，此妇连举二男，亦云幸矣。此为民国十一年冬之事实，姑志之以待备考。

选自《名医验案·笑禅医案》，国医砥柱月刊，1937，1（3）：48.

【医案钩玄】

此案患者乃产后热陷血室，与血搏结，热瘀互结，导致恶露不行。一诊治疗用四物汤加减。因产后多阴血耗损，阳气不足，应慎用苦寒之品，故用四物汤补血和血，去白芍以防其敛邪；加桃仁、红花、牡丹皮、白薇活血化瘀，清热凉血；鸡血藤活血止痛；女贞子、鳖甲滋阴清热凉血；荆芥穗散血

---

① 经：原作"轻"，文义不通，误。

分之滞；甘草调和诸药。诸药合用，共奏凉血祛瘀疏肝之效。一诊后，热势减轻，瘀血下行，后谨守病机，用八珍汤加味益气养阴调经，诸症缓解。

114. 小　产
李雪楼

赵县邮局李凤三之媳，于暑月偶病呕吐腹疼，饱闷呕恶。医者以为感冒霍乱之症，用藿香正气散，病势愈重，即延余治。诊其脉，六部皆八九至，余曰："此离经脉也，旦占夕死，夕占旦死。"观其形色并无死症，验其舌苔①微黑，感冒霍乱不应有此现象，惟孕妇始有此脉。诘其夫，曰："孕已七阅月矣。"余曰："若然，则当小产。"盖妊娠之脉，得诊离经，夕占则旦产，旦占则夕产。孕甫七月，脉见离经，是以确知之也。此时若再用霍乱门中通套药，则母子俱毙矣。余用保产无忧散加土炒白术四钱，广砂仁一钱。服后次日产一死孩。延余复诊，诊其脉，六脉极细而芤，神志不清，昏迷欲绝，恶露骤闭，四肢发热，兼不出汗，此乃营血内亏，恶露骤闭所致也。与其拟就一方，用归脾汤，加炒陈艾三钱，广砂仁一钱，莲子心三钱，鲜藕四两，捣烂同煎。盖藕之性，生服则寒，凉血散瘀；煮熟则热，益胃补心。且此物七窍玲珑，丝连不断，用以为引，直通心肾。又加莲子心三钱，以清心解热。合之成方，以培元气为本，变通尽利，快何如之？四剂即愈，故以记之。

选自《名医验案·李雪楼治验经过记》，文医半月刊，1937，3（3）：12.

【医案钩玄】

《难经·十四难》："至之脉，一呼再至曰平，三至曰离经，四至曰夺精，五至曰困，六至曰命绝，此至之脉也。何谓损？一呼一至曰离经，再呼一至曰夺精。"孕妇临产时，脉象会突然一反常态。《脉诀汇辨·卷五》："欲产之脉，散而离经……此言产中之脉也，其脉与十月怀妊平常见者忽异。假如平日之脉原浮，临产则脉忽沉；平日之脉迟，临产则脉忽数；至如大小滑涩，临产皆忽然而异。盖十月胎气安定，一旦欲落，气血动荡，胞胎迸裂，自与经常

---

① 苔：原作"胎"。

离异，而脉亦非平昔之状貌矣。"本案离经脉正是此意。

妊娠期用药需当谨慎。本案患者因诊断错误，服药不当，导致小产，胞胎已殒损。若胚胎组织不排出或排出不全，则会导致瘀血内阻，新血不得归经，甚至导致亡阴脱阳的危重证候，临床当倍加警惕。治疗原则：若胎已殒而未排出者，急下胎以益母；若殒堕不全者，当尽快清除宫腔内残余组织。除本案所记述的补益肝脾的归脾汤配合凉血散瘀之品以外，临床还可使用独参汤、参附汤，遵循"有形之血不能速生，无形之气首当急固"的治疗原则。

115. 产后结胸

陈渔洲

（病者）袁颂如室人，二旬余，榴花人，现住石龙镇。

（病因）产后旬余，误投温补，痰瘀交结，遂成结胸。

（症候）胸中结痛，咳嗽痰多，渴喜热饮，气喘头眩，两胁微疼，不能起坐，起则晕厥。

（诊断）脉状缓滑，舌苔黄而底绛。脉症合参，是素因阴虚，产后误投温补，痰瘀交结于胸膈之中，肺不肃清，肝阳升动，成为结胸之候。

（疗法）与清肺镇肝，宣疏胸膈立法。加味小陷胸汤主之。

（处方）

瓜蒌实四钱	仙夏三钱	川连钱半	冬瓜仁八钱
田七钱半	茜根钱半	薤白二钱	生赭石六钱
葶苈钱半	丝瓜络二钱	生蛤壳八钱	旋覆花三钱

生姜汁半匙冲服。

（再诊）脉右弦缓滑，左弦紧滑，舌苔尚黄，气仍喘逆，口渴无汗，是冲气未降，外邪未清所致，加味麻杏石甘汤主之。

（再方）

麻黄五分	北杏三钱	生石膏四钱	炙甘草八分
苏子钱半	川牡蛎八钱	生赭石五钱	薤白二钱
田七钱半	瓜蒌皮钱半	瓜蒌仁二钱	淡海蛸五钱

仙夏二钱半　　　　生姜汁半小匙，冲服　　　　　　白酒一酒杯，合煎

（三诊）脉转弦软滑，较昨略柔，黄苔已退，舌底仍绛，咳嗽未止，气仍喘逆，胁肋尚疼，口仍渴饮，微见汗出，是外邪已解，肝肺痰热未清，与肃肺平肝法。

（三方）

生蛤壳六钱　　　　川牡蛎六钱　　　飞海石三钱　　　花旗参钱半

白芍药二钱半　　　北杏仁三钱　　　冬瓜仁八钱　　　旋覆花二钱

肥知母钱半　　　　田三七一钱　　　苦葶苈钱半

（四诊）脉虽略柔，沉取仍带弦滑，舌色光绛，渴虽渐止，咳嗽未蠲，两胁尚带微疼，肝肺积热未清也，仍主前法进退。

（四方）

生蛤壳八钱　　　　川牡蛎八钱　　　花旗参钱半　　　鲜茅根两半

白芍药三钱　　　　田三七一钱　　　冬瓜仁八钱　　　南杏仁五钱

泡海蜇六钱　　　　淡海蛸五钱　　　前胡钱半　　　　苏子钱半

（效果）病者家贫，无力再延复诊。翌日其夫来茶山，言昨日服药后，诸症均已减轻，胃纳亦渐苏醒，白㾦满布胸腹颈项，特请先生拟一善后方。余乃书牡蛎、蛤壳、茯神、仙夏、白芍、腊梅[①]、洋参、海蛸、谷芽、南杏、覆花等清养之品与之。后数日，余因事出石龙，则见其健步如常矣。

选自《名医验案·藻潜医案》，文医半月刊，1937，3（11）：12.

【医案钩玄】

《伤寒论》第138条："小结胸病，正在心下，按之则痛，脉浮滑者，小陷胸汤主之。"《金匮要略·五脏风寒积聚病脉证并治》："肝着，其人常欲蹈其胸上，先未苦时，但欲饮热，旋覆花汤主之。"本案除有痰热互结之症外，尚有"渴喜热饮，两胁微疼"等气血郁滞之症，故初诊以小陷胸汤合旋覆花汤加减，清热化痰散结，行气活血化瘀。后随复诊症加减，主以肃肺平肝，诸症自愈。

———————

① 梅：原作"枚"。

116. 产后发热

鄂棣华

张姓少妇产后阴分大亏，孤阳独旺，以致发热口渴，坐卧不宁，六脉沉数，尺部尤甚。他医咸以产后多瘀，凉药碍难施用为辞。余查其见证，并无腹痛痞块，可为无瘀佐证，乃以鲜生地、鲜竹茹、鲜石斛、天花粉、生白芍、全当归、二冬、知母、鲜藕，养阴清热之品一剂即安，再则愈矣，姑志此待正高明。

选自《医案·产后若无瘀证凉药可不禁用验案》，

国医砥柱月刊，1938，（11、12）：34.

【医案钩玄】

产后病治疗应根据产后亡血伤津、瘀血内阻、多虚多瘀的特点，以"勿拘于产后，亦勿忘于产后"为原则，临证时细心体察，结合病情进行辨证论治。正如张景岳《景岳全书·妇人规》指出"凡产后气血俱去，诚多虚证，然有虚者，有不虚者，有全实者。凡此三者，但当随证随人，辨其虚实，以常法治疗，不得执有诚心，概行大补以致助邪。"因此，对于产后确有热证需用凉药的病人，不可拘泥，但在选方用药时尚需照顾气血，清热勿过用苦寒之品。

117. 乳 痈

张相臣

（病者）韩右，年二十二岁，住天津旧三不管。

（病名）乳痈。

（病因）戊寅十月初九日来诊。因婴儿鼻风吹入左乳孔，以致闭结红肿成痈。

（症候）左乳偏右红肿，拒按而软，痛甚呻吟，显已溃之象。

（诊断）右脉数实，痛不能寐，数日未更衣。

（疗法）脓成欲穿，惧刀针。内服仙方活命饮，加瓜蒌酒炒，大黄以通大便而透脓。外用地丁、公英、赤芍、甘草汤洗净，贴以洞天膏。四围红肿处，以醋研紫蟾锭，合金黄散敷之。

（处方）

金银花四钱	防风二钱	白芷二钱	当归尾三钱
甘草节钱半	浙贝母二钱半，打	乳香钱半	没药钱半
穿山甲钱半	皂刺二钱	蒲公英二钱半	酒炒大黄二钱半
糖瓜蒌三钱	黄酒三两		

合水煎服。

（再诊）头二煎服后，大便已通，得睡后，疮自穿，脓出碗许，痛止心适，思食，惟四围仍红肿，先用当归、赤芍、地丁、甘草、葱头，煎洗疮口，掺以提毒散，涂以生肌玉红膏，外仍贴大张洞天膏，四围仍敷前药。

（再方）

金银花三钱	白芷二钱	防风二钱	广皮钱半
当归尾三钱	赤芍药二钱	生黄芪三钱	浙贝母二钱半
天花粉二钱	紫河车根三钱	粉丹皮二钱	生甘草钱半
黄酒二两			

煎兑水服。

（效果）再方连服三剂，毒尽肿消。疮口掺以八宝生肌散，仍涂玉红膏，上贴阳天膏。戒食鸡卵、倭瓜、无鳞鱼及歹肉并醋，不半月而口敛痊愈。伊邻朱姓妇，亦患此痈，因脓成，痛甚，求诊令服前方，一剂即穿，洗贴五六日而愈。盖痈疽疮症，要辨阴阳。按王氏《全生集》，活泼治疗，无不应手而痊，非西法之不论红白阴阳，概以手术割治为是也。

选自《医案·乳痈》，国医砥柱月刊，1939，2（7、8）：53-54.

【医案钩玄】

乳痈是乳房部的急性化脓性病变，表现为乳房部位红肿热痛，伴有发热恶寒等全身症状，相当于西医的急性乳腺炎。中医学认为乳头属肝，乳房属胃。乳痈由肝郁胃热所致。治疗上根据疾病所处的不同阶段辨证论治，正如《外科正宗·乳痈乳岩治法》中说"初起发热恶寒，头眩体倦，六脉浮数，邪在表，宜散之。发热无寒，恶心呕吐，口干作渴，胸膈不利者，宜清之……已成焮肿发热，疼痛有时，已欲作肿者，宜托里消毒……脾胃虚弱，宜更兼补托。溃而不敛，脓水清稀，肿不消，疼不止，宜大补气血。"本案患者脓成欲溃，故当清热解毒，托里透脓，再加上外敷，以增活血化瘀之效。

118. 石 瘕
张菊人

（病者）翟女，年二十一岁。

（病名）石瘕。

（病因）寒气客于子门，子门闭塞，气道不通，经闭不行。

（症候）经闭数月，瘀以留止，日以益大，状如怀子。

（疗法）初以温通经血，不应，腹益大，其势难解。因思病在胞中，汤剂恐难直达病所，遂遵用罗氏见晛丸法意。

（处方）

桃仁一钱	肉桂八分	党参一钱五分	血竭七分
泽泻八分	藏红花一钱	附子一钱五分	当归一钱五分
元胡一钱	水蛭五分，炒烟尽	大黄一钱五分	三棱一钱五分
木香八分	槟榔一钱		

水泛小丸，每服二钱五分，开水送下。

（效果）一料服毕，泻水一日，别无响应，而三焦水道，始与血分，仅仅通行而已。复配一料，夜半方进三钱，未及一小时，腹痛极剧，状如分娩。次早饮食如常，至午痛势更急，气逆呕恶，不能纳物，至晚痛一阵，紧一阵，不由前阴通行，反欲由谷道下坠。余知其血块甚大，子门不开，正气已馁，无力传送，遂令服参、术补正之品。未几，正气觉充，坠势见缓，延至子正，血行如注，连下血块七枚，大如覆杯。经行数日，面黄肌[1]瘦，复以培补心脾之品，日渐痊可。卧床四十日，始行告痊。此症患者，颇不乏人。

---

[1] 肌：原作"饥"，误。

经曰：可导而下。其导之之方，究竟施以何术，方能减少痛苦，尚俟质诸高明。

选自《治验三则》，北平医药月刊，1935，1（1）：61.

【医案钩玄】

石瘕首见于《灵枢·水胀》，曰："石瘕生于胞中，寒气客于子门，子门闭塞，气不得通，恶血当泻不泻，衃以留止，日以益大，状如怀子，月事不以时下，皆生于女子，可导而下。"经中"可导而下"有两种解释：一种是用导血之剂下之，一种是用坐导药下之。在本案中，医者使用通导攻下的方法去其瘀血。方中多为活血化瘀之品。《证治准绳·杂病》云："此病先气病而后血病，故月事不来，则可宣导而下出者也。"《难经》云："任之为病，其内苦结，男子生七疝，女子为瘕聚，此之谓也。"非大辛之剂不能已也，可服见晛丸、和血通经汤。

本病多因经期或产后，胞宫空虚，或伤于风冷，或情志内伤，脏腑失和，气血不调，气滞血瘀所致。症见少腹有块，逐渐增大等。治宜温经行气、活血逐瘀。

119. 脏　躁
王治华

陶女士峦，字伯峰，双十年华，待字闺中，躯体魁肥，多智健谈，掌教某校，尽职非常。忽患一症，变幻莫测。其父中冷先生，精明谨慎，宦游四方，颇有医学知识。平日素爱此女，乃以爱女之心愈深，忧女之病弥切，故特陪女来校，请予诊之。详询病由，秩序井然。予叹其留意医学，实为难能可贵，故特表而出之，亦纪念之韵事也。

陶先生问曰：此病起后，语言错乱，忽轻忽重，思想变异，忽钝忽敏，时而心神恍惚，居不安席，悲伤欲哭者何也？

予谓：此由精神变幻所致也。

曰：耳鸣如蝉噪，时而失聪，接耳大呼，方能听音，间或闻声则惊，如人将捕之，扁核腺时发红肿，香臭不知辨，甜辣莫能分者何也？

予谓：此由官能神经变动所致也。

曰：深畏日光，喜居暗室，闭目静坐，不愿见人，偶觉身体酸痛，忽而麻木不仁者何也？

予谓：此由知觉神经障碍所致也。

曰：牙关紧闭，难能见齿，头项现有结核，手指忽颤忽静，足筋时挛时伸者何也？

予谓：此由运动神经反[①]常所致也。

曰：两颊色如桃红，忽现忽没，痰涎时流，沾湿衣枕者何也？

予谓：此由血管及分泌异常所致也。

然则此究系何病耶？予曰：《金匮》所谓脏躁，西医之名歇斯底里者，即斯症也。斯症之原，良由动劳过度，阴分日耗，思虑郁结，夜不能寐，以致子宫血少而躁急之故耳。遂用仲景甘麦大枣汤加味治之。用甘草以解里急急痛挛急之候，大枣以缓挛引强急之症，小麦以养心气，又用石决明、生牡蛎、青龙齿、代赭石、紫石英，以镇静肝经。因运动神经之作用，古人皆属之于肝经也，用真琥珀、合欢花、灵磁石、炙远志、炒枣仁、白茯神、柏子仁、玳瑁、铁屑，以定心安神。因知觉神经之作用，古人皆属之于心也，用无价宝丹以除痰火之结聚。

方甫疏就，陶又问曰：此病症候多端，而独治肝、心、痰三者，能无顾此失彼乎？予谓：治病之要，须对主病发药，主病一愈，副病不治而自愈矣。设一症一药，则反互相牵制而不得良果。此余提纲挈领，深得治病之法，十余年经验之结晶，先生又何疑乎？盖统观令嫒之病，症候虽多，归纳其要，均可隶属于心、肝二脏及痰迷而已。因厥阴之脉，环绕阴器，而子宫亦为必经之路，治肝者即所以治子脏，此治本法也。子宫躁急，其神经反射于脑，脑亦受其影响，大脑皮质为知觉中枢，亦为各神经所隶属者也，故治心者，即所以治脑也，此治标法也。令嫒脉形滑实，痰涎时出，痰涌迷心，神志昏蒙之所由来也，治痰亦紧要着也。此方连投三剂，病减其半，再以前方加减数剂而痊愈矣。

按：脏躁一病，论症纷岐[②]，莫衷一是。谓其病在肺、肝者有之，谓其病在心脏者有之，谓其病在五脏者有之。而沈明宗谓其病由子宫血虚受风化热

---

① 反：原作"返"。

② 岐：通"歧"。

所致。尤在泾亦有是说。日人《类聚方广义》及雉间尾台均谓病在子宫相同。并与西人歇斯底里病在子宫者，不谋而合，则沈、尤之识见，真高人一等矣。予于斯症，又已治愈二人，一为保安处被服股股长詹浩然夫人陶淑贞女士，一为黄家埠蒋戚金之妻，均用甘麦大枣加味而效。然则先哲之经方，安可不悉心研究耶？

选自《名医验案·陶峦女士脏躁治验案》，国医砥柱月刊，1937，1（4）：41.

【医案钩玄】

《金匮要略·妇人杂病脉证并治》曰："妇人脏躁，喜悲伤欲哭，象如神灵所作，数欠伸，甘麦大枣汤主之。"脏躁，沈明宗所谓子宫血虚，受风化热者是也。血虚脏躁，则内火扰而神不宁，悲伤欲哭，象如神灵所作。甘麦大枣汤，尤怡在《金匮要略心典》云："小麦为肝之谷，而善养心气；甘草、大枣，甘润生阴，所以滋脏气而止其躁也"。故此案以甘麦大枣汤加减治疗，数剂而痊愈也。

120. 乳 岩
张相臣

（病者）赵右，年廿四岁，家寒，住天津日租界。

（病名）乳岩。

（病因）戊寅年四月初八日来诊。因数年前肝气忿郁，结于在乳。

（症候）右乳中结核数枚，按之则痛，皮色如常，尚有女婴食乳。

（诊断）脉弦而无力，气体素弱，饮食少，时或噫气。

（疗法）内服阳和汤加土贝母，以温通经络，舒畅郁结。内麻黄得熟地，不发表；熟地得麻黄，不凝滞，妙用在此。外贴阳和解凝膏。

（处方）

大熟地一两	北麻黄六分	真鹿角胶三钱，打碎，分头二煎炖化服
白芥子三钱，草研	上肉桂一钱，打	生粉草①一钱

———————————

① 粉草：为甘草之别名。

炮姜五分　　　　　土贝母三钱，打

（效果）此方连服六剂，核消痛失而愈。盖熟地、麻黄、鹿胶、桂、姜，温通经络；白芥、土贝，消痰解结；甘草解毒，而和诸药，故数年岩症，得此方而速效也。近十月初旬，法租界图书局司账韩某之妇，亦患是症数月，照服贴二剂而痊。惟戒食发物、恼怒，以免再发。

选自《乳岩》，国医砥柱月刊，1939，2（5、6）：32-33.

【医案钩玄】

中医学认为乳岩的发病原因有外因和内因两个方面，以内因为主。正气不足，七情内伤，肝脾郁结，冲任失调，导致脏腑、乳腺的生理功能紊乱，形成经络阻塞，气血瘀滞，痰瘀互结于乳房而成乳岩。本例患者从临床表现看，尚属疾病早期，但正气已有损伤。"皮色如常"，无红肿热痛等热证表现，故而在用药时选择了具有温阳补血、散寒通滞之功效的阳和汤，配合疏肝理气、健脾利湿、化痰散结之品。

121. 子宫炎
张拱端

某妇约四十岁，因月经未净，误伤房事，致子宫疼痛，赤白带下，小便短涩，六脉虚弱。用治带下法治之，带下稍愈，痛犹不止。作淋证治之，不效。自后半月未延诊，病由子宫子肠延及阴户发肿，渐渐肿翻，形似翻花疮样，用散血、消肿、定痛药亦不效。此时阴物肿极，不思饮食者，两腿难合，不能起床，势已随危。病者乃向邻妇方说出病由经水未断，误伤房事而起。邻妇告余，余方知此病作常法诊治不愈之故，乃用单方治之，兹将特效两方列下。

（服食方）

青木香四钱

水竹仁—握 即鲜 ① 水竹内面之黄，用刀劈去外，去发青与中层，取换内黄用之

---

① 鲜：原作"藓"，误。

上二味水煎服。

（洗方）

岩雄黄一两　　　生白矾一两　　　甘草三钱

上三味用大罐先煎甘草滚一二沸，乘滚冲雄黄用之白矾二味，一二分钟时，矾即溶化，随用手帕[①]一块，入药水浸透捞起，俟温度合宜，敷贴阴物，冷则再浸再贴，候药不冷不热之时淋洗之。

（效果）内服之药内痛除，外洗之药外痛止。一次肿痛渐除，二次病大减，服洗之药各用至三剂，病痊愈。

选自《胃肠治案三则附子肠炎一则》，国医砥柱月刊，1939，2（9、10）：43.

【医案钩玄】

阴肿是指妇人外阴部及外阴一侧或两侧，肿胀疼痛。此病始见于《诸病源候论·妇人杂病诸候》："阴肿者，是虚损受风邪所为。胞络虚而有风邪客之，风气乘于阴，与血气相搏，令气血痞涩，腠理壅闭，不得泄越，故令阴肿也。"本案患者月经未净，身体虚弱之时，误伤房事，虚损受邪，故发此病。肿者多热，外阴部位又属足厥阴肝经绕行部位，治疗以清肝经气热为主。

需要注意，本案中内服汤药中的青木香是指优质的木香，而非现在所指马兜铃科植物的根。马兜铃科植物用量大时有潜在的肝肾毒性，易造成肝肾功能损伤。水竹仁指天竺黄，功效清热化痰，可治疗心、肝二经的热痰证。阴肿一证属于肝经痰热之证，故用之。外用雄黄、白矾以消肿止痛。

---

① 帕：原无，据文义补。

第4章 儿科疾病

122. 口唇外现黑圈
刘楚瞻

民二十二年十二月间，予在北平执行医务。遇予戚李月三之女公子，年九岁，口唇外五分现黑圈如墨画。伊父母云，此孩非食积即火瘀。医院亦曾治疗，均无效。并云，每发此症即懒食。及诊其脉，右关为迟小，右尺更沉而微。立健脾和胃法，一剂而黑圈色浅，二剂而愈。按胃脉环唇，胃为土，水为黑色，水反侮土，故如是也。方列于下。

藿香梗三钱	陈皮二钱	白蔻二钱	甘草二钱
半夏曲三钱	益智三钱	砂仁二钱	白茯苓三钱
生姜三片			

选自《名医验案·口唇外现黑圈验案》，国医砥柱月刊，1937（4）：41.

【医案钩玄】

患儿口唇外现黑圈时即懒食，可知与脾胃有关。脾主运化，开窍于口。《灵枢·经脉》："胃足阳明之脉，起于鼻之交頞中，旁纳太阳之脉，下循鼻外，入上齿中，还出挟口环唇，下交承浆，却循颐后下廉，出大迎，循颊车，上耳前，过客主人，循发际，至额颅。"脉右关主脾，脉右尺主肾，脾土虚而肾水反侮，致黑色外现。

123. 食 积

易思兰

古今医案，多不胜数。大抵不外寒用热，热用寒，虚用补，实用泻而已。而能审因①辨②证，察脉定方，精详缜密，历历若洞见脏腑虚实，则莫易氏医案若也。其医案得见者，仅十余则。大概以天之六淫，合人身之六郁而成病，故其要法以开郁为先务，补益后焉。其用药以川芎、神曲、香附、苍术、苏梗、枳壳、桔梗、甘草数味为枢要，真有网维在手，超乎世法之妙，谓之可以开人心眼。特选数则，以供研讨。

某甲值七月秋忙，饥食二鸡子，酒数杯，时因恼怒，至暮，风雨大作，又当风沐浴，夜半身热寒战，腰背脊强，胸满腹痛。一医用五积散发汗，身凉战止。惟头额肚腹大热，又服柴苓汤。半月不愈，大便虽去不去，每出些许，即时作痛，又用大黄下三五行。病仍不减，反加胃寒吐逆，饮食入口即吐，吐时头汗如雨，至颈而还，四肢或厥冷或发热，大便一日二三次，小便如常。饮食不进者，四十余日，亦不知饥，形瘦日甚。脉象左手三部俱平和无恙，惟脾胃及大肠脉沉紧，按之则大，时一结，坚牢有力，推之不动，按之不移。知为气裹食积无疑。先以紫霜丸二十一粒，温水送下。二时不动，又送七丸。约人行三五里，腹始鸣，下如血饼者五六块，血水五七升，遂腹饥索食。以清米饮加姜汁及炒盐少许，一二杯与之，神气顿生。次早复诊，右寸关脉豁然如左。以平胃合二陈汤，日服一剂。后用补中益气汤，加麦冬、砂仁，清③晨服六味地黄丸，调理不□④月痊愈。

某甲之父曰："吾儿之病，外感内伤兼有。前医用汗药已愈，但胸腹痛甚，及下后，反增胃寒，见食即吐，粒米久不下，惟啜清米饮，是下非所宜矣。先生复下之而愈，何也？"易曰："有见脉于耳。左手三部和平，是无外症。右手脾胃及大肠脉沉紧而结，坚牢不动不移。《脉诀》云：'下手脉沉，便知是气。沉而有力者为积，沉紧为寒为痛。'自脉断之，阳明经当有坚积也。

---

① 审因：原作"因审"，据下文乙正。

② 辨：原作"辩"。

③ 清：原作"侵"，疑误。

④ □：原文不清。

书又云：'食积发热，夜热尽^①凉，头额肚腹最甚。胃中积热，蒸蒸头汗，至颈而还。'自外症观之，阳明有积甚明矣。"甲父又曰："先生论积固当，前医用小承气汤下之，不惟不能去积，而反加胸闷不食，何也？"易曰："病着先因气裹饮食，后复外感风寒。当日若用香苏散一剂，有紫苏叶散去表寒，有香附、陈皮内行气滞，表解食消，岂不两全？乃用五积散，虽有麻黄散寒，而当归等药，又补住食积，故胸腹愈痛。至于大、小承气，尤为未当。小承气去胃中之邪热，大承气去阳明之燥粪。而病者非邪热燥粪。盖邪热燥粪，乃寒邪自表入里，积热之毒，搏结阳明大肠中原有之粪，成块成燥，必遇大黄之寒，而邪热始散；得朴、硝之咸，而坚积始镕^②，此大、小承气之主治也。今病者乃有形之物自外得之者，且鸡蛋性冷而滞，食时遇恼，为气所裹，又加以沐浴受寒，气与食在内，寒邪在外，包裹坚固，其势有不易消者。夫欲解散寒邪，消化食积，非温热之药不可，食得热则行，得冷则凝。若不用温热反以寒凉治之，则寒势愈滋，食积愈坚，胸膈愈满矣。紫霜丸，有巴霜之大热以化寒凝，杏仁之辛热以破痰气，代赭石、赤石脂之重坠以镇定脏腑真气，兼之巴霜之性，走而不守，何虑坚不化，积不除？坚积去，则饮食自进，元气复而病自痊矣。"

选自《医案·选录易思兰医案数则》，文医半月刊，1936，2（2）：14.

【医案钩玄】

此患者因气裹食积后复外受风寒之邪，病之初应用香苏散，医者误用五积散，而当归等药补住食积，故胸腹愈痛，致病迁延不愈。大、小承气汤用于病邪由外而入导致的胃中邪热，燥屎内结。本例非邪热燥粪，承气所下为积热搏结原有粪块成燥屎。今为气与食在内坚结，寒邪包裹在外，其势不易消。欲解散寒邪消化食积，非温热之药不可，用紫霜丸辛热之品除坚积，坚积除，饮食进，元气得复，病自愈矣。

---

① 尽：原作"画"，疑误。
② 镕：同"熔"。

124. 小儿痢疾（一）

宁未龄

近日南风数至，湿气含混，小儿感之，遂起一班濡泄之症，《内经》所谓"湿盛则濡泄"是也。

余次子未足一岁，患泻泄，初未经意，既而日十余次，夜间啼叫尤甚，数日不已，渐至羸瘦。初啼哭时有烦状，余以柴、枝等与服，并敷其脐，烦躁除而泄不止。恐其转慢性脾败症，以温补兼分利药与之，稍止，旋又泄，泄则饭粒、菜蔬、茶汤，屎中尚可辨其原形原色，状颇险，然进食①不并平时。谓之为消则不渴，且非小儿应有之症；谓之为寒则能食，亦非飧泄洞注之比。但每便必作努力状，至红面筋胀不已。仔细揣想，知为里急后重，乃伤于空气之湿，失于辛凉表散，误成滞下是也。以预制之痢疾散调入紫葛、莱菔等煎剂内，一服而愈。因思索之勤，道成《泻痢论》一篇。

万应痢疾粉

苍术六两，麻油炒　　羌活四两　　杏仁一两，去皮尖　　川连五分
草乌一两，面裹煨　　酒军一两
共细末，收贮备用。

（主治）久泻不止，形寒下泻，慢性痢疾，赤白痢疾，肠胃不清，吐泻间作，小儿溏泄，粪便青色。

（服法）寒泻，胡椒、生姜汤下；水泻，灶心土、焦酒饼、灯芯汤下。兼呕，煨生姜、灶心土汤下；赤痢热多者，白头翁、秦皮、川连煎汤下；白痢滞痛温重者，莱菔子、生姜汤下并加白糖；气虚下陷，补中益气汤下；湿热入胃噤口者，石莲子、柿蒂、陈仓米加川连、紫苏各三片煎汤下。每服约五分，小儿减半，病重者，斟酌增用。

选自《痢疾医案·治痢笔记三则·小儿濡泄变成后重之经历附万应痢疾粉方论》，国医砥柱月刊，1938（8、9）：13-14.

---

① 食：原作"时"，疑误。

【医案钩玄】

《金匮要略·痉湿暍病脉证》言："若治风湿者，发其汗，但微微似欲出汗者，风湿俱去也。"外感风寒湿邪，除表证常有湿困中焦脾胃之腹胀、腹泻、脘痞的表现，治当温化寒湿，微微发汗，使风湿随汗而解。见啼哭有烦状，恐为热胜入里，则用辛凉表散之品。表邪易去，湿邪难化而留滞，后恐泻下太过伤脾，用温补兼分利之法。然治痢之法忌过早补涩，忌分利小便，此法闭门留寇，又引邪下陷，湿不去必困阻于肠，滞气伤气，则发为里急后重之痢疾。

万应痢疾粉中苍术芳香燥湿，羌活祛风除湿，川乌温阳散湿，杏仁理气行湿，黄连燥湿厚肠胃，酒大黄荡涤胃肠积滞，诸药相合，达到湿去利止之目的。

125. 小儿痢疾（二）
汪逢春

（病者）小宝宝，八月廿二日。

（症候）百日咳尚未痊愈，身热乍轻乍重，舌苔白，胃不思纳，赤白下利，其势颇急。暑湿蕴于肠胃，拟以升阳分利，佐以苦化之味，深虑热甚生惊。

（处方）

煨葛根五分　　香连丸三钱，布包　　生熟赤芍二钱　　赤苓皮四钱

赤小豆三钱　　苍术炭三钱　　　　益元散四钱，布包　建泻三钱

全当归三钱　　荷叶炭二钱　　　　扁豆衣三钱，连花　焦山楂[1]三钱

太乙玉枢丹二分，研细末，匀两次冲　　上落水沉香末一分

（再诊）余少爷，八月廿四日。

身热不退，里急后重，下痢色黑如墨，质小病重，亟以升降化滞，防转慢脾。

---

[1] 楂：原作"查"。

（再方）

煨葛根五分　　　　生熟赤芍二钱　　　赤苓皮四钱　　　香连丸三钱，布包

生熟麦芽三钱　　　建泻三钱　　　　　马齿苋三钱　　　益元散五钱，布包

赤小豆三钱　　　　全当归三钱　　　　荷叶炭三钱

琥珀抱龙丸一丸　　落水沉香末一分，二味同研，匀两次冲服

（三诊）小宝宝，八月廿六日。

身热虽退，头部燔灼，啼哭无泪，口张头摇，舌苔白而腻，两脉细弱无力，禀质虚弱，百日咳未宣，复感秋暑，伤及肠胃，下利减而不止，病甚重，拟以升阳温中防转慢脾。

（三方）

煨葛根五分　　　　赤小豆三钱　　　　苍术炭二钱　　　赤苓皮四钱

生熟赤芍二钱　　　全当归三钱　　　　扁豆花三钱　　　建泻三钱

马齿苋三钱　　　　炮姜炭七分　　　　木香梗一钱　　　荷叶炭三钱

枯子芩炭钱半　　　升麻炭五分

（四诊）小宝宝，八月廿八日。

下利已见粪滞，啼哭已有泪，胃纳渐有消息，舌苔白，腹部发热，手心灼热，两手清冷，百日咳复甚，病似小效，尚在危险之中，拟再以升阳温和。

（四方）

煨葛根七分　　　　全当归三钱　　　　苍术炭二钱　　　　连皮苓四钱

升麻炭五分　　　　炮姜炭七分　　　　鸡内金三钱，水炙　扁豆花三钱

赤小豆三钱　　　　淡吴萸钱半　　　　马齿苋三钱　　　　木香梗一钱

香砂养胃丸五钱，布包　　　　生熟麦、谷芽各三钱　　　川连七分

青盐半夏三钱　　　枯子芩钱半

（五诊）余小宝宝，九月二日。

下痢已止，大便滞下，口干思饮，百日咳尚未痊愈，脱肛未收，禀质太弱，脾虚不复，亟以升阳和脾。

（五方）

煨葛根一钱　　　　土炒白术三钱　　　炮姜炭七分　　　川连五分

绿升麻五分　　　淡吴萸钱半　　　扁豆衣三钱　　　香砂六君子丸五钱，布包

鲜煨姜七分　　　苍术炭三钱　　　生熟麦、谷芽各三钱

宣木心三钱　　　玫瑰花五分，去蒂

（六诊）余①少爷，九月五日。

下利色黑而滞，手足不温，头摇谵语，舌苔白，百日咳尚未痊愈，拟以再治脾胃。

（六方）

煨葛根五分　　　全当归三钱　　　鲜煨姜七分　　　香砂六君子丸五钱，布包

土炒白术三钱　　炮姜炭七分　　　赤小豆三钱　　　川连七分

淡吴萸钱半　　　苍术炭三钱　　　扁豆衣三钱　　　淡附片七分，盐水炒

玫瑰花一钱，去蒂　生熟麦、谷芽各三钱

（七诊）余少爷，九月十二日，太平桥。

下痢已止，百日咳尚未痊愈，右项起核，按之不坚，势将溃破，非结核也，乃肠胃余毒上攻所致，再以温和脾胃，以手足和缓为消息。

（七方）

煨葛根五分　　　　　香砂六君子丸五钱，布包　　　云茯苓四钱

香稻芽一两，炒　　　淡吴萸钱半　　　　　露天曲四钱，布包

焦薏米三钱　　　　　川连七分　　　　　　淡附片七分

焦白术三钱　　　　　鸡内金三钱　　　　　赤苓皮四钱

淡干姜七分　　　　　生甜冬术三钱　　　　赤小豆三钱

全当归三钱

选自《医案·泊庐医案》，北京医药月刊，1939，7：27-28.

【医案钩玄】

丹溪言痢疾以"湿热为本"。痢疾治疗大法为祛邪导滞，调气和血，顾护胃气。痢疾的基本病机是湿热壅滞肠中。只有祛除湿热之壅滞，才能恢复肠腑传导之职。避免气血之凝滞，脂膜血络之损伤，为治本之法。如干预不

---

① 余：原作"陈"，据上下文疑误。

及时，随着疾病演化，泻痢交作，纳差又难以及时补充水谷，久病必伤脾肾阴津，小儿极易诱发惊风，要注意及早诊断治疗。此案患儿百日咳未愈，又患痢疾，二病相加，治疗难度较大，经过近两个月的治疗，病情才得以痊愈。

126. 小儿麻症（一）
杨志一

王姓孩，身热一天，痧子初布，医不解透，反为凉遏，致大便泄而痧①回，气急鼻煽，咳啼无声，肌热口渴，舌绛吊缩，不能吮乳。显系痧毒内陷，津液下走所致。徒事养阴无益，急予升清透痧，宣肺生津。处方如下。

紫浮萍七分	川贝母二钱	紫菀七分	金石斛三钱
粉葛根三钱	生甘草八分	广郁金三钱	川升麻一钱
苦桔梗一钱	炒僵蚕②三钱		

按：上方两服，痧热外透，咳啼告畅，即有涕泪，此肺气已宣也。口舌回润，渐能吮乳，此津液上潮也。乃将原方去浮萍、紫菀二味，加云苓三钱、陈皮一钱，续进两剂而安。

选自《医案·小儿麻症验案》，国医砥柱月刊，1939，2（5、6）：27-28.

【医案钩玄】

麻疹是由外感麻毒时邪所致的一种急性出疹性时行疾病，以发热、咳嗽、流涕，全身布发红色斑丘疹及早期口腔两颊黏膜出现麻疹黏膜斑为主要特征，多见于幼儿。病程中以外透为顺，内传为逆。治疗上以"麻不厌透""麻喜清凉"为原则，不可过早用下法，否则痧回而病情恶化，当辛凉透邪解热，不可过用寒凉之品。

---

① 痧：原作"沙"。下同。
② 僵蚕：原作"姜蚕"。

127. 小儿麻疹（二）

杨志一

贾姓孩，初起水痘，继后麻痧[1]。前医恣用凉剂，致大便泄泻，痧子内陷，肌热起伏，咳嗽痰鸣，气急鼻煽。盖肺气闭塞，即今之肺炎症也。且面色㿠白，舌淡苔白，脉数无力，其为阳虚可知。舍温开外，别无治法。处方如下。

（处方）

川桂枝一钱	朱茯神三钱	制半夏三钱	黑锡丹三钱，包煎
白附子一钱	远志肉七分	橘红一钱	制南星钱半
薤白头钱半	白芥子八分		

（再诊）两投温开剂，咳嗽松畅，气亦平，神色转佳，渐能安寐，惟阳气不足，肌热留恋，小溲色清，大便仍泄，白苔稍化，脉软而数。再拟扶阳温化，处方如下。

（再方）

川桂枝一钱	五味子四分	制半夏三钱	巴戟天三钱
熟附片三钱	淡干姜一钱	橘红一钱	活磁石一两
黑锡丹三钱，包煎	远志肉七分		

按：古方三服，热退神宁，诸恙就痊，云亦速矣。

选自《医案·小儿麻症验案》，国医砥柱月刊，1939，2（5、6）：28-29.

【医案钩玄】

"麻、痘、惊、疳"为儿科四大疾病。麻疹以"透"为顺。此案患者误用寒凉导致麻疹内陷，引起麻疹喘嗽，即麻疹合并肺炎。患儿面色㿠白，舌淡苔白，脉数无力，辨证为阳气内虚，治疗用温阳散寒之法取得佳效。

---

[1] 痧：原作"沙"。下同。

128. 白口恶疮

惠松涛

此症险恶殊甚，非平常口炎"雪口""鹅口"等可比，类似西医所谓之"口腔毒膜炎"，然较之亦严重，笔者因无诊查器械及验菌学识，不敢武断病名，均加类似字，下仿此。

民二十三年秋，小儿景昌，甫周晬[1]，患口疮，初内腮间起一白块，如指顶大，渐至舌上亦起白膜，侵及满口，饮食渐减。

时余方就事外方，家人以青布蛴蟛等，擦去白膜，则出血，少焉膜复生，且厚如铜元，敷以"冰硼散""驱腐丹"等药，一无效验，胃纳愈呆。一医以为虚火上炎[2]，投以"附子理中丸"，遂唇肿如茧，头面浮肿，颜色青暗，目无神，颐下垂，精神委顿，声哑不出，二便闭，全不纳食，口中白膜，生长愈速，急促余归。抵家审视，险恶已极，姑以吴萸、半夏等分为末，调贴足心涌泉穴，病不稍减。余谛思此证，已无生理，其消化管，想均被白膜包裹，满布病菌[3]，且又中附子之毒，惟疏通二便，兼以解毒杀菌，使病邪药毒皆从排泄而去。用附子为向导之兵，法以酒涤醒之意，且以刺激困顿细胞，使再呈活跃之势，或可挽救万一，乃处下方。

生锦军三分　　淡附子二厘　　炙甘草二分　　秦当归三分
北细辛二厘　　姜半夏二分　　润元参三分　　光泽泻三分
赤茯苓三分

水煎，冲元明粉三分服之。

服后四时许，下秽如胶，色黑臭恶殊甚，中杂碎白膜甚多，小溲赤利，口疮渐退，诸恙均减，即能吮乳。时当夜半，家人喜而不寐，至余窗外相告。次连进二剂，继以滋阴调理，遂痊愈。

选自《医案·松鹤轩治验摘录》，中国医药月刊，1941，1（12）：27.

---

① 周晬：小儿满周岁。

② 炎：原作"延"，误。

③ 菌：原作"茵"，误。

【医案钩玄】

《诸病源候论·鹅口候》言："小儿初生口里白屑起，乃至舌上生疮，如鹅口里，世谓之鹅口。此由在胎时受谷气盛，心脾热气熏发于口故也。"鹅口疮虽多是由心脾积热所致，但虚实寒热辨证仍为首要。凡病程短，口腔白屑堆积，周围红，烦躁多啼，便干尿黄，舌红者，多属心脾积热之实证；病程长，口腔白屑散在，周围不红，形瘦颧红，手足心热，舌光红少苔者，多属虚火上浮之虚证。先前辨证错误，误用附子理中汤使病情加重，导致口中白膜生长愈速，遂唇肿如茧，头面浮肿，颜色青暗，声哑不出，二便闭塞，全不纳食，仍是体内积热未去，需用大黄、芒硝攻积泻热。

第5章 五官科疾病

（病者）范杰五男，毓文（即余同学范毓枝君令弟），十一岁，住荼山墟。

（病因）感冒风毒，上干[①]清窍，故成斯疾。

（症候）两目红肿，畏火羞明，时见痛痒，脉浮舌白。

（诊断）此风毒上干之眼疾也。

（疗法）先以生姜汤消肿止痒，继以祛风解毒收功。

（处方）

鲜生姜一两五，清水一碗，煎取半碗，顿服之，然后食药。

僵蚕[②]二钱	金蜕二钱	甘草八分	浙贝二钱
白蒺[③]二钱	南豆花三钱	木贼钱半	防风钱半
荆芥一钱	苓皮六钱	杭菊钱半	冬桑三钱

（效果）三剂痊愈。

选自《名医验案·风毒眼疾案》，文医半月刊，1936，2（7）：15.

【医案钩玄】

感受风邪，可见头痛、咳嗽、汗出、恶风等症。今见两目红肿，可知是

---

① 干：原作"午"，误。

② 僵蚕：原作"姜蚕"。

③ 白蒺：原作"白疾"。

由患者感受风毒之邪，内蕴肌肤所致。风为阳邪，其性轻扬上行，易攻人体上部，故两目红肿痛痒。治宜祛风解毒，消肿止痒。去除头面风毒之眼疾适宜选用轻清上浮之风药，药物质轻上浮方可入头面。风性轻扬开泄，风药疏散风邪则风毒可去。

130. 喉　风

钱同增　钱今阳辑

（病者）陈姓，五岁，左，无锡籍，住武进府直街。

（症候）咳嗽，喉间痰鸣，如锯如曳，呼吸喘促，面颊红赤，舌布腻苔，脉象滑弦。

（病因）外感燥邪，多食香甜杂物。邪郁化火，食郁化痰，痰火上壅，阻遏肺部。

（诊断）肺为痰所壅，为火所灼，是以气喘痰鸣，声如破竹。症势有喘闭之险。

（疗法）先用鲜土牛膝连根带叶（俗名牛膝馒头草，又名方梗对节草，为野生植物）捣汁，隔汤炖，温灌服，探吐痰涎。头见轻松，即服汤药。

（处方）

白前钱五分	炙苏子三钱	葶苈子钱五分	竹沥五钱
入姜汁一滴	射干钱	莱菔子三钱	白杏仁三钱
鲜菖蒲钱五分			

（再诊）一剂，呕吐痰涎甚多，大便二次黄黏，气喘已平，喉间痰声渐息，身微热，咳嗽，舌根腻苔。再为廓清余邪痰火。

（再方）

桑叶钱五分	苏子三钱	莱菔子三钱	瓜蒌皮三钱
竹茹钱五分	杏仁三钱	大贝三钱	黄玉金[①]钱五分
江枳壳钱			

---

① 玉金：即郁金。

（效果）前方服二剂。去苏子、莱菔子，加玉竹、甘草。又服二剂，即愈。

选自《名医验案·幼幼馆主·钱同增先生验案》，

文医半月刊，1936，2（10）：14.

【医案钩玄】

此案由外邪引动内里痰浊相郁化为痰热壅肺证。症见痰鸣喘促，无恶寒发热，脉象弦滑不浮，知邪不在表，已入里。用药专攻痰热，邪去润燥即可，选药守祛痰饮平喘兼顺气清热之法。李中梓言：莱菔子"下气尤捷，有推墙倒壁之功"，善下痰饮，最止咳嗽；再合枳壳，有"治痰必降其火，治火必顺其气"之意。

131. 眼鼻痛

张玉珍

本村有张志瑞者，年六十，业农。七八年前，偶得眼鼻剧痛之症，医治月余乃愈。二十三年秋，复犯一次，半月而愈。上月初间（旧历），旧症又发。眼睛、鼻孔，疼痛异常。先延某西医眼科专家，施以止痛治疗，丝毫未效。翌日其家人向余求治。余与病者既为同乡，又为同姓，立即驰往。及至其家，见其以头触地，弓腰伏卧，呻吟呼喊之声，达于户外。问之，则曰：眼睛、鼻孔，疼痛异常，非如此呼喊呻吟，以头触地，不能减其疼也。且每次都是这样，惟此次又加泻痢身热耳。诊之，脉象洪数。因思《伤寒论》中阳明经症有目痛鼻干之文，腑症有胃家燥热之说，今泄利虽非燥热，亦定为胃肠湿热所致。彼《伤寒论》中之葛根黄芩黄连汤，恰与此症相合，遂以此汤加霜桑叶、菊花、夏枯草、滑石与之，一剂而愈。

考吾国古圣之经方，苟用之对症，莫不效如桴鼓。今西医束手无策之症，而我国古方竟能一药而愈者，非一证乎？

选自《名医验案·经方验案一则·西医束手之眼鼻症用中国古方竟得获效》，

文医半月刊，1937，3（3）：11.

【医案钩玄】

《医宗金鉴·伤寒心法要诀》阳明表病脉证："葛根浮长表阳明，缘缘面赤额头疼，发热恶寒而无汗，目痛鼻干卧不宁。"此为太阳未罢，又传阳明，表里同病。且足阳明胃经循行入目内眦，挟口两旁，环绕嘴唇，故眼睛、鼻孔疼痛与阳明经密切相关。今又见身热、下利，可以葛根芩连汤为基础方，表里双解，清热止利。

132. 火眼云翳

孙鸣第

（病者）饶阳西张岗村，刘桂馨，年二十五岁，业商。忽患目疾，不信西医，故令治愈。

（病因）事繁任重，急火上升，致令眼发暴起，不可制止之势。

（症候诊断）左目红线绕睛，黑睛突然高起，云涌翳遮，不能睁眼，已经七八日，不堪痛苦，幸经王清臻君介绍，始来尹就医求诊于余医疗。

（疗法）利气行血，清心降火，退翳除赤之方，照方服一二剂，定能见效，兼点药。

（处方）

赤芍钱半	丹皮钱半	川朴二钱	槟片炒二钱
枳[①]壳二钱	酒川军二钱	菊花赤色，三钱	青皮三钱
陈皮三钱	柴胡二钱	蔓荆子二钱	胆草钱半
桑叶钱半	蛇衣炙干，钱半	元参钱半	生地二钱
寸冬三钱	盐知母二钱	川柏一两	薄荷五分

引水煎服。

（效果）二剂翳膜尽去，眼已睁开。

（再诊）照前方稍为加减，因翳膜乌有，减去蔓荆子、龙胆草、蛇衣、槟片，共去四味，加入枯芩二钱，再脉又一二剂。

（效果）前后服药共仅四剂，豁然痊愈。今则眼珠黑白分明，无异常人

---

① 枳：原作"只"。

矣。以其效果昭著，故特走笔录之于纸，用呈北平《国医砥柱月刊》社以资证明，而颁普济。

选自《名医验案·暴发火眼云翳遮睛验案》，

国医砥柱月刊，1937，1（1）：46–47.

【医案钩玄】

本病属于白睛疾病。白睛在五轮中为气轮，属肺。肺主气，主宣发肃降。若外邪犯肺，宣发肃降失职，导致气滞血壅，甚而蕴热，则白睛红赤肿胀。肃降不利，气逆血升，则白睛溢血。肺气闭郁，气血瘀滞，则白睛虬赤青紫，结节高隆。肺气过亢，往往乘及肝木，引起黑睛病变，使病情加剧。本案的症状表现既有白睛的表现，又有黑睛肿胀凸起。治疗用药上既清肺热，又清肝热。以疏风散热，清热解毒为大法。

现代医学认为本病有一定的传染性，一般要及时、彻底、坚持治疗。症状完全消失后仍要继续治疗一周时间，以防复发。

133. 目　疾

孙鸣第

（病者）敝村张东来，年三十六岁，业工，忽然患目疾，求诊于余，特介绍国医孙鸣第先生医治，眼药二剂，竟获效果，特录其方以供研究。

按此症，头疼，眼障，不能睁开，白眼赤化，黑睛白圈，纯是肺火乘肝，幸医治尚早，所以只用药二剂收功，可诏至灵，颇有提倡之价值。

（原方）

决明花六钱（乃决明之花，开花，色黄，细小，其叶，可食，亦明目）

赤家菊廿朵	霜桑树尖，觅得不落之叶三钱	粉丹皮二钱
薄[①]荷梗三钱	川贝母三钱，打　广陈皮二钱	四花皮二钱

---

① 薄：原作"卜"。

枳^①壳、枳实^②各一钱二分　　寸麦冬三钱　　　　知柏钱半

生石膏^③钱半，为末，布包　　芥穗五分　　　　酒川军钱半

水煎服一剂轻爽，二剂痊愈。

效验。

又有敝村张廷相子，乃吾之学生也，亦病目，介绍孙鸣第先生诊治。此症系大眼结膜，血壅上攻于目，小眦赤烂不堪，断为肺热，移于大肠，用下列方，二付全可。

（验方）

桑皮三钱　　　　枝子^④钱半　　　黄芩二钱　　　　生地五钱

赤芍钱半　　　　丹皮二钱　　　　双花三钱　　　　连翘钱半

石膏二钱　　　　生川军二钱　　　决明花六钱　　　寸冬七钱

木通二钱，为引

水煎服一剂见效，二剂痊愈。

选自《名医验案·孙鸣第先生新医案》，文医半月刊，1937，3（12）：9.

【医案钩玄】

《灵枢·大惑论》："五脏六腑之精气，皆上注于目而为之精。精之窠为眼，骨之精为瞳子，筋之精为黑眼，血之精为络，其窠气之精为白眼，肌肉之精为约束。"五轮学说即源于此。该学说可用于指导眼病的辨证论治：肉轮指上下胞睑，分属于脾；血轮指内外两眦及眦部血络，内应于心；气轮指白睛，分属于肺；风轮指黑睛，即角膜，由肝所主；水轮是指瞳神，内应于肾。案一，黑睛白圈，辨为肺火乘肝；案二，小眦赤烂不堪，辨为肺热移于大肠。两个案例的机制不同，故处方用药各异。案一用菊花、牡丹皮、枳实等清肺泻肝；案二则用桑白皮、黄芩等清泻肺热，与案一相比，石膏、大黄之用量增加，加强清肺通腑之力。

---

① 枳：原作"只"。

② 枳实：原作"只什"。

③ 膏：原作"羔"。下同。

④ 枝子：即栀子。

134. 面神经麻痹
吴学礼

（病者）陈姓，妇科，年二十四岁，住羊圈胡同九号。

（症候）左眼皮不能上举，口歪。

（脉象）沉弦，两尺虚。

（疗法）助正和中，养肝活血。

（处方）

当归三钱	酒芍三钱	桃仁三钱	草红花三钱
子青皮四分	酒元胡三钱	橘红钱五	半夏三钱
白术三钱，土炒	厚朴一钱	茯苓三钱	炙草三钱
生箭芪二钱	龟板三钱		

选自《医案·治验数则》，北京医药月刊，1939，6：30.

【医案钩玄】

《灵枢·经脉》："肝足厥阴之脉……循喉咙之后，上入颃颡，连目系，上出额。"目颊病，肝经主之。肝阴亏不能上荣面目，发为左眼皮不能上举，口歪之症。脉沉弦，两尺虚。沉脉主里，弦为肝脉，主痰饮，尺虚为肝肾精血亏虚。此案为肝肾阴亏兼痰瘀之证。桃仁、红花活血散瘀，当归、芍药、龟板养肝阴，半夏、橘红燥湿化痰，白术健脾燥湿，青皮、延胡索、厚朴行气理滞。

135. 齿龈炎
叶橘泉

前江苏省省长陈公惠农，体格修长而素性刚直豪爽，处事则认真不苟，对于省政，事无巨细，必亲自批阅，于政务烦冗之际，辄夜以继日，不怨不倦。平时有慢性便秘癖，常用果子盐以润便。民国二十八年春二月中旬，突患左侧下颌齿痛，经省府内医官（西医）某君诊治，投以止痛之剂，其痛虽暂时较减，而下臼齿龈部肿大，颌高凸，呈如含有核桃之状，颊车拘紧，开阖不利，而致言语不灵活，嚼食不可能，乃电邀余往诊。诊得脉搏沉实紧张，舌白苔腻罩微黄。检视舌苔之际，因颊车拘紧而舌不能全部伸展。自觉症则形寒肩凝，头胀，左侧齿龈有木硬钝痛感，心烦，睡眠不安，病灶则色白不红，体温不升，触诊局部则木硬而有酸痛感，腹证则胸胁坚满，直腹筋拘挛，大便二日不行，小便少而色黄，口不渴。余思维寻绎，推索其病理，恍然大悟，盖因批阅案卷夜以继日，烦劳失眠，致神经兴奋，而上部充血，所以齿龈胀痛，又因西药之镇静止痛作对症处置，而血脉凝注，转成阴证寒象，盖已由急性炎症而来慢性机转，此古人谓之牙槽风毒，势有化脓之概，寻思拟用大柴胡汤，或桃仁承气汤，继又考查其局部麻木坚硬，恐非兼佐窜透解凝之药，不能奏功，因处方案如下。

"烦劳越度，心胃火燔，阳升于上，致血热冲激，左侧龈肿，颊车因而拘紧，妨碍开阖，饮食为之不利，外则形寒骨楚，内则心烦不安，脉象沉弦兼滑，舌苔白厚且腻，此内有蕴蓄之火，外有风寒相搏，酿成牙槽风之候也，势防化脓，以疏风散火，平血降冲，仿仲景桃仁承气加味。"

桃仁三钱	桂枝钱半	生军三钱	全蝎一钱
僵蚕三钱	鳗鲤甲三钱	防风二钱	白芷二钱
芒硝三钱	枳实二钱		

上方服一剂，翌日复诊，自觉症恶寒肩凝等已退，且局部木便亦觉松动，大便尚未行，仍守原方不更。第三日大便连下二次，肿硬已著明消去有十分之四，言语食事均无妨碍。陈公大快，而对余称许奖勉有加，余又为之处方案如下。

"牙龈充血，古称胃火之上升，肿硬胀痛，因于风寒之外搏，由局部之病而诱起头疼形寒，肤热心烦，大便闭结，眠食不安，昨投桃仁承气加味，为疏风散火平血降冲法，药后全身之症状悉退，局部之肿胀亦减，再守原法。"

桃仁三钱	桂枝一钱	当归钱半	僵蚕三钱
全蝎一钱	白芷二钱	皂角针二钱	生军三钱
赤芍钱半	川芎一钱		

上方连服三剂，龈肿全退，诸恙均消而愈。

陈公对于国医国药夙有研究而具信心，自经此次体验，尤信中国古方医药之确有良效而值得提倡，乃决心斥资创办苏州国医医院，主事国医方药治疗，收容病人施给医药，期以普济贫病。委余主持医务，办理不足两年，治疗成绩尚称不劣。只以省府改组，不为现当局所提倡，国医院又乏基金，而陈公因素性淡于仕度，两袖清风，势难独力支持，虽经同人等勉力从事，其如现社会百物胜贵，药材亦因之奇昂，同人虽有普济贫病之愿，其如无米之炊，巧妇难为兴，念及此，不禁为国医学术前途日心耳。

选自《治验·齿龈炎》，中国医药月刊，1941，2（2）：23.

【医案钩玄】

古之牙槽风即今之齿龈炎。本案之牙槽风是由痰火邪毒炽盛，积热上攻所致。初起当疏风清热解毒。西医施以止痛之剂，寒凉虽可暂缓牙龈红肿热痛，然治标不治本，使血脉凝滞，见阴证寒象。患处木硬拘紧，故于方中加入全蝎、僵蚕等。内有蕴火未消，外有风寒相搏，恐有化脓之势，治以疏风散火，平血降冲，药后不但局部之齿龈肿胀消失，而且全身之症状悉退。本案用药之妙在于处方之中少量使用桂枝一钱畅通血脉。

136. 脑　漏
魏　萱

脑漏即鼻渊之重症，西医名为蓄脓症（详分之有上额窦蓄脓症，前额窦蓄脓症，蝴蝶窦蓄脓症，筛骨蜂窝蓄脓），多系由鼻黏膜炎续发。轻症施以姑息疗法，即可痊愈；重症往往须行手术疗法。本例为一较重者，历经济南诸大医院治疗不愈，后服中药二十余剂，霍然告痊。兹录经过，以供参考。

患者十七岁，身体强壮之女子。

既往症：两年前鼻中时感瘙[①]痒，因以手指搔抓，其后言语时带鼻音，以无痛苦，未加注意。迄三个月前，鼻内忽流浊涕，自觉奇臭，乃赴各大医院求诊。经 X 光等诊断为左上额窦蓄脓。初则仅与以点鼻药及熏鼻药，其后诸症日渐增恶，乃施手术割治，仍未稍愈。继经某专科医院诊云，各窦均化

———————
① 瘙：原作"搔"，误。

脓，须分别施行手术，否则生命极为危险。六月十九日，经友介绍来我处求诊。

现在症：晨起鼻中出脓，量甚多，味奇臭，前额痛如劈，甚则后头部，亦发疼痛，眉间搏动，有压痛，眼球胀痛，听觉障碍，鼻中异物感，记忆力减退，大便三四日一次，体温三十七度八，经血月余未至。

治疗经过：额及鼻部施冰囊，以压痛，易以冰湿布罨包。内服下方。

辛夷钱半	酒川芎二钱	金银花五钱	青连翘三钱
藁[①]本二钱	苍耳子三钱	黄菊花三钱	条黄芩三钱
白芷二钱	节菖蒲三钱	北防风三钱	细辛八分，同捣
大生地四钱	当归三钱	酒川军二钱	元明粉二钱，同捣
全瓜蒌六钱			

服二剂，诸症略减，大便通，改服下方。

辛夷钱半	酒川芎钱半	金银花五钱	青连翘三钱
藁本钱半	苍耳子三钱	黄菊花三钱	条黄芩二钱
白芷钱半	节菖蒲三钱	北防风二钱	细辛五分，同捣
大生地三钱	白芍三钱	蒲公英三钱	

上方服八剂，诸症均退，经血亦见，惟每晨仍稍流浊涕。前方再减量，又服十剂，同时以重曹水洗鼻，乃告痊愈。

选自《治验·脑漏治验一例》，中国医药月刊，1941，2（3）：23-24.

【医案钩玄】

《景岳全书·鼻证》："鼻渊证，总由太阳督脉之火，甚者上连于脑，而津津不已，故又名为脑漏。"陈士铎《辨证录》云："夫脑漏即鼻渊也，原有寒热二症，不止脑热而成之也。"鼻渊致病原因可分为风、火、寒三种。贼风侵袭，经鼻而上于脑为伤风；阳邪外烁，肝火内燔为伤火；冬感寒邪，寒气侵脑为伤寒。此患者病邪由鼻而入，伤风化热，热灼津液，治宜清热解毒通窍。鼻渊内外合治，对于提高疗效至关重要，本案在内服药物的同时，用重曹水洗鼻，属于内外结合的治疗方法。

---

① 藁：原作"槀"。下同。

第6章 伤寒、温病类疾病

伤寒类病证

137. 伤 寒

刘亚农

　　拙著二十世纪《伤寒论》六经诊断篇第五页载：邪有从太阳直传太阴脾土者。又曰：或本经有宿病，或虚弱，能引邪入里，皆能越经传。又曰：伤寒六淫之邪，中于三阳者，顺也；中于三阴者，逆也。又曰：不从阳明、少阳过，而遂入于三经而即病者。鄙人今秋虽患斯病，因将经过及治法，露布于月刊，以供读者研究。

　　鄙人速被虚寒，二十年来不食水果，向以姜、萸、附片代茶，每早以红糟炒生姜炖羊肉煮面代点。今春就天津某公司之聘，起居饮食不如家居之方便，日惟三餐。早餐稀粥，晚饭必咀饭二碗，防临寝之饥也。有时食水果，饮凉茶，作客者势所必然。且公司人多，夏必掀窗睡，鄙人亦将就不避户。然积之又久，风寒伤肺俞而不觉也，冷积中太阴而不觉也。入秋忽伤风，微咳喉痛，以散寒宣肺药饮之，略汗即愈。愈后怕风，夜多畏寒，以玉屏风进之，亦瘥减。照常工作。某日午前恶寒，午餐强下饭数口，如鲠作喉，下咽之饭如在胸口，因即退出。饭后毛际耸瑟，知邪入腠[①]理，即署桂枝、姜、夏、苏梗、陈皮加吴萸一钱，急到药。命舆带至亲属家，而寒热大作，掩卧

---

① 腠：原作"凑"，误。

床上，煮药服之。夜不得汗，寒热略减。翌日能饮稀粥半碗，将桂枝改藿香、郁金升脾转太阴；妨吴萸太降，改椒目以散中焦之寒。临睡寒热又重。前午咽下之饭，仍似在膈。加以椒逆，呕数次则遂如厕更衣，带里急，知邪已直趋太、厥阴，且有实积在胃肠间矣。爰即由津返京寓。前方藿、郁改旋覆、薤白，加神曲、腹皮、川朴，去椒目，进之二剂。再加桂枝，症不减。口鼻所闻，秽臭难堪，胸痹恶心呕逆，午后微发热畏寒，肚腹不痛。又重用藿香六和丸，意亦无效，知其坚积凝寒，非下不可。因与以巴霜丸甘小粒，下三次不畅。又服甘小粒，共泻七次。翌日再服甘粒，妨中气伤，饮牛乳少许，又泻六次。到牛乳亦泻出，知积已尽矣。然病皆不少减。至此已七日片食不进矣。表散皆不出汗，知风邪久聚太、厥阴之间，非从少阳、厥阴和解，针药并施不可。因约名针科焦会元商刺中脘、期门、章门、气海、三里、通谷、巨阙。二日刺椎①、曲、合、内、阳、里。三日刺陶、曲、合、内、阳、里、行。四日刺中俞、章、关、期、冲、商阳、关、公等穴，一面服小柴胡、温胆汤，加生姜、白芷、防风二剂。呕逆瘥过半，然诸症如故。某夜呕出牛乳稀水，知是悬饮寒水为虚。因署桂枝三钱，良姜、干姜、生姜，各二钱代茶。饮一次胸始开，二次更瘥，三次又爽，乃断是凝寒阴②霾四布，邪积虽去，少阳、厥阴之机虽转，而五脏六经之寒湿未化，烦扰不已，故舌苔白浊带灰黑色。灰色者，寒症则奇寒，热症则内热。此方服至十剂，虽无汗而呕逆除，烦扰减，舌渐化，胃渐开，食渐知味，鼻能闻香臭。同道者来诊，均以虚寒，议进吴萸、姜、附。予力止之曰：泻未尽。众以扶正为先，药下咽，彻夜吐呕未休。翌日改用柴、桂、姜、夏而减。可见病之实者，万不可略投温固辛降之剂。固降之邪无出路而转剧。病之虚者万不可略投散表。非于临床下药之间，权衡试验，不可粗心刚愎，自以为是。盖凡人之嗜好居处，髓气之寒化热化，各有不同。虽天士复生，且不能一诊便断其所偏焉。

选自《医案·伤寒越传直趋太厥阴治案》，

国医砥柱月刊，1938，1（10）：30-32.

【医案钩玄】

《伤寒论》以六经作为辨证论治的纲领。六经指太阳、阳明、少阳、太

---

① 椎：原作"稚"，误。

② 阴：原作"除"，于义不通，疑误。

阴、少阴、厥阴。六经病的传变与否，取决于四个主要因素，一是正气的盛衰；二是邪气的轻重；三是治疗得当否；四是体质的强弱与宿疾的有无。六经病中产生之"直中"的原因在于正气内虚，抗邪无力，病邪得以越过阳经而直中阴经发病。此案患者素体虚寒，二十年来不食水果，向以干姜、吴茱萸、附片代茶，阳气不足，外感风寒之邪，可发生直中太阴、厥阴之证。

138. 伤寒（湿温伤寒）
汪逢春

本市内二区高碑胡同十二号阎某，年十八岁，于二十七年十月间患湿温症。曾经杂药乱投，遂致缠绵月余。形瘦肉削，正气大虚而身热犹炽，溲血便泄，诸般险症毕见。家人惶恐失措[①]，由新北京报社社长凌抚元先生介绍，来吾师寓所就诊两次。因病者身体尪羸已经不能起作，由所派建昌等往病家详细量诊，始转危为安。兹将方案刊登以供阅者参考并希指正也。

（病者）阎左，十八岁，高碑胡同，十一月四日，初诊。

（症候）面㿠形瘦，身热烦躁无汗，小便有血，大便溏泄，左脉细弱，右弦滑。病已月余，伤寒传经，病实正虚，治之非易，姑以宣和阳明[②]兼顾手少阴、足太阳二经备候，高明政定。

（处方）

香豆豉三钱	朱连翘三钱	保和丸四钱, 布包	朱赤苓四钱
香青蒿一钱五	淡吴萸七分	焦薏米三钱	建泻三钱
煨葛根五分	厚朴花一钱五	川连七分, 炒	白蔻衣一钱五
生草梢一钱五	小木通七分		

（再诊）十一月五日。药后虽有微汗而身热不减，泄泻已止，烦躁，舌苔白质绛，口渴引饮，左脉细弱，右弦滑，白㾦退而复见。病月余，伤寒传经，其势甚重，治之非易，姑再以宣化和中，分利足太阳经备候，高明政定。

---

① 措：原作"惜"，误。
② 阳明：原作"汤明"，误。

（再方）

香豆豉三钱	焦山栀二钱，炒	朱连翘三钱
保和丸四钱，布包	苦杏仁三钱，去皮尖	香青蒿一钱五
制厚朴一钱五	川连七分，炒	焦薏米四钱
赤苓皮四钱，朱拌	嫩前胡一钱	鲜枇杷叶三钱，布包
白蔻衣一钱五	建泻三钱	益元散四钱，布包
真玉金①一钱五		

（三诊）十一月六日。身热略退，两脉仍见细弱滑数，舌苔白尖绛，白痦已有还象，晶亮不实，小便短赤，口渴思饮。伤寒重症，迄今月余，邪气尚炽而正气已衰，治之非易，姑再以宣化表里备候，高明政定。

（三方）

香豆豉四钱	焦山栀二钱，炒	真玉金三钱
焦薏米三钱	建泻三钱	嫩前胡一钱
香青蒿一钱五，炒	鲜枇杷叶三钱，布包	白蔻衣一钱五
方通草一钱五	制厚朴一钱五	川连七分，炒
益元散四钱，布包	朱赤苓四钱	新会皮一钱
朱连翘三钱	苦杏仁三钱，去皮尖	猪苓四钱

（四诊）十一月七日。身热渐退，两脉细弦滑数象已无，舌苔白尖绛，口渴渐减，小便频数，白痦渐还。伤寒重症，虽见小效尚不足恃，再以前法加减。

（四方）

香豆豉四钱	焦山栀一钱五，炒	姜竹茹三钱
鲜枇杷叶四钱，布包	益元散四钱，布包	嫩前胡一钱
香青蒿一钱五，炒	新会皮一钱	白蔻衣一钱五
焦薏米三钱	制厚朴一钱五	川连七分，炒
真玉金三钱	朱赤苓四钱	方通草一钱五
朱连翘二钱	苦杏仁三钱，去皮尖	猪苓四钱

---

① 玉金：即郁金。

建泻三钱

（五诊）十一月九日。身热渐退，白痦已还，口渴亦止，舌苔白，两脉弦滑数，按之无力，尺部不藏。伤寒重症延绵日久，正虚已极，虽见小效尚不足恃，仍宗前议。

（五方）

香豆豉四钱	焦山栀一钱五，炒	制厚朴一钱五
川连七分，炒	朱赤苓四钱	苦杏仁三钱，去皮尖
鲜枇杷叶三钱，布包	嫩前胡一钱	姜竹茹三钱
白蔻衣一钱五	猪苓四钱	鲜煨姜七分
制半夏三钱	粉丹皮一钱五，盐水炒	焦薏米三钱
真玉金二钱	焦苍术二钱	朱连翘二钱

（六诊）十一月十六日。身热虽退，两脉细弦滑数象亦略减，昨日大便一次，通而不畅，舌苔白腻，胃纳尚佳。病久形瘦肉削，湿热虽化而正气大伤，由虚涉怯，洵可虑也，亟以扶羸养营以顾正气备候，高明政定。

（六方）

银柴胡一钱五，鳖血拌炒	地骨皮三钱	枯子芩一钱五
制半夏三钱	粉草一钱，炒	青蒿一钱五
新会皮一钱	川贝母二钱，去心	焦薏米三钱
粉丹皮一钱五，盐水炒	香砂六君子丸四钱，布包	扁豆衣三钱
料豆衣三钱，炒	连皮苓四钱	炙鳖甲四钱

（七诊）十一月二十一日。诸恙向安，脉数亦减，舌苔薄白，胃纳甚佳，大便亦调，小便尚有渣滓。久病虚弱不复，再以扶羸养营，宜乎慎起居，调饮食，徐图来复也。

（七方）

银柴胡一钱五，鳖血拌炒	炙鳖甲四钱	扁豆衣三钱
连皮苓四钱	粉丹皮一钱五，盐水炒	炙陈皮一钱
料豆衣三钱	建泻三钱	香青蒿一钱五
枯子芩一钱五	焦薏米三钱	益元散四钱，布包

香砂六君子丸四钱，布包　　金当归四钱

选自《医案·泊庐医案·伤寒门》，北京医药月刊，1939，3：36-38.

【医案钩玄】

湿温病为外感湿热病邪，内有太阴脾土损伤，内外合邪而发。湿温初起忌用汗、下、补诸法。恶寒发热，少汗，头身痛，误认为伤寒，辛温发汗，湿邪上蒙清窍；胸闷脘痞不饥，误认为食滞，苦寒攻下，脾气伤则陷下；午后身热较甚，误认为阴虚，滋阴，湿滞不化。《温病条辨》云："汗之，则神昏耳聋，甚则目瞑不欲言；下之，则洞泄；润之，则病深不解。"观其症状方药，为痰热内炽，心阳气虚，兼外邪留连之证，治宜宣散外邪，化湿利小便，护胃和中。

139. 湿温伤寒
袁善徵

湿温伤寒之命名：国医有伤寒病名，西医亦有伤寒之病名，然其关系是否相当，则议论纷纭，莫衷一是。夫国医之伤寒名称，始见于《内经》曰："夫热病皆伤寒之类也。"换言之，伤寒亦为热病之类矣。至东汉仲景撰《伤寒论》，其名乃大著。湿温之名始见于《难经》曰："伤寒有五，有中风，有伤寒，有湿温，有热病，有温病。"是则伤寒为热病之总称，又为热病中之一种。湿温亦为热病中之一种。湿温之名自清代至今，遂成为国医界通用之病名矣。然自西医学说输入以来，社会人士对于伤寒之危险性知之者众。提及伤寒病名，几乎妇孺皆知，而国医界则以为湿温症候，颇与西医所谓之伤寒相当。为便于社会人士易于明了起见，故联合湿温与伤寒，而谓之湿温伤寒，此国医命名之大概也。西医之伤寒或称肠窒扶斯或称肠热症，其原文为Typhus abdominalis，系由伤寒杆菌传染所致，其病灶在小肠，倘被溃烂，使肠出血，甚至穿孔，则有生命危险。本题所讨论者，即此种伤寒也。

湿温伤寒之普通病象：热度起落，缠绵难退，普通以一星期为一候，共历四候乃愈。第一候热度逐渐上升，成阶梯形；第二候热度稽留不退；第三候每日午前热度可降至常温，午后上升如疟；第四候热度逐渐下降而至痊愈。

脉搏不与体温成比例，即体温增高而脉搏不与之增加也。至第二、第三候以后，胸腹部起白㾦，回盲部有压痛，舌苔黄腻，逐渐后缩成三角形。虽然本病之证象，颇不一致，即临证多年之老医生，有时亦不易诊断，所谓识证最难是也。详细情形可参考西医内科学传染病。

湿温伤寒之危险性：本年六七月间沪上伤寒病症猖獗，死亡率亦甚高。见《申报》六月二十四日载：公共租界六月二十一日午夜前一星期内，华人患病及死亡人数概志……伤寒患者九十人，死亡六十八人。又七月十五日载据同上，卫生处报告，上周患病及死亡人数以伤寒最多，患者计九十八人，死亡达八十八人之多。又七月二十二日载据同上，卫生处发表之传染病统计，于十九日午夜前之一星期内，界内华人患伤寒症达一百十一人，死亡有九十五人之多。由此观之，伤寒之死亡率甚高，殊足令人咋舌。究其原因：不外下列五端。

一西医治疗伤寒，既无特效药，又无良好之对证疗法，遇高热时用冰囊以劫热或打退热针以制之，对于病体有害无益；注射强心针、维他命B及C、葡萄糖，对于病体当有补益，但决非治疗本病之根本办法也。

二国医素负治疗伤寒之盛名，然以轻灵派，滥用豆豉、豆卷等无用之药，贻误病家不一而足，真正能治伤寒者确系少数，此国医界不得不自反者也。

三病家缺乏医学常识，又不信良医吩咐，操心过急，或一日数医，或二三日更一医，或贪食妄动，致生危险者。

四在高热时，病者恒神昏谵语，见鬼见神，于是信神不信医而自误矣。

五病者体质素弱，变化太多，不能耐长时间之高热者。

一个变化特殊的湿温伤寒：本年六月间有顾寿山君，年十二岁，住居上海城内计家巷。向患小肠气，体质素弱。据其父母报告，此次患伤寒，在初病时延某医生诊治，一周后，忽大汗退热，饮食避风，极其留心，如是者一周安然无事。近来复发热三日，前医已不敢负责，故请先生诊治。该时（二十四日午后）热度高至四十度，脉搏一百二十次，是时从起病至今共历十七日，腹部白㾦满布。余用退热强心药治之，翌日稍退，乃加减前方治之。但至二十六日热度高至四十度七分，脉搏一百四十八次。余防其热厥或虚脱，乃加重退热强心止汗药治之。又因顾君体质素弱，恐有意外变化，嘱其父母，特别注意。病家甚信余言，并面约明日复诊。惟至翌日上午九时，顾府忽来一电话，谓小儿不肯吃药，请勿来复诊。此时余疑有变，倘能另请高明诊治，俾有转机，亦可减轻自己之责任。检讨处方，并无错误，然究竟如何变化，一时无从探询。约过一小时又来一电话，请余下午复诊。余更疑此中有故，且亦不愿负责，嘱其另请高明，而病家谓无论如何，要请余诊治一次，余乃知病家之信仰心甚坚。午膳后即往一视，据病家云昨晚服药，夜间忽出大汗，致全身四肢冰冷，精神疲极，家人大骇，以为必无再生之望，现在神志较清，故请来一诊，余乃恍然。诊得温度三十五度九分，脉搏九十次，汗已止，神志亦清。余谓病家曰，昨用止汗退热药，本可不出汗，而退热亦不至如是之速，今竟大汗退热，殊属稀见，照现在情形甚善，倘于一二日内不生变化，可以勿药矣。如此安度十余日，至七月十日又请余复诊。据云昨日发热无汗，今日自汗甚多，诊得体温降至常温以下而肤凉心衰，用止汗强心药治之，以防虚脱。从此以后，始无变化而痊愈矣。总括此病起于六月八日至七月十日以后痊愈，共历一月有奇，中间大汗三次，随出白痦亦三次，发热约三周，间以自汗退热二周，每次均以大汗退热但退热后约历一星期又复生热，生热后又以汗退。伤寒与外感不同，本不能以汗退热，而本病竟以汗退一星期，至其复发之故，因病家对有调养，亦极注意，不能明了也。余治伤寒甚众，遇如此变化者殊不多见，故写出此中经过请同道指教。病者身体素弱，卒能维持生命者，盖用强心药之力也。

医案如下。

六月二十六日诊。

今日体温增至 40 度以上，脉象软数达 148 至，舌苔灰黄，一日间出黏黑粪十余次，全身足底及腹部均痛，用退热强心止汗药治之。

生石膏①六钱	肥知母三钱	北柴胡三钱	淡子芩二钱半
川连五分	生地黄三钱	玄参三钱	川朴一钱
藿香三钱	地榆三钱	炙甘草一钱	

二十七日诊。

昨日服头汁药呕黏痰甚多，自汗甚多，半夜以后退热，大便已止，白痦复发。今日体温降至常温以下（36.9 度），脉软稍数（90 至），舌苔灰黄，动辄出汗，治以培养正气为主。

---

① 膏：原作"羔"。

炙黄芪三钱	煅牡蛎四钱	北五味一钱半	杭白芍二钱
姜半夏三钱	新会皮一钱半	朱茯神三钱	大红枣四枚
炙甘草一钱	炒麦芽三钱	熟苡仁三钱	

二十八日诊。

今日体温正常，脉象稍数，与昨日相仿，脐下腹痛时作，小溲深黄，舌苔灰黄，照前方加减治之。

炙黄芪二钱半	煅牡蛎三钱	杭白芍三钱	广木香三分
炒白术三钱	云茯苓三钱	福泽泻一钱半	生苡仁三钱
潞党参三钱	姜半夏二钱半	炙甘草一钱	

七月十日诊。

昨日发热无汗，今日自汗甚多，体温降至常温以下（36.9度），而肤冷心衰，脉象细数（106至），舌苔腻，白㾦复现，用止汗强心药治之，以防虚脱。

炙黄芪三钱	煅牡蛎四钱	杭白芍三钱	糯稻根三钱
姜半夏二钱	新会皮一钱半	朱茯神三钱	参须一钱
大红枣四枚	炒白术二钱	炙甘草一钱	

选自《治验·一个变化特殊的湿温伤寒》，

中国医药月刊，1941，2（4）：23-24.

【医案钩玄】

湿温相当于现在的肠伤寒及副伤寒。临床可见持续发热，典型者第1周体温呈阶梯样上升，第2~3周多呈稽留热型，第3~4周体温开始波动下降。除此之外还有身体酸痛、身起白㾦等症，是一种多见于长夏季节的传染病。该病为湿热疫疬之邪蕴结中焦，阻滞气机，湿热熏蒸弥漫而成。起病徐缓，病程较长。轻者一般经过四期可痊愈，重者病情可如医案中所示，不循常规发展，入营入血，出现痉厥、便血等变证。如果患者出现便下鲜血时，应防止肠伤寒病情发展后引起的肠穿孔和肠出血，应当采取急救措施，必要时进行手术治疗。

温病类病证

140. 春温喉痧

虚 中

（病名）春温喉痧。

（症候）壮热无汗，微恶寒，痧麻隐约，布□[1]不显，面色紫暗，咽喉肿痛，饮食难咽，烦躁泛呕，日夜不安，遍体疼痛。

（诊断）脉均浮数，舌苔黄腻。余断为春温喉痧。肺胃之热上冲即吐，薰[2]咽成痰，阻碍咽，故肿痛。盖手太阴之脉上循喉咙，外应肌表，以故寒热作，肌红发疹。

（疗法）用犀角、条芩、石膏，祛热消炎；牛蒡、浙贝、射干，清肺利咽；山栀、丹皮、生地、黄连、石斛，养阴清热；马勃、人中黄、济银花，以消毒。内服煎剂，外用八宝三仙丹频吹喉内，解毒化痰。

（处方）

黑犀尖八分，磨用	浙贝母三钱	牛蒡子三钱	马勃二钱
生石膏钱半	生地黄三钱	粉丹皮钱半	射干二钱
济银花二钱	淡条芩二钱	解石斛三钱	黄连一钱
人中黄钱半	焦山栀二钱		

（再方）上方二服后，其病大减，身热已退，呕吐得止，当减去犀角、丹皮、黄连，加芦根五钱、甘草一钱，再服二剂而痊。

（附按）此症肌红发疹，烦躁泛呕，咽喉肿痛，绝似今之所谓猩红热症。按猩红热之口唇周围青暗，所谓口轮现象者，症候中面色紫暗，殆即指此欤？处方丝丝入扣，宜乎数剂而痊？

选自《中医验案·春温喉痧》，文医半月刊，1935，1（1）：5-6.

【医案钩玄】

烂喉痧由外感温热时毒引起，即西医之"猩红热"。初起以咽喉肿痛糜烂、

---

① □：原文不清。
② 薰：同"熏"。

肌肤丹痧密布为主要特征。冬春之季发病较多，多见于小儿。烂喉痧是具有极强传染性的一种急性外感热病。此案就诊时微恶寒，知卫分邪气未散；又见高热、黄苔、皮肤斑疹，知邪已入气营分，为卫气营同病，治宜透表泄热、清咽解毒。

141. 循环系核结症（鼠疫）

吴景煜

语云："单丝不成线。"证之事实，信不诬矣。琼崖此次因天久不雨，定安附近一带以及岭口、龙塘、乌坡、南闾、岭门、石壁等处，瘟疫疠行。牛、狗、鸡、鼠先患，死亡不可胜数。继而人丁染之，治疗不当，息登鬼域。乡落不觉者归乎天数，而叹息耳。

循环系核结症，轻者免赘。兹录最暴烈者一案，处以最主要药物令服，着手回春。笔之于书，以供社会人士参阅。遇有该患，按症仿方加减。济世活人，巩固民族基础，不胜厚望焉。

同乡王君宾之妻，年纪二十有五，身体健康，务农为业，劳作异常，虽酷日之下，不辞劳瘁。于本年（1937年）二月五日，卒尔恶寒发热，身体疼痛，起卧不安，大渴引饮，舌绛而苔厚，体温越常，脉浮沉数滑之伦，小便如茶，自言自语，势甚险夷。得病仅二小时，于胸部乳旁起核，若鸡卵状，肉色不变。同时手足亦核结多处，以手按之，疼痛非常。又越一小时久，本人不知痛痒，奔来问诊，述及病状。往诊，断为循环系核结症（俗名鼠疫），处以凉血破血、攻瘀解毒、凉散消炎之剂。初服一碗，觉其疼痛，转而体温和平。次服一碗，在床安睡。三服一碗，无他灾恙，核亦渐消。家人转告于余，俩相喜欣。

按该病有数点成因：一，居不清洁地所，吸着污气，或饮食中滋养不良所致。二，由气候酷热，循环器被热蒸发太过而发炎，血行迅速以调节，淋巴管分泌液同时减少，致血循行管发生障碍。三，病菌散漫空中，偶一吸收，遂与内脏久聚之毒素抵触。以上种种恶因并举，病毒在循环系核结，或沉于肤内，或现于表层，看护若不留意医治，十中十死。所谓急病速药，该患居其一耳。至药效理由，谅大家已有见解，免述。

附方

柴胡	葛根	䗪虫	莪术
三棱	射干	泽兰	葱花
莲召	草茸	贝母	赤芍
桃仁	红花	生地	大王
黄连	栝蒌实	生石膏	大青叶
雄黄精			

冲服。

以上药物分量，看症轻重而定；药物加减，亦看症状有无而裁夺，才是对症下药。

选自《名医验案·循环系核结症之治验》，文医半月刊，1937，3（11）：12.

【医案钩玄】

鼠疫是由鼠疫杆菌感染而引起的烈性传染病。临床分型有腺鼠疫、肺鼠疫、败血症型鼠疫、脑膜炎型鼠疫、眼鼠疫等，其中以腺鼠疫和肺鼠疫最常见。腺鼠疫由鼠蚤传染。肺鼠疫由空气传染。腺鼠疫除有全身中毒症状外，还有急性淋巴结炎特征，多发于腹股沟、腋下、颈部。联系此例病患，初起即见外感热毒症状，又急发胸部乳旁起核的表现，知为腺鼠疫无疑。鼠疫之毒盘踞血分，传染甚易，传变甚速。鼠疫结核，为热毒入血，直窜肝络。乳房为肝经所主。凡肝经所过多见结核，多由邪毒流窜积聚而成。治必以活血解毒、清热透络为主，兼散结消癥。

142. 湿温（一）

叶橘泉

（病者）陈振华，男，二十三岁，宁波籍苏州无线电台主任。

（病因）于民国念八年五月间患病，虽延中医张某，及西医某某等医治，经过旬余日，因病日以进，乃投苏州国医医院住院，于五月二十一日进院，第一次门诊由门生陆以梧诊，方案如下。

（症候）湿温十余日，发热腹部胀，按之疼，心胸烦闷，大便不畅，小溲短赤，口腻，不欲饮，脉濡数，苔腻，与枳实泻心法。

（处方）

制少朴二钱	猪、赤苓合五钱	黑山枝三钱	枳实三钱
麻仁丸四钱，包煎		姜川连六钱	黄芩三钱
藿香三钱	知母四钱	太子参三钱	大腹皮二钱

（再诊）二十二日余往诊，见该患者为瘦长身材，健康肤色（赤褐色），西其装而革其带，颜面清瘦而目光及神情举动之间一如常人，脉搏虽细，然亦有力，在不迟不速之间。患者要求惟以通大便，清里热，平气开胃而已。明知其为肠窒扶斯之症状，乃与对症处治之方如下。

（再方）

湿温里热胶滞，腹膨大便不畅，气升干呕溲赤，舌黄厚，渴不喜饮，投枳实泻心汤，热稍减，再以原意出入。

枳实三钱	黄芩三钱	黑山枝四钱	玄明粉三钱
猪赤苓六钱	姜川连七分	木通二钱	制川朴一钱
瓜蒌皮三钱	炒豆豉三钱	佩兰二钱	

（三方）

湿温原是肠热病，腹痛膨胀，疲怠，胸脘痞闷热烦，渴不喜饮，脉细数，舌黄腻，里热不解，还防发生疹痦，勿轻视。

大腹皮二钱	制少朴一钱	瓜蒌仁四钱	炒豆豉三钱
丹皮二钱	青皮二钱	姜川连五分	枳壳三钱
淡芩三钱	赤芍三钱	冬瓜皮、仁各二钱	猪赤苓四钱

（四方）

再清胃肠之炎。

小川连八分	清炙柴胡二钱	生山枝三钱	赤芍二钱
黄芩三钱	枳实二钱	淡豆豉三钱	冬瓜仁五钱
青蒿三钱	胆草一钱	赤苓四钱	姜半夏二钱

（五方）

肠热病是真正伤寒，最不易速以见效，迭进清胃解热剂，略见效，已幸矣。再以仲景泻心法。

小川连五分	川柏二钱	丹皮三钱	竹茹三钱
制川朴一钱	瓜蒌仁四钱	黄芩三钱	黑山枝四钱
白芍二钱	知母三钱	天花粉四钱	泉玉散五钱

（六方）

肠窒扶斯胃肠之热渐有退舍之象，渴喜热饮及胸闷烦渴等较减，惟精神渐觉疲惫，亦为应有之状，还须守原法再进。

黄芩三钱	赤芍二钱	银花三钱	苦参一钱
小川连五分	冬瓜仁五钱	知母三钱	黑山枝五钱
龙胆草一钱	瓜蒌仁四钱	佩兰三钱	鲜菖蒲二钱

（七方）

胃肠积热未[1]清，还宜清涤。

黄芩三钱	天花粉三钱	瓜蒌仁五钱	姜小川连五分
苦参五钱	知母三钱	冬瓜子五钱	黑山枝三钱
竹茹三钱	蜜制青宁丸四钱，包煎		

二十二日方服后，因大便之不爽，患者要求加泻下药，但肠热病何得过激其肠？以患者每至晚则腹胀，非得排出其便不能入睡，因嘱陆生另以玄明粉三钱冲服，以一次通便为度。因思盐类下剂，不损肠黏膜，始且为之以徇患者之要求。每晚如是，如一日不与玄明粉，则腹胀不通辗转不清安静，冲服玄明粉之后，约两小时，即泻下稀薄之粪水，臭恶异常，其色则灰黑如茅屋檐漏之水，中杂黑色粪屑。如是者经过六七日，舌苔渐化，体温渐低，饮食渐增（每次稀粥[2]可一盏），体力亦较振。患者颇思起床行动，因嘱此为肠部病，切勿起坐。讵料患者脾气如小儿，乘护者不在病房之际，竟起床试步，且移椅靠楼窗叠膝坐而阅报纸约有半

---

① 未：原作"来"，疑误。

② 粥：原作"弱"，误。

小时之久，后经护士禁阻而始睡。是晚（二十八日）热骤升，大便自下，杂血液，其时幸脉搏尚好，体温不低降而反升[①]，故不致于衰脱亦世矣。

（八方）

肠热病最怕肠出血，屡屡关照勿起坐劳动，累[②]进清肠解热之剂，已渐见松，无如昨忽乘无人在房之际起床试步行动，昨夜热骤升竟便血，是为出血，有极大危险，奈何急挽救之效否不可必。

白头翁一钱	黑山枝五钱	丹皮三钱	生甘草一钱
川柏三钱	阿胶蛤粉炒，三钱	秦皮三钱	赤芍三钱
冬瓜皮、子八钱		知母三钱	益元散包，三钱
鲜石斛三钱			

三十日余因诊务忙，不及到院，由陆生代理处方如下。

（九方）

肠热病因起立行动而致肠出血，昨经师用白头翁汤加味，昨夜大便未见带血，刻腹[③]部觉胀，疲怠无力，体温脉搏虽无变化，然须防反覆[④]之虞，治法仍宗原意。

陈皮二钱	白头翁二钱	川柏三钱	知母三钱
大腹皮三钱	阿胶蛤粉炒，三钱	秦皮三钱	淡芩二钱
丹皮二钱	冬瓜合皮子八钱	黑山枝四钱	

（十方）

昨夜大便一次，幸未见血，但腹部仍时觉气胀，热于下午较升，舌苔未全化，此病虽逾险关，还未入坦途，再以白头翁汤加味。

白头翁一钱	冬瓜合皮子八钱	赤芍一钱	小川连五分
川柏一钱	秦皮三钱	知母二钱	黑山枝三钱

---

① 升：原作"外"，疑误。
② 累：原作"类"，疑误。
③ 腹：原作"服"，疑误。
④ 覆：同"复"。下同。

淡芩二钱　　　　青、陈皮合三钱

（十一方）

湿温病至肠出血，药该两次大便幸未见血，病势已渐正当，但还防其反复，治法仍以原意出入。

白头翁二钱　　　　知母二钱　　　　淡芩二钱　　　　青陈皮二钱
冬瓜合皮子二钱　　秦皮二钱　　　　小川连五分　　　制少朴一钱
大腹皮二钱　　　　黑山枝二钱

自五月二十八日起，绝对不敢与下剂，以致又闹腹胀，欲大便而阳得之状，因思[1]既出血，何可再行通腑，而腹胀潮热等症状，又无法可使其退舍。其病则经已四周，而征象则依然如是。是日适患者之兄及其友等来院探视，余乃告以此病殊使余技穷，劝其另请高明或转其他西医医院，以免贻误云。彼等谓已曾几经中西医治，现在绝对信仰国医医院，且深知余之诊治颇诚恳，新经波折（下血），而现已渐好，故决主张不作他图，病期纵属缠绵，请勿顾虑，即使预后不良，亦决不抱怨种，拜托费神云。余乃不得已，为处方。二日方如下。

（十二方）

肠热病迄已四候，腹部之膨胀及下午之潮热依然不减，且曾一度肠出血。经小心谨慎竭尽绵力之治疗，虽略现松象，但舌苔依旧不化，胃肠之症状不退，危险性终难脱离，最好另再商请高明，以免贻误病机，兹姑再竭尽愚诚，冀邀天鉴。

玉泉散包，四钱　　冬瓜皮、子五钱　陈皮一钱　　　　冬术一钱
藿香二钱　　　　广木香一钱　　　益元散包，四钱　黄芩二钱
太子参二钱　　　佩兰二钱　　　　谷、麦芽合六钱　姜半夏二钱
清炙柴胡[2]一钱

（十三方）

昨夜后腹胀较减，今日热度亦较退，舌苔略有松化之象，自是佳兆也，

---

[1] 思：此后原衍"思"，删。

[2] 清炙柴胡：原作"清柴炙胡"，据上下文乙正。

但愿近数日内平顺经过，不起变化或可脱险。

益元散包，四钱	冬瓜仁四钱	太子参二钱	清炙柴胡一钱
玉泉散包，四钱	黄芩二钱	佩兰一钱	广木香一钱
知母一钱			

（十四方）

热度较减，腹胀略和，但肠部尚膨，按之辘辘有声，大便不行即膨胀，足证肠黏膜之炎症未退，还未脱险。

大白芍三钱	淡芩三钱	通草二钱	猪苓二钱
飞滑石三钱	丹皮二钱	冬瓜皮四钱	青蒿①二钱
阿胶蛤粉炒，二钱	太子参二钱	龙胆草一钱	

（十五方）

照昨日原方再进一剂。

（十六方）

肠部症状虽未退，而热度较减，亦幸事也。但肠热病已曾见血，最虑其穿孔，须小心谨慎，勿起坐，可免回复之虞（按此时患者又思活动，并时欲起坐食稀粥，因关照护士严格禁止，不许起动）。

太子参二钱	丹皮二钱	冬瓜皮、仁各五钱	猪苓四钱
佩兰二钱	木通二钱	大白芍二钱	淡芩三钱
青蒿二钱	益元散包，四钱	黑山枝二钱	

（十七方）

守原方。

太子参一钱	黄芩三钱	黑山枝三钱	猪、赤茯苓六钱
木通一钱	赤、白芍合三钱	丹皮二钱	冬瓜合皮子四钱②
益元散包，三钱	青蒿二钱	归尾二钱	

---

① 蒿：原作"高"，误。

② 冬瓜合皮子四钱：后原有"瓜瓜合皮子四钱"疑衍，删。

（十八方）

守原方。

太子参一钱	黄芩二钱	黑山枝二钱	猪、赤合苓六钱
木通二钱	小川连八分	丹皮二钱	冬瓜合皮子四钱
玉泉散包，五钱	益元散包，二钱	青蒿二钱	

（十九方）

遵原方。

青蒿二钱	猪、赤合苓六钱	黑山枝三钱	冬瓜合皮子四钱
益元散包，二钱	淡芩二钱	丹皮一钱	太子参二钱
玉泉散包，四钱	泽泻二钱	山川连六分	

（二十方）

肠热病出血虽即止，肠部之炎未全退，幸下午热度之升已减低，心脏转动尚佳，惟肠中时感不适，还须清肠炎，冀近日内不再增热，可望脱险。

玉泉散包，四钱	猪、赤合苓六钱	大腹皮洗，二钱	黄芩二钱
柏子仁三钱	冬瓜仁四钱	益元散包[1]，四钱	天花粉四钱
丹皮二钱	太子参二钱	黑山枝二钱	知母二钱
归身二钱			

（二十一方）

肠出血后腹中究未和，大便不能自动排泄，热度幸渐低降，舌苔未化，定系肠中有余滞，而肠部麻痹失运动之故，故再清导之。

打桃仁三钱	归身三钱	冬瓜仁四钱	赤芍二钱
生甘草二钱	火[2]麻仁三钱	丹皮二钱	生米仁五钱
天花粉四钱	泽泻二钱	益元散包，二钱	生蜜冲，二钱

（二十二方）

照昨日原方去泽泻、生米仁、生蜜，加知母三钱、柏子仁四钱、生厚朴

---

① 包：原作"洗"，据上下文疑误。

② 火：原作"炎"。

二钱、生军二钱、玄明粉（冲）二钱。

（二十三方）

遵守原法，稍事加减。

打桃仁三钱	川柏四钱	生川朴二钱	天花粉三钱
益元散包，四钱	丹皮三钱	冬瓜仁四钱	猪、赤合苓四钱
麻仁三钱	通草一钱		

自六月二日起，以患者之不能自动排便而闹腹胀，大便不爽，不得已又以每日傍晚令服蓖麻油约二十毫升，以助排便而减其胀。至是其肠之运动机竟有麻痹之象，后来蓖麻油亦失其作用，又非玄明粉三钱、生军二钱开水泡下不能奏效通便之效。不论蓖麻油或玄明粉、生军等，其所通下之粪水，一如前次之黑褐，是时热渐降，至十三日热始平，粪色始转黄。

（二十四方）

大便色较①正常，但不能自动下，腹部尚觉不适，舌苔还未化，甚砌，食欲稍见增，睡眠尚安，肠热病虽退，肠部之麻痹未恢复，治法再和胃肠。

玉泉散包，一两	橘红一钱	归身二钱	冬瓜仁四钱
桃仁四钱	猪、赤苓合三钱	佩兰三钱	知母四钱
车前草三钱	赤芍二钱		

（二十五方）

照原方连服一剂。

（二十六方）

守原法稍参扶正之剂（因体温较低，排便畅而无力故也。且患者至此时，瘠瘦甚，两颧高耸，颜面四肢肌肉消削殆尽，诚所谓形瘦骨立者也）。

别直参八分	冬术二钱	归梢二钱	茯苓三钱
生米仁五钱	益元散五钱	咸附子洗淡②，二钱	赤芍二钱
冬瓜仁四钱	败酱草二钱		

---

① 较：原作"校"。

② 淡：原作"谈"，误。

（二十七方）

照原方去败酱草，连进一剂。

（二十八方）

病已大进步，肠机能有自动之征①兆，昨晚腹不胀，食欲断振，用药再步原程。

别直条八分　　归梢三钱　　咸附子洗淡，二钱　　赤芍二钱
冬瓜仁四钱　　益元散包，五钱　　冬术三钱　　　　大腹皮包，三钱
茯苓三钱　　　生米仁五钱
本方服两剂。

（二十九方）

守原方加入润便剂。

别直条八分　　麻仁丸包，五钱　　知母三钱　　　归梢三钱
茯苓三钱　　　淡芩二钱　　　　冬瓜皮、子合四钱　泽泻二钱

（三十方）

照昨日原方连服一剂。

（三十一方）

照昨日原方去别直条、淡芩，加生黄芪三钱、银花四钱，再进一剂。

（三十二方）

照昨日改方再进一剂（至此因食欲猛进，而精力已大振，面肌肉亦渐复生，不数日间遂由瘠瘦而转呈丰腴之象，其恢复之迅速，诚出乎意外）。

生黄芪三钱　　生米仁三钱　　知母三钱　　　茯苓三钱
银花四钱　　　归梢三钱　　　冬瓜仁四钱　　泽泻三钱
麻仁丸包，四钱

---

① 征：原作"朕"，误。

（三十三方）

照昨日本方去银花、茯苓，加火麻仁四钱、淡芩二钱，连服一剂。

于二十六日痊愈出院。按此病虽未经验血证明，而据其症状，亦是真性肠热病，但不过^①退其病经过，肠症状重，而须通便，始终以通导为主，亦奇特之一例也。

选自《临床治验·湿温治验录（苏州国医院医案）》，

中国医药月刊，1941，2（1）：16-18.

【医案钩玄】

湿温由湿热病邪引起三焦气化功能失常，以脾胃为病变中心，具有湿重于热、热重于湿、湿热并重的病势所偏。湿重于热者，治疗当辛宣芳化，苦温燥湿化浊，旨在祛湿。热重于湿者，治疗当以清热为主，兼顾祛湿。湿热并重，治疗当祛湿清热并举。吴鞠通《温病条辨》对湿温病治疗提出"三禁"，即禁大汗、禁大下、禁滋补。"禁大下"是指禁用大承气汤一类苦寒攻下的药物通下肠腑。湿温病发展过程中可以出现腹胀等类似腑实停滞之证，但实为肠腑气机为湿所阻。本案患者因腹胀、大便不爽，每晚以玄明粉通便，属于误治。误治之后，损伤人体阳气，后用人参、黄芪等补气药，恢复肠道传输功能，病情得以缓解，逐渐康复而痊愈。

143. 湿温（二）

聂云台

启昌照相馆江君，湿温症逾月未愈。该馆孙君象枢觅得其前两旬之方，皆盛名时医，乃伤寒专家，各方可认为时医湿温标本，足资医学之研究。略加按语，亦苦口利病之意也。

江先生，三十年八月三十一日，钱君方。

冬桑叶三钱	甘菊花二钱	左金丸吞一钱	石决明先煎八钱
钩藤次人，三钱	江枳壳三钱	青、陈皮各三钱	左秦艽酒炒，二钱
朱茯神三钱	白茅根三束，去心打		生苡仁五钱

---

① 但不过：原作"过但不"，文义不通，乙正。

九月一日，贺君方。

感受外邪，表气失宣。身热头胀，胸闷纳呆，咳痰不爽，苔薄白，脉濡数，宜疏化宣泄。

香豆豉三钱	黑山栀三钱	钩藤[1]后入，三钱	薄荷后入，一钱
桑叶四钱	赤苓三钱	薏苡仁三钱	炒枳壳四钱
光杏仁三钱	法半夏二钱	佩兰二钱	蝉衣八钱

九月三日，贺君第二方。

邪已散，湿未尽，寒热头痛皆愈，而胸闷口黏，咳痰不爽，苔薄腻，脉濡软，再清热化湿。

清豆卷三钱	黑山栀二钱	鸡苏散包，三钱	生竹茹三钱
大腹皮三钱	生苡仁三钱	陈皮五钱	赤苓三钱
蔻[2]衣八分	佩兰叶三钱	佛手一钱	梗通三钱

按：昨方案止言身热未言畏寒，此方之寒字无根据矣。言其已散，寒热皆愈，则是效验大著，何以次日换请他医，且湿温症绝无热忽暂退之理。

九月四日，徐君方。

嗜茶及酒积湿甚重，凉风外袭，发热有汗不退，胸闷痰多，口腻而干，舌苔白腻，两足湿气宣泄不畅，邪为湿恋。

北防风一钱	川独活一钱	连皮苓二钱	竹沥夏四钱
大浙贝三钱	南楂[3]炭三钱	莱菔子三钱	江枳壳一钱
新会皮一钱	净腹绒三钱	川通草一钱	

此方案中湿字三见，时医着眼在一湿字，而后温病无治法矣。

选自《治验与医案·湿温症时方标本附评》，
中国医药月刊，1942，2（11）：16.

---

[1] 藤：原作"钩"。

[2] 蔻：原作"扣"。

[3] 楂：原作"查"。

【医案钩玄】

夏秋湿盛时节，脾胃之机呆滞，感受湿热病邪，易患湿温病。临床常见头昏胀痛，或脘痞腹胀，或小便不利等症。湿温病以祛湿清热为总的治疗原则。根据临床症状辨别湿与热的多少，病邪停留偏上、中、下三焦何处，分证施治。邪遏卫气，则芳香宣透；邪阻膜原，则疏利透达；困阻中焦，则苦辛通降，清热化湿；邪蒙心包，则豁痰开窍；湿热并重，则清热利湿，泄浊解毒；热重于湿，则清泄胃热，兼化脾湿；湿重于热，则温阳利水，健脾祛湿。湿温病的治疗要把握住祛湿清热、健运脾胃、宣畅三焦这三个关键点，治疗不离湿，但也不能仅局限于湿。

144. 湿温（三）
聂云台

九月五日，张君第一方。

时温引动伏湿，身热有汗不解，遍体骨楚，胸闷口干，饮则不多，恐其内传。

清水豆卷四钱	梨叶钱半	干佩兰二钱	制川朴七分
陈皮炒，钱半	苡仁三钱	赤苓二钱	梗通一钱
丝瓜络钱半	陈香薷三分	竹二青钱半	

此为伤寒专家，其方可认为时方之标本矣。其大旨在芳香化浊，轻清去重，燥湿利水。此数语为时医治此症之大法。然从实验上言之，轻清则拖延贻误，香燥利湿则助长热势，有损无益也。

九月七日，张君第二方。

湿温伏邪，身热神烦，胸闷骨楚，脉弦数，苔腻，恐其传变，方候明正。

清豆卷四钱	制川朴八分	干佩兰钱半	焦山钱半
焦玉金[1]钱[2]半	淡竹叶、茹各钱半	陈皮钱半	左金丸五分
香薷四分			

---

[1] 玉金：即郁金。

[2] 钱：此后原衍"钱"，删。

湿温症既已确定，阳明征象已备俱矣，须用大黄以去湿，黄芩以解热，此君凡十二方，此二方终不用，故逐日热邪增长，安得不传变乎？黄连与黄芩同用则有功，单用则反能止泻。邪盛时佐燥湿药，用之反有害。

九月八日，张君第三方。

湿温伏邪，身热不达，胸闷烦懑，夜寐不安，遍体骨楚，咳呛不畅，脉弦数，舌苔黄腻中糙，自汗甚多。恐其剧变，拟宣化渗湿。候明正。

炒茅术钱半	制川朴八分	干佩兰钱半	滑石米四钱
苡、杏仁各二钱	炒泽泻三钱	梗通一钱	辰赤苓三钱
清豆卷三钱	荷梗一尺	仙半夏钱半	

温病系肠内发炎，最忌燥药、升药。此方茅术、川朴、佩兰、荷根、仙半夏，或升燥，而次日遂鼻血矣。

九月九日，张君第四方。

身热起伏入暮尤炽，烦躁胸闷，夜寐不安，鼻衄汗多，咳痰灰黑，湿化热，肺胃失宜，脉弦数，舌黄腻，症恐内传昏变，候高才正。

清豆卷三钱	桑叶钱半	丹皮钱半	黑山栀[①]钱半
滑石米三钱	象贝三钱	通草一钱	辰赤苓三钱
丝瓜络钱半	荷叶方一	白茅根一札	

选自《方药研究·湿温症时方标本附评》，中国医药月刊，1942，2（12）：20.

【医案钩玄】

薛生白《温热经纬·湿热病》言："太阴内伤，湿饮停聚，客邪再至，内外相引，故病湿热。"湿邪初犯阳明之表时，见恶寒发热，身重疼痛，当清胃之热，防郁热上蒸；见壮热烦渴，热斥三焦，当急清阳明之热，存胃之津液；热而失血，势虽危犹可救，当大进凉血解毒之剂，救阴泄邪，血止后须进补善后。湿温病类似于西医学的肠伤寒等疾病。肠内虽有湿邪停聚，理应燥湿祛湿，但香燥之品又耗散津液，极易扰动已伤之肠黏膜甚至溃烂出血，故湿温病之祛湿必是苦寒燥湿之芩连，即燥湿而厚肠胃。

---

① 栀：原作"钱"，误。

145. 阳明风温
张毅武

（病者）梅姓女，年二十二岁，住天津城里乡祠前。

（病名）阳明风温证。

（病因）夏历四月初，因寓姊家，气恼后，看影戏回感寒，嗣延医用羌活、威灵仙等重剂温宣之药，汗后不解，身反烧热，转为风温，医药半月，已渐沉重。

（症候）病家托余友张善明君，来所延诊。诊得头痛，膊臂胀痛，痛时呻吟不止，不能转动，身热自汗，神昏谵语，舌苔燥黄，唇干龈黑。《伤寒论·辨阳明病脉第三》问曰：阳明病外症云何？答曰：身热汗自出，不恶寒，反恶热。文曰：阳明病实，则谵语狂乱。

（诊断）右脉寸关浮数有力，系风温郁于肺胃。肺主上焦，故头痛烦躁。胃主肌肉，故膊臂胀痛，而属肌肉孙络热痛也。病乃很重，勉为处方。

（疗法）拟用白虎辛寒，去粳米，清阳明气分之热；增以桑、菊、薄荷、芍药、丹参、木通、桑枝、丝瓜络、石斛、香附等，清肺络并血分孙络也。君以秦艽者，秦艽[①]有车轮纹，左旋右转，能达膊臂肌肉，孙络，使风邪外出，而痛胀即止也。

（处方）

生石膏四钱，打细	生知母二钱	生甘草一钱半	白菊花二钱半
桑叶二钱半	南薄荷二钱	赤白芍共三钱	钗石斛二钱半
紫丹参二钱半	木通二钱	桑上枝三钱	丝瓜络二钱
生香附二钱，打	大秦艽三钱		

（再诊）前方服二剂，身热膊臂胀痛已止，惟头部仍痛未松，脐腹拒按，大便数日未通，神志不清，耳聋口渴，时而呻吟不安，右脉仍数而有力，拟以清头目、散热邪、润肠胃、通大便之剂。

---

① 艽：原作"艽"，误。

（再方）

生石膏三钱, 打细	生知母二钱	粉甘草钱半	南薄荷钱半
青竹茹二钱半	钗石斛二钱半	糖瓜蒌四钱	火麻仁五钱
郁李仁二钱, 打	熟大黄二钱	细木通钱半	元明粉钱半

分二次调服。

（三诊）再方一剂，大便通下之粪系硬块，并赤溏稠黏者甚夥。因气弱，食藕粉数匙，而精神渐振，神志已清，歇药二日。又诊脉象，右关仍有数象，处以清余热，养胃阴法。

（三方）

北沙参二钱半	大麦冬二钱半	天花粉二钱	鲜石斛二钱半
细生地二钱半	赤茯苓二钱半	鲜枇杷叶二钱	润元参二钱半
青竹茹二钱	生甘草一钱		

（效果）照方服二剂，病瘥停药，遂嘱卫生上静养，素食调理痊愈。张君善明日前同其公子嘉瑞来所诊病，询知梅女，现身健如昔云。

选自《医案·阳明风温治验案》，国医砥柱月刊，1939，2（7、8）：54.

【医案钩玄】

风温病名首见于《伤寒论》第6条："太阳病，发热而渴，不恶寒者，为温病。若发汗已，身灼热者，名风温。"《伤寒论》论述的风温病为热病误治后发汗太过的变证、坏证，与后世温病学论述之风温病不同。此案之阳明风温与《伤寒论》所论风温类似，为外感风寒汗后不解，发为风温。误治后邪气深入气分，阳明热炽，方用白虎汤加减化裁清泄阳明之热。其后病情转为阳明热结证，予调胃承气加减泻热存阴。用药后病情缓解，但余热尚存，肺胃阴伤，治宜滋养肺胃，清涤余邪，方用沙参麦冬汤加减调护。

146. 大肠湿温

高辅汉

（引言）吾宁前季亢旱后季水潦溽暑以来，湿热之气弥漫大地。人在气交之中，外感湿热秽浊之邪，内伤不洁之饮料、食品及腐败之瓜果生冷等物，内外交相侵袭，故迩来传染病之流行相继丛生也。如疟痢、霍乱、吐泻、痧毒、疫喉、暑温、湿温等病不一而足。无论城市、乡村，随处可见。尤以湿温一症，蔓延最广。揆其原因，不外上所述者。

（病者）城内白衣堂街，孙本固之孙女，年四岁余，病历八九日，更医数人，诸药无效。

（症候）历八九日病势不减，仍身热如焚，神昏谵语，寻衣摸床，呻吟转侧，烦躁[1]不安，腹胀隆起，呕恶绝食，时干咳嗽，每日惟强令饮水数杯耳。前医投药俱不中肯，乃认症不精也。

（诊断）舌根苔厚腻，微发黄色，舌尖紫绛短硬，扪之燥糙绝而水津，口唇焦裂，牙龈出血，脉象细数沉涩，模[2]糊不真，发热朝减午增，按诊腹部胀满，雷鸣坚痛拒按，小便赤涩，大便秘结。据以上脉症断之，乃热多之湿温病也。西医称为肠窒扶斯肠热病者，即是（南方俗称秋呆子病，北方俗称傻寒疾病，又称烂肠温）。

（疗法）考此病虽在阳明之胃肠，中西医尚无特效疗法，惟有对症疗[3]法而已。此病时经二候，正气既受病邪蹂躏，复遭误药摧残。今病邪不止在肠，已由卫而及营，势将涣散于全身矣。治疗之法实难措手，拟用芳香逐秽，苦寒燥湿，涤肠解毒，活血生津为方，俾邪悉由粪便排出。惟此期最忌蠕动大肠，硝、黄峻品概不可施也。其兼见诸厥阴症状，乃疫毒上干熏脑，毒素入血所致，须用《局方》射雄至宝丹护心安脑，谨防痉厥。诸症虽不能一时并愈，决保其不生他险，方用自拟涤肠解毒汤。

（处方）

南银花四钱	建连翘三钱	川贯仲三钱	败酱草三钱
冬瓜仁三钱	紫草茸三钱	粉丹皮三钱	川黄连二钱
条黄芩二钱	天花粉二钱	汾甘草三钱	

上药水煎减三分之一，去滓温服。每日兼吞《局方》至宝丹三次，每次三粒。将息禁忌列下，务须遵守：宜多饮沸水，略餐薄粥，忌食油腻、辛热、炙酪等物。因此时内肿如聆胧，恐留滞肠中而致溃烂穿孔出血诸症也。

---

① 躁：原作"燥"，误。

② 模：原作"糢"，误。

③ 疗：此后原洐"疗"，删。

（方解）方用芩、连、败酱，清热燥湿（即制酵）、杀虫（即杀菌）、厚肠（即防腐）为君。银、翘、贯仲，清分逐秽消肿（即消炎）、解毒（即制止菌类繁殖）为臣。并师《金匮·肠痈门》大黄牡丹皮汤、薏苡附子败酱散意，而用冬瓜仁、丹皮、败酱，以清涤肠垢。盖肠痈病盲肠，此病在小肠下端，大肠上端。然其在肠，一也。方中硝、黄，因有蠕动大肠之弊，故用紫草茸、冬瓜仁凉血利肠，与丹皮互用，并能清营分伏火也。《本经》谓：紫草主心腹邪气，利九窍。盖心主血脉，腹包胃肠，紫草能凉血解毒，清胃涤肠，故曰主心腹邪气；并能缓泻大便，故曰通利九窍。谓：丹皮主瘀血留舍肠胃，惊痫瘛疭，疗疮痈，其能破血消肿，清肝益脑，又可知也。谓：冬瓜仁能滑利二便，散热痈肿毒。故三物互用，清营利肠为使。然热邪劫津涸液，病势急如烈火，复用花粉生津除热，补虚续绝；甘草缓中护肠，调和诸药为佐。汇萃为方，俾邪从大便出而不伤正，面面俱周。惟本病最易心脑衰弱，故兼用至宝丹强壮心君，清镇督神，不但昏谵可除，兼防痉厥于未来。

选自《医案·好古医庐治验录·湿温坏病将危治愈验案》，

国医砥柱月刊，1939，2（7、8）：52-53.

【医案钩玄】

湿温是由湿热病邪引起，初起以湿象偏重，热象不显的湿热阻遏卫气证为特征，临床见身热不扬、恶寒少汗、头重肢困、胸闷脘痞、苔腻脉缓等症状的一种外感热病。湿温多发于夏末秋初，雨湿较盛而气候炎热的长夏季节。湿温的治疗原则是"宣上""畅中"和"渗下"，禁用大黄、芒硝之攻下峻品，否则热去湿存，病不易除。本案之湿温，用天花粉、芦根、冬瓜仁清热利水祛湿；银花、连翘、贯众清热解毒；黄连、黄芩苦寒燥湿；败酱草、冬瓜仁、紫草、天花粉凉血消痈排脓，兼用丹皮清营活血。全方清热燥湿、解毒通脐并进，主次兼顾。

147. 热霍乱
黄星楼

（病者）许峰银，年二十一岁，业农，住如皋西门外陈家缺。

（病名）热霍乱转舌缩。

（病因）去年夏秋间，霍乱流行，空气中常含此毒，而地面积恶之气，与之混合，又兼苍蝇特多，此物最善搬传病菌，为害至烈，因之猝然起病。

（症候）上吐下利，吐则如柏汁，利则如米浆，口渴引饮，旋饮旋吐，越吐越渴，面红唇赤，目眶陷落，声音嘶嗄，螺纹皱瘪，腓肠拘急，体温下降，烦躁甚则反复颠倒，昼夜不得寐，身无半丝半缕，且欲扬扇，胸闷懊侬，小便全无，肢冷青紫，脉细若绝，舌苔黄腻堆厚。经西医注射生理盐水，其脉稍出，转筋已安，余症如故。复延中医疗治，咸以危笃而辞。家人惶惧，已备棺木，第三日始邀余诊。

（诊断）切脉毕，参之以望闻问，的系热霍乱之急险症也。治霍乱先分寒热，辨得寒热清楚，或以温经回阳，或以苦寒坚阴，则左右逢源矣。盖霍乱病灶在肠胃。肠胃部位，吸受消化能力阻碍，源源输入胃之胆汁，停留胃中，胃又不能容，随吐而出，是以吐如柏汁也。下利不休，自血液抽汲而来，是以利如米浆也。伏热蓄胃熏灼，引水求救，水入不及吸受，一吐而尽，燥热自燥热，是以口渴引饮，旋饮旋吐，越吐越渴也。燥热最易上浮，浮越于面多血之部，是以面红唇赤也。体中水分消失过多，管血空虚，神经失养，是以目眶陷落，声音嘶嗄，螺纹皱瘪，腓肠拘急，体温下降也。因热郁隆，扰神之极，是以烦躁甚则反复颠倒，昼夜不得寐也。此时神经中枢，感而恶热，是以身无半丝半缕，且欲扬扇也。湿热抑遏，气机阳痹，是以胸闷懊侬也。大吐大利，津竭液耗，是以小便全无也。心生血，合于脉，其主脉唯一之作用，为掌血液循环。病菌窜入心脏，心脏不能驱使血液循环周身，应流通之血液，凝滞而不行，是以肢冷青紫，脉细若绝也。胃中饮食消化，腐浊之气上达，是以舌苔黄腻堆厚也。若凭肢冷脉细，绝类阴寒，合观他症，知为内真热而外假寒无疑。舍脉从症，尤于霍乱病中，屡见不鲜。幸无暴脱昏愦之象，姑许可治，放胆用药，成败不计。

（疗法）遵黄芩定乱汤合三石汤损益。此苦寒辛凉兼化浊法也。加朱砂消毒灭菌，又用西瓜汁止渴利尿。考西瓜中之糖分，确有利尿之效，不惟小便通利，即大便亦得调也。

（处方）

川连六分	淡黄芩钱半	晚蚕砂四钱
梗通草一钱	生石膏一两	寒水石四钱

六一散四钱	鲜荷叶包，银针刺孔 [1]	天花粉三钱
福泽泻三钱	赤苓三钱	西茵陈三钱
银花三钱	净朱砂五分，冲兑	鲜竹叶四十片 [2]

阴阳水煎，分多次与服，西瓜汁频频灌之。

（再诊）脉扬兼数，小便一次，色老黄而味秽，吐利口渴，眶陷音嘎，烦躁不寐，肢冷面赤，胸闷懊侬，苔腻，未稍减退，裸体欲卧凉地。悉由一团邪火内伏，其来也暴，其退也缓，重症需用重药，虽未获大效，不必改弦易辙。

（再方）

川连六分	淡黄芩，生石膏一两	淡竹茹三钱
六一散四钱	鲜荷叶包，银针刺孔	寒水石四钱
赤苓三钱	大腹皮三钱，洗	车前子三钱，包
九节菖蒲一钱	扁豆衣三钱	鲜芦根二两，去节

（三诊）肢温脉数，能寐片刻，惟余症依旧，复有气喘，肘弯 [3] 、膝盖、足踝等处皮烂肉露，状如火烫一样，触则觉疼，腹旁发出紫褐色之斑点。此因水分缺乏，血液浓厚，而致热瘀腐化也，仍用清热凉血法。

（三方）

生石膏一两	六一散四钱	银花四钱	大连翘四钱
粉丹皮钱半	淡竹茹三钱	桑皮、叶各三钱 [4]	甜葶苈一钱
淡黄芩二钱	生山栀三钱	冬瓜子四钱	京赤芍二钱
鲜芦根二两，去节		枇杷叶三片 [5]，去毛	

（四诊）诸恙较安，舌苔渐化，边尖淡红，脉仍数，气息喘促，两手皮色如红纸，乃火灼营血反射之明证，且吐未已，又或带蛔。按蛔卵受自外方，

---

① 包，银针刺孔：原作"刺孔包银针"，疑倒，乙正。
② 片：原作"斤"，误。
③ 弯：原作"湾"，误。
④ 各三钱：原作"三钱各"，疑倒，乙正。下同。
⑤ 片：原作"斤"，误。

多混于野菜、果实、不洁之饮料水中，送达小肠，受胆液之热，肠液之湿，溶解腐化其卵壳，遂孵①化生活于肠中。壮人胃肠气旺，足以消化其幼虫。患病之人，虫既生成，盘踞肠中，吐甚而小肠寄生之虫，每入胃而吐出，此本症吐蛔之原理也。订方兼施并进。

（四方）

桑皮、叶各三钱	淡竹茹三钱	甜葶苈一钱	胡黄连八分
制乌梅一钱	炒川椒二分	鲜生地一两，杵	赤芍二钱
大连②翘四钱	生山栀三钱	旋覆花二钱，布包	
代赭石四钱，轧末	鲜芦根二两，去节	枇杷叶三片，去毛	

（五诊）脉平苔退，肌肉瘦削，胃纳未展，化险入夷，停药以待胃气来复，自庆脱离床第之苦，心旷神怡，卧着藤椅之上，迎门当风，遂发寒，头疼，方宜清轻解之。

（五方）

| 薄荷叶钱半 | 净蝉衣一钱 | 大豆卷三钱 | 生山栀钱半 |
| 苦桔梗一钱 | 荆芥穗一钱 | 桑叶三钱 | |

（六诊）寒热、头疼均解，思食欲餐，舌本短缩，言语不利，别无痛苦。诊得脉来细弱，是主气血衰少之征。《经》曰："舌者，音声之机也。"名曰机者，谓其伸缩转掉也。恙经旬余，阴血枯涸，气分虚弱，则舌无力舒展矣。宗《内经》衰者补之之意。

（六方）

| 北沙参三钱 | 鲜石斛三钱，槌 | 生箭芪二钱 | 大麦冬三钱 |
| 炙甘草钱半 | | | |

（效果）连服两剂，后以饮食调养复元。

选自《热霍乱转舌缩病案》，国医砥柱月刊，1947，5（6、7）：20-21.

【医案钩玄】

《伤寒论·辨霍乱病脉证并治》："问曰：病发热头痛，身疼恶寒，吐利

---

① 孵：原作"蜉"，误。

② 连：原作"旅"，疑误。

者，此属何病？答曰：此名霍乱。霍乱自吐下，又利止，复更发热也。"人体感受秽浊疫疬之邪，从口鼻而入，直犯中州，脾胃受损，升降失常，清浊相干，乱于肠胃，发为霍乱。若为湿热秽浊壅阻中焦，或阳盛之体，邪从热化，湿热内盛，则为热霍乱；感受寒湿之邪，或为素体阳虚，脾不健运，或为贪凉饮冷，损伤中阳，邪从寒化，发为寒霍乱。疫毒为病，重在驱邪，辟秽解毒。剧烈吐泻，"所泻皆五脏之津液"，极易亡阴亡阳，应重视救逆，益阴扶阳。

148. 白喉（一）
刘亚农

（病者）游次雅，广东人，年四十八岁，住米市胡同三水会馆。

（病因）浑身酸痛恶寒，咽喉肿痛而白，四周皆红，大便结，小便赤，脉息洪滑。主治散寒火，解毒。十二月二十一日。

（处方）

冬桑叶一钱五	生地四钱	象贝一钱五	生山栀二钱
丹皮一钱	金锁匙一钱	牛蒡一钱五	白芍一钱五
瓜蒌皮五钱	赤豆三钱		

（再诊）药后微汗痰松，大便已通，小溲亦多，咽喉痛肿瘥，白未退。继以化温解毒。十二月二十二日。

（再方）

小桑叶钱半	滑石四钱	元参五钱	金锁匙一钱
浙贝三钱	白芍二钱	路路通二钱	马勃钱半
黄芩一钱五	枳壳一钱五	山豆根三钱	

（三诊）喉痛大瘥，仍有白点，胃口未开，邪火未降，脉滑，舌黄。

（三方）

金锁匙二钱	牛蒡二钱	浙贝母三钱	蜜[①]枇杷三钱

---

① 蜜：原作"密"。

| 枳壳二钱 | 生地黄六钱 | 赤小豆三钱 | 黄芩二钱 |
| 肥知母三钱 | 瓜蒌八钱 | 桑叶一钱 | |

（四诊）昨以百治丹喷喉多次，外贴拔毒膏，两颈颏痛处起白疱后，咽喉大松，舌苔润，脉息亦平，但大便未通。拟通便解毒。

（四方）

锦纹黄二钱	牛蒡二钱	板蓝根三钱	金锁匙二钱
浙贝二钱	淡黄芩二钱	连翘二钱	大元参四钱
淡竹叶三钱	白芍二钱		

（五诊）大便已通数次，咽喉尚微痛，浑身仍微痛，脉右尺大。下焦火毒未清，宜再泻之。十二月二十四日。

（五方）

金银花二钱	牛蒡二钱	灯笼草三钱	板蓝根二钱
浙贝三钱	小桑枝一钱五	知母二钱	淡黄芩二钱
元参心五钱	白芍三钱		

连服两剂各病全瘳。

选自《医案·白喉案》，北平医药月刊，1935，1（1）：63-64.

【医案钩玄】

"白喉"属于中医瘟病范畴，系感受时疫毒邪引起的热性传染病。病之初起发热恶寒，脉浮，喉痛，喉间有白点，随之壮热，白腐满喉，喉肿极疼，甚则喉闭神昏，酿成危症。中医认为白喉的病机为肺胃阴虚有热，故以"清肺养阴"为治则，"养阴清肺汤"为治疗白喉常用方剂。本案患者初期恶寒明显，表证未除，故用散寒解毒法取效。

149. 白喉（二）

陈寿民

学术无国界，医药何独不然？探长补短，运用科学医，拯救生灵，妙道尚矣。近有酆相公，方八岁，患喉头实扶的里，更医者屡矣，均告穷归天，束手受败。举家惶惶，不知所以。得病三日，昏夜叩门求诊焉。声音嘶嗄，目睛上窜，牙关紧闭，以压舌板撬之，牙根鲜血淋漓，勉视舌色鲜红，白腐布满喉间，脉象细数而遏，测温达三十九度之半，吸气时，感觉特别困难，戏以童拳置胸口，没之不见，所谓气管支肺炎已！诊察之下，急以抗毒素血清10000单位施行臂肌内注射之。第二日视之，病无进退，惟脉无遏意。至第三日诊焉，气喘平，毒素轻，乃为处养阴清肺汤加减。

鲜生地三钱	元参二钱	薄荷钱半	粉丹皮钱半
生白芍三钱	川贝母钱半	提麦冬二钱	紫马勃五分札

活水芦根为引服之。

诸恙俱减，后以薄荷换连翘二钱、银花二钱。方虽平淡，效实彰彰，数日之间，竟能转危为安，毅然恢复健康，于以知中西医药之不可偏废。闻之浙省中医师执照，竟盖有中医不准使用西药字样，是何说也？西药中如当归儿、口[1]黄素、杏仁水、喜那美人等制剂，例不胜举，何一非国产药物提炼乎！执此以例彼，吾恐即任何博士西医，亦将瞠目无以对。生为国人，值此抗战胜利之今日，尚堪厚颜谬言谬行，亦不思之甚矣！寿民不敏，忝列中西医药一席，平日治医，悉本此旨，临床应用，匪但白喉治验一例，总以速短治疗经过为原则。于兹中医尚未复员完整之今日，为作白喉治验记，顺发此议，恃平之论，其在是乎！噫，何世之梦也！

一九四六，四，一六，写于寿民医院诊察室。

选自《折中参西白喉治验记》，国医砥柱月刊，1947，5（6、7）：22.

【医案钩玄】

白喉多由素体阴虚蕴热，复感燥气疫毒所致。《重楼玉钥》云："缘此证发于肺肾。凡本质不足者，或遇燥气流行，或多食辛热之物，感触而发。"喉属肺系，少阴肾经循喉咙系舌本，故喉之疾病本于肺肾。本例已用抗生素遏制病菌，中医则宜求本，以养阴清肺为主，兼解毒利咽，正邪并治，标本兼顾。

---

[1] 口：原文不清。

150. 烂喉痧

王子和

（病者）梅砚亭先生，二十四岁，住平绥路康庄，乃余之同寅友也。

（病因）冬令温燠，燥气流行。适因事赴平，逆旅劳顿，回即发病。初起寒热，头痛身疼，咽喉疼痛，唇干，面色憔悴。祈余诊治。脉浮而疣，数近十至。启视喉内右边白腐一块，如瓜子大，余皆红而不肿，舌质红而有白薄之苔，断为猩红热症。为疏养阴清肺汤，取其生津润燥，清喉，佐以辛凉疏解表邪。

（处方）

杭菊花四钱	粉丹皮三钱	原麦冬六钱	细生地六钱
黑玄参八钱	杭白芍三钱	忍冬花四钱	净连翘三钱
生甘草二钱	淡竹叶一钱	净蝉衣一钱	金果榄① 三枚，杵
生葛根一钱	苏薄荷一钱五分		

（再诊）服一剂，得微汗，遍身红痧，异常稠密，而胸颈尤密，直无完肤（红热②与白喉之分别处，即在有无痧疹。白喉即或有疹，亦甚稀少，仅见于胸部而已）。热度渐退，脉搏六七至，口渴，心烦，喉内白腐增大，蒂丁亦见溃烂，舌鲜红，上现白薄之苔。疫邪仍炽。

（再方）

生石膏八钱，捡晶莹整块者轧碎		鲜石斛四钱	生甘草一钱
黑玄参六钱	上白沙参五钱	忍冬花四钱	象贝母三钱
藏青果三枚，杵	乌犀角三分，末冲	瓜蒌皮三钱	杭白芍三钱
粉丹皮三钱	莲子心二钱		

外以锡类散，频吹喉内。

（三诊）次早复诊，喉内白腐悉平，舌鲜红无苔，痧疹较昨尤密，脉弦滑，六至，大便未行。接服。

---

① 榄：原作"揽"，误。

② 红热：指"猩红热"。

（三方）

黑玄参六钱	细生地六钱	龙胆草二钱
甘中黄二钱（按金汁最佳此地药方无有）		生石膏八钱，打碎
鲜石斛四钱	粉丹皮三钱	原麦冬六钱
乌犀角、羚羊角各三分，另煎		鲜菖蒲一钱
莲子心二钱	象贝母三钱	

服后，热退神清，惟大便未行，即于原方内加酒军三钱，大便即下。复以增液和除阴法，调理而愈。周身脱皮如蛇蜕，疫毒之烈，亦云极矣。

选自《医案·烂喉痧病案》，国医砥柱月刊，1939，2（1、2）：49-51.

【医案钩玄】

猩红热是 A 组溶血性链球菌感染引起的急性呼吸道传染病，中医学称之为"烂喉痧"，以发热、咽峡炎、全身弥漫性鲜红色皮疹和皮疹退后明显的脱屑为主要临床特征，冬春之季多发。白喉是由白喉杆菌引起的急性呼吸道传染病，以咽、喉等处黏膜充血、肿胀并有灰白色伪膜形成为突出特征，秋冬季节多发。二者的主要区别为烂喉痧的咽部白膜擦之即去，全身多起丹痧；白喉的咽部白膜擦之不易去，硬擦去可导致出血，且较少起疹。此案患者诊断为烂喉痧，一是根据其全身表现遍身红痧，二是根据其咽喉内白腐之膜的特点。

151. 喉痧（一）
耿耀庭

烂喉丹痧泄泻一症，最属险要。有冯氏妇年三十余，其家患喉症，传染数人。此妇初见寒热，咽破肤红，愚与前辈闵纯夫先生同诊，进以清达之方。次早延诊，旋又回覆云，已不可救，请不必去矣。厥后细询其状，乃大泄如注，一夜之间，气急肢凉，神昏目陷，而无救矣。

选自《喉痧治验三则》，国医砥柱月刊，1939，2（5、6）：30.

【医案钩玄】

烂喉痧是感受温热时毒所致的急性外感热病。咽喉红肿溃烂，周身丹痧密布为本病临床特点。本病具有较强的传染性，易引起流行。古人将其归于温毒的范畴。西医学的猩红热可参考本病论治。本病初期温热时毒由口鼻侵入人体，邪郁卫表，同时肺胃受病，热毒之邪蕴伏于肺胃，内外充斥。此乃烂喉痧病机的关键所在。肺合皮毛，胃主肌肉，咽喉为肺胃之门户。热毒怫郁于肌表则表现为卫表见症；热毒窜扰血络则见肌肤丹痧；热毒上壅咽喉则咽喉红肿溃烂。中、极期疫毒剧烈，则可直陷心包，内迫营血，表现为包络内闭或营血热毒壅盛，甚则内闭外脱。后期毒去阴伤，每可见阴津亏耗证候。本案患者患烂喉痧一证已属凶险，再合并泄泻，正气更加亏虚，邪盛正虚，故无救矣。

152. 喉痧（二）

耿耀庭

亡友刘慕周之侄媳，妊娠四月，患烂喉丹痧。初起寒热头疼，咽喉痛，呕逆，肤隐丹痧，进以清达之剂，寒退热不除，呕逆不已，丹痧色赤，咽喉腐破；参以银翘，而壮热愈甚，三日间舌赤如朱，咽喉大腐，口渴引饮，饮入即吐，甚至神昏瞬惕，有欲痉之势，乃吐甚阳越于上也。即以养阴清肺，减除碍胎之丹皮，呕家忌甘，并除甘草，加黄连、竹茹降逆，石斛、芦根清热，服后较安，间以雪梨甘蔗汁沃之。两剂而吐渐平，丹痧渐淡，咽腐渐退，调理数日而痊。

选自《喉痧治验三则》，国医砥柱月刊，1939，2（5、6）：31.

【医案钩玄】

本案患者症见"寒热头疼，咽喉痛，呕逆，肤隐丹痧"，此属邪犯肺卫，治疗当透表泄热，解毒利咽，方以银翘散为处方。之后"壮热愈甚，三日间舌赤如朱，咽喉大腐，口渴引饮，引入即吐，甚至神昏瞬惕，有欲痉之势"，此属毒燔气营，治疗当清热凉血、泻火解毒为主，养阴生津为辅。临床还可选用白虎汤合清营汤加减治疗。

153. 喉痧（三）

耿耀庭

　　林渊如明经三世兄，患烂喉丹痧三日，甫邀诊视。其时壮热身困，口渴神烦，咽喉白腐，丹痧大现，舌绛少苔，已见邪从热化，即以养阴清肺汤加银翘为治。服后热势不减，复增谵语神糊，舌赤生芒，大便不行，有热传心包之势，加以紫雪丹，饮以五汁饮。神志较定，大便未通，参以硝、黄、竹叶合凉膈之法，得大便干稀及黑酱数次，身热稍衰，丹痧又加毒泡，耳鸣重听，此乃疫毒深重，肝热炽[1]张。斯时已患[2]七日，去硝、黄，加板蓝根、龙胆草，二服而热象渐轻，丹痧渐回，惟咽喉腐甚，腐及蒂[3]丁，斗底疼痛，不能饮食，吹药初用锡类，后则单用珠、黄。因思龙雷之火不平，乃六一之水不济，非滋填不可，即以养阴清肺汤，去薄荷，加熟地，初用三钱，服后而痛缓，增至四钱，渐至五钱，而白腐方由渐而退。

　　　　　　　　　选自《喉痧治验三则》，国医砥柱月刊，1939，2（5、6）：31-32.

【医案钩玄】

　　烂喉痧简称为"喉痧"，又称"疫喉痧""时喉痧"。多发于冬、春季节，是感受温热时毒所引起的以发热，肌肤丹痧密布，咽喉肿痛糜烂为临床特征，具有传染性，能引起流行的温病，属于温毒类疾病的范畴。治疗以清泄热毒为原则。夏春农《疫喉浅论》云："疫喉痧治法全重乎清也，而始终法程不离乎清透、清化、清凉攻下、清热育阴之旨也。"初起邪在肺卫，病邪较轻，病位较浅，治宜辛凉清解，以透邪外出；病邪传里后，热极化火，治宜清火解毒；阳明腑实者可用苦寒攻下以泄热；热毒陷入营血者，注重清营凉血；若气营（血）两燔者，宜清气凉营（血）；后期营阴津液耗伤，余邪未净者，治以清营养阴为主。

　　本案初起之时，邪气尚处于气分阶段，治疗重点在于清气，要清透结合，以清为主，使邪有出路，故使用养阴清肺汤加银翘为治。"温邪则热变最速"，

―――――――――――
① 炽：原作"鸱"，误。
② 患：原作"愈"，误。
③ 蒂：原作"帝"，误。

喉痧快速转为营分阶段，见谵语神糊等"逆传心包""热扰心神"之变，此时急应清营凉血，开窍醒神，故用紫雪丹清心豁痰开窍，配以五汁饮甘寒清养肺胃，补充津液。在温热病治疗之时，应当时时关注患者大便情况。因为温热之病必然要消耗津液，导致大肠燥结，燥屎内存，腑气不通，加之肺与大肠相表里，因此在温热病治疗过程中"下不厌早"，应灵活使用通下之法，使邪有出路。本案待神志较定之时，发现患者大便未通，复参以硝、黄、竹叶合凉膈之法，患者病情有所缓解。但是疫毒深重，方中加大了清热解毒力度，外用锡类散吹喉，清热解毒，祛腐生肌。在温热毒邪大部分解除之后，还要注意顾护阴液的损伤，滋阴生津，兼清余热。

第 7 章 针灸治疗类医案

154.咳 喘
焦勉斋

（病者）郭少泉之妻四十四岁，住址本镇。

（症候）痰咳而喘不得卧，呼吸不利而痞满。自谓病原系去春伤风而得，迄今服药数十剂，毫无效果，且夜间病势尤重。

（诊断）脉象数而流利，似为滑象，为风邪久伏于肺，失其清肃之机，致肺神经丛起反射性而为咳嗽。肺脏呼吸机能失常，故心胸痞满，咳则吐痰。治宜清肺驱风散邪，利鬲[①] 而嗽自止，痰自化矣。

（疗法）

（一次）灸肺俞、膏肓；针建[②] 里、内关、列缺。

（二次）灸肺俞、风门、膏肓；针建里、内关、列缺、中脘、足三里。

（效果）治疗初次后，至夜间咳嗽顿轻，呼吸顿利，些小之吐痰亦不为累。复诊后，即诸病痊愈，康强如昔矣。

选自《针灸治疗验案》，中国医药月刊，1940，1（4）：31.

【医案钩玄】

本案为风邪犯肺，肺气不宣，清肃失常而致喘咳。因患者得病日久，正气必有虚损，所以清肺驱邪同时应扶正补虚。两次治疗中灸肺俞、膏肓、风门以益气固表，补虚益损，体现了扶正的治则治法。建里、内关是临床常用

---

① 鬲：通"膈"。

② 建：原作"腱"，误。下同。

的一组穴对，可"扫尽胸中之苦闷"（《百症赋》），治疗心胸痞满。列缺为手太阴经络穴，可祛风宣肺气、止喘咳、利呼吸。中脘、足三里健脾运行水液，使气行津布，痰浊自消。

155. 腹 痛
焦勉斋

（病者）梁善甫君，二十五岁，济南院西大街松茂斋经理也。素患腹痛之疾，多年不愈。

（病因）由于饮食不节，停湿伤脾所致。此次病发，痛甚难支，前曾服药调治，亦未得迅速之功效，是以愿受针灸治疗。

（症候）自诉每日夜腹痛数次，痛处绕脐上下左右，按之触手坚硬，突动异常，而于饮食之后，痛势尤剧。

（诊断）六脉至①紧而涩，苔白颜黄，断为寒湿停滞中宫，致脾失温运之机，中焦气化失畅，故凝长成块而作痛，治宜温中化滞，针灸并施。

（疗法）针灸痞根、脾俞、中下脘、气海、天枢、足三里、三阴交。

（效果）针中下脘、天枢、气海，时腹内骤作激烈之振响活动。针灸后，当即痛势顿减，患者感觉舒适，无痛苦之状矣。

（经过）翌日复诊，伊云经昨日治疗施②术后，腹痛即渐轻微，现觉腹中温和，痛块已消失大半，按之不若以前之突动。余为根本治疗计，照上穴加针灸章门，又继续施术二次，现已痊愈，俟后亦未复犯。

选自《针灸验案选录》，中国针灸学，1947，2：3.

【医案钩玄】

本案患者因饮食不节，湿聚困脾，导致腹痛发作。医者采用诸穴健脾温中，行气化滞，立起沉疴。针刺位于腹部的中脘、下脘、天枢、气海时，患者反应强烈，腹内有振响之声。盖上述四穴位于病变局部，脐之四周，"腧穴所在，主治所及"。中脘为胃之募穴和腑会，天枢是大肠之募，配合下脘、气

① 至：原作"治"，疑误。
② 施：原作"弛"，误。

海可通调中下焦，运转腹部气机。

复诊时医者为治病除根，在前方基础上增加了八会穴之一脏会章门穴，此穴同时又是脾之募穴，故章门穴统治五脏之病，尤擅治疗脾病。

156. 痢　疾
沈月华

乡人刘某，瘾君子也，以刺激故，立志戒除。讵知戒甫四天，忽患赤痢，腹痛异常。起初尚可忍受，继则日夜不宁，中西医药遍尝，迄未稍效，惟有励其复吸而已。然刘某立志颇坚，誓不再吸。初秋某日，请治于振声夫子。夫子乃以毫针刺其左足三里一穴。时余适在侧，见其左手掐穴，右手持针。针方入内，病者即曰：酸至膝矣。少顷复曰：酸至股矣。继而又曰：酸至腹矣。旋捻不数分钟，将针拔[①]出。病者急往厕所大便，倏而回来云：此次之便，较之以往，增多三倍有奇，即至解后，诸苦均失。针之神效如此，故特记之，以备同人之采用焉。

选自《烟后之痢虽重三里可治》，中国针灸学，1947，3：6.

【医案钩玄】

此案独取足三里治愈赤痢。原因之一是足三里为胃之下合穴，"合治内腑"，可健脾和胃，是调理肠胃的要穴。另外，效如桴鼓的原因还在于气至病所。针刺足三里时针感传至腹部，正如《灵枢·九针十二原》所云："刺之而气至，乃去之，勿复针……刺之要。气至而有效，效之信，若风之吹云，明乎若见苍天，刺之道毕矣。"

157. 呕　吐
黄济民

广东台山人，黄龙，四十岁，忽患呕恶不已，不能饮食。两日两夜饮水

---

① 拔：原作"披"，误。

呕水，服药呕药。请求鄙人医治，则先针大陵，后针璇玑、中脘，出血，其呕若失。

选自《针灸治效报告》，中国针灸学，1947，3：11.

【医案钩玄】

呕吐多因胃失和降，胃气上逆所致。大陵为手厥阴心包经原穴。心包经"历络三焦"，其上的诸多腧穴如大陵、内关、间使都有宽胸和胃之效。璇玑属任脉，位于前正中线上，有旋转枢机之意，对胸腹气机有条畅疏导的作用。再配上胃之募穴中脘，调理中焦。针刺璇玑、中脘二穴后出血，有刺络放血之意，可发挥放血疗法的疏通气血、理气降逆之功。三穴合用，功在和胃降逆，呕吐自愈。

158. 呕泻腹痛
焦勉斋

民国二十九年三月治疗著记。

（病者）济南商埠万字巷洪祥益李经理之妻，年四十八岁，忽患呕泻腹痛，数日不愈。经他医方药治疗，未见效果，延余为之诊疗。

（症候）呕吐哇酸刺鼻，颜面苍白。自诉腹中切痛，痛极则泻，胸鬲[①]痞闷，胃气上冲，时呕酸水，口渴而不欲饮，不思饮食，食则胃脘胀满，呕后方觉略舒。

（诊断）六脉右濡细而左见弦象，断为脾胃素禀虚弱，运化失机，致肝木横逆而侮土。脾伤则腹痛而作泻，肝邪犯胃故呕逆吐酸。由于脾失温运，胃[②]气不通降故也。治宜平肝和胃，温中扶脾为治疗要法。

（疗法）针内关、期门，以和胸鬲而平肝降逆；灸中下脘、气海、天枢、足三里、脾胃俞，温和中宫，促进脾阳之运化，恢复升降之功能。

（经过）此病系三月十日治疗者，翌日余出诊适经过该号，李经理向余笑谓："贱内之疾，自昨日经先生针灸治疗后，腹痛止而呕泻痊愈矣。"伊深赞

---

① 鬲：通"膈"。下同。

② 胃：此后原衍"腋"，删。

针灸治病之伟效，为药物疗法所不及也。

选自《针灸验案选录》，中国针灸学，1946，复刊号：13.

【医案钩玄】

期门为肝之募穴，可疏肝理气、健脾和胃、化滞消痛。《伤寒论》第108条曰："伤寒，腹满、谵语、寸口脉浮而紧，此肝乘脾也，名曰纵，刺期门。"肝木亢盛，木乘土所致脾虚腹满等症，仲景选用期门穴，泻肝平木，诸证得愈。本案中患者亦是土虚木乘，肝脾不和，脾运失常，肝气横逆而出现痛泻、呕恶、胸闷等症。医者独选期门平肝理气降逆，内关宽胸和胃，其余穴位功在益气补脾，患者自得痊愈。

159. 胁胀腹痛
焦勉斋

民国二十九年三月治疗著记。

（病者）济南城内司马府振记裁纸局徐经理，五十一岁，体质素弱，近患胸闷烦乱，坐卧不宁，特着其子邀余诊治。

（症候）面唇色青，呻吟不安，坐而欲起，起则复卧，自谓两目眈眈，口干而渴，胸臆胀满，心中烦躁①，郁闷难堪，且觉欲呕，少腹微微攻痛，因昨日恼怒②而成此病。

（诊断）脉象弦细，断为平素肾阳亏损，命门式微，兼怒触肝经，致三焦气化停滞，郁于胸臆③胁肋之间，不能通畅运转所致也。

（疗法）针内关、建里，通利心包以清胸臆之郁闷；支沟，使三焦气化运行以疗胁肋之胀满；灸命门、肾俞、气海，温下焦之肾阳而止少腹之攻痛。

（经过）针灸后患者云：胸臆舒适，郁闷痊愈，兹觉腰间灸穴部位，一片温暖之气，通透腹内，所患种种痛苦，现已消除无形矣。

---

① 躁：原作"燥"，误。
② 恼怒：原作"怒脑"，疑误。
③ 臆：通"膈"。下同。

（说明）此病系三月二十六日治疗，经针灸后当即痊愈，亦未复犯。

选自《针灸验案选录》，中国针灸学季刊，1946，复刊号：13-14.

【医案钩玄】

本案患者素体肾阳亏虚，加之郁怒致肝气郁滞，症见胸闷烦乱，坐卧不安，少腹疼痛，面唇发青，恶心欲呕等。医者选用的内关是手厥阴心包经络穴，擅治胃、心、胸部疾患，有宁心安神、宽胸解郁、行气利膈之效。建里属任脉，位于中脘下一寸，可和中理气，消积化滞。《百症赋》："建里、内关，扫尽胸中之苦闷。"建里、内关组合可治胸膈痞满。本案患者胸、上腹和下腹部均有症状，提示三焦气机郁滞。支沟穴为三焦经经穴。《灵枢·九针十二原》载"所行为经"提示经穴所处的位置经气最盛，故针刺支沟可疏利三焦，调畅气机。最后温灸命门、肾俞、气海，培元固本，温肾暖阳，荣则不痛，少腹疼痛自消。

160. 疝　气
黄济民

开平人，司徒元，三十二岁，常患疝气病，其痛之不能行动，腰不能伸直，双手抱其阴部然后可能慢慢移步。后经鄙人以针术治愈，则单纯针昆仑一穴，其痛立刻消散，后再服五核汤加茜、辛少许，服之则无复发矣。

选自《针灸治效报告》，中国针灸学，1947，3：11.

【医案钩玄】

针刺治疗疝气往往选用任脉、肝经的腧穴。《素问·骨空论》："任脉为病，男子内结七疝。"任脉循行"起于胞中，出于会阴"，而足厥阴肝经"入毛中，环阴器，抵小腹"。疝气为病与肝经、任脉密切相关，故常取任脉关元，肝经大敦、太冲等穴来治疗。此案中医者针药合用治疗疝气，先选用足太阳膀胱经经穴昆仑来镇痛，因昆仑有舒筋活络止痛之功。《铜人腧穴针灸图经》说此穴可治疗"阴肿痛"。其次方药选用五核汤，此方是治疗疝气的民间验方，由黄皮核、橘核、柚核、荔枝核、川楝子组成。再加入归肝经，可通经络、行瘀滞的茜草和辛香走窜可止痛的细辛，诸药合用，得取良效。

161. 痛 痹
焦勉斋

民国二十九年三月治疗著记。

（病者）济市东流水协记漂染厂伙友时君，年三十三岁，患腿膝剧痛，步履艰难，医药罔效，特邀余为之治疗。

（症候）自诉去岁冬季，即患此症。右腿膝胫外侧，皆感疼痛，而膝盖部痛势尤甚，屈伸不利，行动牵引愈痛。言语之际，颇呈痛苦之状态。

（诊断）脉象右关尺沉而紧，断为风寒湿邪袭入经络，致血脉运行不畅，关节失于濡养，而成痛痹之症，故现剧烈性之痛觉也。治宜舒利关节，温通经络为主。

（疗法）

初次：一月三日，针灸环跳、阳陵、绝骨。

二次：三月五日，针灸风市、阳陵、足三里、飞扬、昆仑。

三次：三月八日，针膝关、曲泉、阳陵、绝骨，灸鹤顶、内外膝眼。

（经过）治疗一次后，隔日复①诊，脉转滑象，而不沉紧。患者云：腿膝痛势驱觉减轻，行动已感灵活。继续治疗二三次后，痛症全无，步履如常。数月痼疾，霍然而愈。患者深为感激，向余致谢曰："非遇先生之针灸妙术，我之病症实无治愈之期望。现能恢复健康，皆先生之所赐也。"余嘱其起居慎重，善为调养，以免复犯。

选自《针灸验案选录》，中国针灸学，1946，复刊号：13.

【医案钩玄】

痛痹主要症状为腿膝胫外侧疼痛，甚至屈伸不利，影响下肢活动，治疗时多采用病痛局部的腧穴。本案患处主要在左膝、左小腿外侧，为足少阳胆经循行所过，所以治疗选取了胆经腧穴环跳、阳陵泉和绝骨。这三个穴位从上到下依次分布于大腿、膝盖区域和小腿，涵盖了病痛牵涉之处，所以针刺疗效确切。后两次治疗于初次治疗两月之后，在保留阳陵泉、绝骨的基础上，

_____
① 复：原作"腹"，误。

加用了位于下肢外侧的风市、足三里、飞扬、昆仑和膝盖周围的膝关、曲泉、鹤顶、内外膝眼以舒经活络、通痹止痛，最终使患者数月苦痛全消。

162. 肾虚腰痛
焦勉斋

（病者）济市西关靖安巷谦祥益布庄，唐士伦先生，三十四岁，患腰痛年余不愈，屡服药治疗，未见效果。痛甚，步履困难，颇感痛苦。特延余为之诊察，施以针灸治疗，以观成效。

（症候）自谓肾气素秉虚弱，所患腰部酸痛，由于感受寒邪而得此症。温暖则舒适，遇寒则痛剧。

（诊断）两尺脉沉细而迟涩，断为肾虚腰痛。由于肾阳虚损，寒邪乘袭，而凝滞于脉络，故致腰痛。因腰为肾之府也。治宜温肾逐寒，针灸并用，庶能奏效。

（疗法）先针灸环跳、白环俞，继刺委中（禁灸），两穴同针，刺入约二寸深，施手技使针身上行通达腰背之部，后灸命门、肾俞、志室、气海俞。

（经过）针灸术毕，伊觉腰间内感温暖舒适，痛势顿息。翌日晤谈，伊喜形于色，笑谓年余痼疾，经昨针灸治疗，术到痛止，今已痊愈矣，亦未再施术针疗。

（说明）按此病已历年余之久，经针灸一度而术到病除，实出预料以外，较之汤液治疗，功效相差悬殊矣。余历年治愈此症颇多，举其一例，以证明针灸之特效。

选自《针灸验案选录》，中国针灸学，1947，2：3-4.

【医案钩玄】

本案患者腰痛年余不愈，遇寒加重，得温则减。余症见行走困难，两尺脉沉细而迟涩。根据诸症可辨为典型的肾阳虚腰痛。腰为肾之府。腰部失于肾阳之濡养温煦，而致腰痛日久不愈。医者治疗中针灸并用，利用了艾灸的温通作用，配合上针刺得收非常之效：首先针灸环跳和白环俞，疏导腰部经络气血止痛；再针委中，"腰背委中求"（《四总穴歌》），因委中所在足太阳膀胱经循行经过腰部，经络所过，主治所及，所以临床上常用针刺或点刺委中穴治疗腰痛。而后艾灸命门、肾俞、志室、气海俞可壮腰益肾。

163. 中风（一）
母永祥

陈士才之妻，年二十四岁，原籍四川顺庆，寄居碧口中山公园门口。家境贫寒，生活难度，将自亲生儿承继与杨某。是日酬办酒筵待客证明此事，因心志忧闷，儿女之情人皆有之，饮酒之际，愁思弗解，心脏大受刺激，偶然跌倒在地。众客急扶起，便不能动作矣。蒲满年君，来余慈祥医社，请余治疗云：伊家贫如洗，希作阴功施救。余答曰：医有割股之心，焉①有坐视不救之理？余急携金针、艾绒同往。询其症状，已卧床旬余。睡卧床榻，默默不语，问得病经过情②形，则不言语。傍人曰：自得病即音哑不语，右边半身麻木不仁，强滞不能坐立。诊其脉浮弦，舌苔色白，断为风中血脉症。治法定风、散郁、怡神、安志。取穴：百会、哑门、曲池、合谷、神门、中脘、足三里、阴陵泉、大椎。统用补针，手术毕，复加灸：神阙五壮，百会五壮，曲池七壮，合谷七壮，阳陵泉五壮。第二日复诊，右边手足能活动，仍照前法治疗。病者视人有啼笑之状，类似颠疾。然伊之心志为病，理现此状，因心志忧伤之故也。哑门穴，用补术。手术甫毕，便能言语，身体各部更见灵活。余令休养三日，勿服药，即可复原。在第二日午间，伊自能独行街上，言语如常。余心大悦，以针灸术，救贫苦于临危，以尽济人利物之责也。复慰，再勿存忧思关念，从此以后，健康如初。

选自《验案中风验例》，中国针灸学，1947，2：7.

【医案钩玄】
　　本案患者因情志内伤导致中风，症见失语、右侧半身不遂伴肢体麻木。治法上醒脑开窍、安神定志、疏通经络。治疗时选用督脉穴位百会、哑门、大椎，因脑为元神之府，督脉入络脑，三穴可醒脑开窍、调神导气。神门为

---

① 焉：原作"鄢"，误。
② 情：原作"经"，疑误。

心经原穴，能宁心安神。曲池、合谷、足三里、阳陵泉、阴陵泉分布于上下肢，用于疏通经络，治疗肢体不遂麻木。中脘、神阙均属于任脉，可补益气血，强壮身体。

其中哑门穴为督脉与阳维脉的交会穴，也是回阳九针之一。《针灸甲乙经》说此穴"入系舌本"。哑门功在开喑治哑、醒神开窍，可治疗本案患者中风后失语。从解剖角度看其下是延髓，所以针刺时应注意角度与深度，常向下颌方向斜刺，进针宜缓慢浅刺，针刺深度不能超过 1.5 寸。

164. 中风（二）

母永祥

四川姚家渡鸿利生号，王有成患中风症，口眼歪[①]斜，头昏体倦，专来碧口慈祥医社求治。此症因年轻体壮之故，为病尚轻。诊其脉弦数，口渴，舌苔红绛，为风热袭于经络，刺激神经所致。治法：取风府、头维、太阳、地仓、合谷。因病者口眼斜于右边，因针术刺左边之太阳、地仓等穴。用强度之泻针手术，不能用灸法，因患者体温过高之故。若用艾灸反增热度，于病不宜。改用按摩手术，纠正失知觉之神经，恢复其机能。又隔三日来社，复诊，头昏体倦之症全消，口眼歪斜已正三分之二。再用针术及按摩术，如前法治疗毕。诊两手脉平度，温度降低，歪斜全正，从此痊愈。

选自《验案中风验例》，中国针灸学，1947，2：8.

【医案钩玄】

本案患者为风热侵袭之面瘫，故采用泻法针刺以泻热驱邪。所选穴位风府、头维祛风通络，其余太阳、地仓、合谷均是治疗面瘫的常用穴。此案医者采用强刺激泻法于面部腧穴进行治疗。需要注意的是目前临床上治疗面瘫共识：面瘫急性期刺激面部穴位时手法不宜重，刺激肢体上穴位时可采用重手法。本案没有标明患者患病天数，无法判断就诊时患者处于急性期还是恢复期。艾灸功在温通经络，祛寒散邪，针对热证治疗时应谨慎使用，所以本

---

① 歪：原作"至"，误。

案没有采用灸法而另外加用推拿按摩来疏通面部经络气血，而且推拿手法多轻快柔和，更易被患者接受。

165. 手腕疼痛

母永祥

张庆余，年二十四岁，原籍文县，与余金兰之交。今年春季，赴四川遂宁经商，因异地水土不服，染风瘟病症，势甚危险，几经更医调治，方脱险境。至碧口慈祥医社，言已往病状，现身体未复原状。因病中出汗之际，手肘露于被外，风乘①虚入骨，现在由手腕至肘肩部时常疼痛，无力。治疗：散寒，和血。取穴：合谷、曲池、手三里、肩髃②，用平补平泻法，疗毕急不痛矣。

选自《针灸验案二十八则》，中国针灸学，1947，4：8.

【医案钩玄】

本案为腕至肘肩部的痹证。因汗出腠理开张之际，风寒之邪乘虚而入，滞留体内，痹阻经脉而发病。治疗选取的穴位均属于手阳明大肠经，因大肠经循行经过腕、肘、肩。《灵枢·经筋》："其病，当所过者支痛及转筋，肩不举。"符合本案患者病情。取合谷、曲池、手三里、肩髃四穴，通经祛风散寒，舒筋止痛。手三阴三阳经脉循行均经过上肢手腕部，临床上可根据疼痛所处的位置判断风寒邪气处于哪条经脉之上，"经络所过，主治所及"，继而对应选取此经腧穴进行治疗。

166. 伤寒表证

母永祥

余内子英如，岁二十岁，性情平素贤淑，偶冒寒成太阳表证，头颈强痛，体热，畏风，周体违和，肢节痛，诊两寸脉浮紧，舌淡白。治疗：解表，散

---

① 乘：原作"剩"，误。
② 髃：原作"颙"，误。

寒。取穴：风府、头维、合谷，俱用泻针。即盖被出汗，立时痊愈。

选自《针灸验案二十八则》，中国针灸学，1947，4：8.

【医案钩玄】

此为风寒束表之证，治宜解表散寒。风府是祛风要穴，可疏散风邪；且风府位于头项部，可发挥近治作用，治疗头颈强痛。《素问·骨空论》言："大风颈项痛，刺风府。"合谷为手阳明大肠经原穴，大肠经与肺经相表里，刺激合谷可祛风解表，清利头目。头维位于额部，可疏风止痛。本病因风寒外邪袭表，卫阳郁遏，肺气不宣，"邪气盛则实"，故应"邪盛则虚之""盛则泻之"，所以针刺上述穴位时采用泻法，患者痊愈。

167. 瘟 疫
母永祥

任宣之母亲，年三十三岁，本年初冬，因气候异常，瘟疫流行，邻居有斯症候前往探视[①]，是夜急感头昏，体[②]倦，畏[③]寒，发热，胸腹闷胀，此系瘟疫初染。卧床二日，服药未见轻减。余急为之针灸大椎、头维、合谷、间使，当夜即安。第二日便能功作。

选自《针灸验案二十八则》，中国针灸学，1947，4：8.

【医案钩玄】

根据本案患者发病时间及临床表现，此病是时行感冒。因气候异常，患者感受时行疫毒发病。《诸病源候论·时气病诸候》云："夫时气病者，此皆因岁时不和，温凉失节，人感乖戾之气而生病者，多相染易。"治疗穴方中大椎属督脉，是督脉与手足三阳经交会穴。督脉"总督诸阳"，主一身之阳气。大椎可调节全身阳气，既可通阳散寒，亦可泻热逐邪。头维是足阳明、少阳和阳维脉交汇之处。阳维脉维系诸阳，主一身之表，且"阳维为病苦寒热"，故

---

① 视：原作"祯"，误。

② 体：原作"髓"，误。

③ 畏：原作"畀"，误。

《针灸甲乙经》言："寒热，头痛如破，目痛如脱，喘逆烦满，呕吐，流汗难言，头维主之。"合谷为大肠经原穴。大肠经与肺经相表里，合谷可祛邪解表。间使为手厥阴心包经经穴，"经主喘咳寒热"，可治疗热证。诸穴合用可扶正祛邪，症状速解。

168. 红丝疔

母永祥

陈君，年二十二岁，碧口中街居住，于左手之中渚穴，出一疔疮，身发寒热，疮部疼痛，由疮根起红丝一条，直由肘肩透达至胸，心中闷乱，头昏体倦。诊两寸脉数滞，舌苔黄腻。治疗：针泻合谷、曲池、外关、身柱等穴。立时痛止，红丝亦逐渐消散。按此症红丝入心系顷刻毙命之候，若非金针疗治，药剂亦来之不及矣。时在甲申冬月中旬。

选自《针灸验案二十八则》，中国针灸学，1947，4：7.

【医案钩玄】

红丝疔相当于现代医学的急性淋巴管炎。本病多由火毒蕴结于内，或外有皮肤破损，火热邪毒入内所致，应用清热解毒之法。阳明多气多血，选用手阳明大肠经二穴合谷、曲池以泻热祛火毒。外关穴是八脉交会穴之一，通于阳维脉。阳维脉维系诸阳经。由此外关为清热退热要穴。身柱是督脉的腧穴之一，是督脉气所发。督脉为阳脉之海。《针灸甲乙经》："身热……身柱主之。"身柱亦有很好的清热之效。诸穴合用，仅治疗一次患者即得痊愈。临床上本病亦可加用放血疗法来清热解毒。

169. 羊毛疔

母永祥

杨文山之妻，年二十七岁，住碧口下街，素有胃疼痛[①]之疾，今春发生

———

① 痛：此后原衍"痛"字，删。

羊毛疗，经友介绍，余即往诊。胸腹疼痛异常，呕逆，两脉迟涩，舌苔薄白。取膈俞、巨阙、间使、足三里，俱用泻针，痛即立止。复嘱用陈面、烧酒、陈醋，混合，加生姜汁，杓中温热，作两团，轮流前后心部位充分揉搽，冷则调换温热之团搽一小时，面内有丝即愈。

选自《针灸验案二十八则》，中国针灸学，1947，4：8.

【医案钩玄】

羊毛疗的特点是持续高热，前胸后背多发皮疹，且用针挑拨时有羊毛丝样物被挑出，又因疹形坚硬似钉，故以"羊毛疗"名之。本病自古就有记载，如《医宗金鉴》："有羊毛疗症，身发寒热，状类伤寒。但前心后心有红点如疹形，视其斑紫黑者为老，淡红者为嫩。"本病多于春末秋初，夏季气温较高时发病，多为七情郁火、复感疫毒时邪所致。现在医学认为羊毛疗实际上是一个以发热、无汗、皮紧、头昏、乏力、食欲不振、恶心、呕吐、胃脘痛、腹痛、腹泻等表现为主的症候群，属于现代医学的胃肠型流行性感冒、急性胃炎、急性胆绞痛等范畴。临床上常用的中医疗法就是挑刺疗点，挤出毒血，加拔火罐。

本案中患者有胃痛旧疾，此次病发主症是胸腹疼痛伴有呕吐，故医者泻膈俞、心之募穴巨阙、心包经穴间使和胃之下合穴足三里以宽胸膈和胃，理气通络止痛。再用性质辛香发散之品如烧酒、陈醋、生姜发散毒邪，拔毒外出。关于羊毛疗的临床报道及研究较少，所以此医案有较高的学习研究价值。

170. 脚　气

母永祥

客人张某，约四十岁，患脚气数年，今年复发，行走扶杖难行，碧口谢吉菴介绍。审详病状，系寒湿脚气，膝以下至脚面皆浮肿而痛。首用海碘酒消毒，后灸足三里、阴陵泉、三阴交、阳辅、行间、大横①等穴各灸五壮。数

---

① 横：原作"衡"，误。

日后痊愈，行如常。

选自《针灸验案二十八则》，中国针灸学，1947，4：8.

【医案钩玄】

本案中的脚气，并非今日大众认为的脚癣，而是中医学中一种以下肢麻木、酸痛、软弱无力为主要症状的疾病。《素问·太阴阳明论》："伤于湿者，下先受之。"本案患者因寒湿之邪滞留足胫，致膝以下至脚面皆浮肿而痛。取足三里、阴陵泉、三阴交、大横可健脾胃以化湿。髓会绝骨，筋会阳陵，二穴可充养筋骨而使步履轻健。阳辅为胆经经穴。《针灸大成》："阳辅，主膝下浮肿。""所溜为荥"，行间为肝经荥穴。《灵枢·本输》："肝脉溜于行间"，提示肝经经气流行于此。利用阳辅和行间能疏利肝胆经，强健筋骨，使步履轻健。采用艾灸以上诸穴能增散寒除湿之效，尤其适用于寒湿脚气。

171. 痛　经

焦勉斋

（病者）牛汝甲之妻三十二岁，住址西流庄。

（症候）经前腹痛甚满而拒按，兼有带症，色如菉①豆汁，黏胶不断。自谓由怒气伤肝而成。

（诊断）左脉沉中见弦，显系肝气凝滞，且肝木郁而克土，土不利湿而生热，又带症之所由作也。治宜舒肝顺气，则诸症全消。

（疗法）先为处方用排气汤，调经顺气。陈皮、藿②香、枳壳、厚朴、木香、香附、泽泻③、台乌，服二剂后，腹痛顿减，复投以加减逍④遥散，而青带亦止。茯苓、白芍⑤、柴胡、茵陈、栀子、甘草，服后诸痊愈。四五日后，偶犯怒病，势复发，腹病较剧，愿受针灸治疗。余为之针下脘、天枢、气海、

---

① 菉：通"绿"。
② 藿：原作"霍"。
③ 泻：原作"泄"。
④ 逍：原作"消"。
⑤ 芍：原作"勺"。

关元、三阴交、三里。

（经过）针治一次而愈。嘱其严禁怒[1]恼，以免复发。迄今未来复诊，想已痊愈矣。

选自《针灸治疗验案》，中国医药月刊，1940，1（4）：31.

【医案钩玄】

本案患者患痛经兼带下病，医者对其病机分析详尽，诸症概因肝郁气滞，继而木郁乘土，湿热下注。肝气郁结为病机之本，也是治疗的主要切入点。初诊处方排气汤中应用诸多理气药来行气开郁止痛，如陈皮、枳壳、木香、香附、乌药。再配伍厚朴、藿香、泽泻化湿之品来清利湿热、除胀满。服后腹痛锐减。继而仍以调和肝脾，疏肝解郁，健脾清利湿热为法用药，诸症全消。后因生气腹痛复发，针刺下脘、天枢、气海、足三里以理气健脾开郁，关元配三阴交调理冲任，故能速愈。

172. 月经不调

母永祥

张惠卿，女性，年二十岁，住碧口中街，与余妻英为至好，尤为姐妹相似。患月经不调之症，已逾三岁之久。因环境不良，红颜薄命，与周薪民作妻。自出嫁后，双方性志不和，怒[2]郁不解，致气血凝结，有期错没，有期超前，临经腹痛，几滴而止。如遇口角争吵忿怒时，则经由口鼻而出。症状：头昏、体倦、饮食减少、面淡白色、脉虚细、舌苔淡白，央余治疗。取合谷、大陵、心俞、关元、足三里、三阴交、膈俞，用补针。再用太乙神针灸法，每穴各灸七壮。

第二次诊断，身体各部觉和畅，仍照前法施治。然针灸治疗较药剂功宏，心志忧怨终难消散。余常以至理安慰，重心针药，调养并进，方收全效。

第三次治疗，精神饮食均较前增加。惜乎！情志不畅，终于血气有关。人生配偶，双方意志相合，感情浓厚，则性怡，情爽精神愉乐，而无月经阻

---

① 怒：原作"恕"，误。

② 怒：原作"恕"，误。下同。

碍之患也。诊时在甲申年四月中旬。

选自《针灸验案二十八则》，中国针灸学，1947，4：7-8.

【医案钩玄】

本案患者因郁怒情志不畅致气滞血瘀，冲任失调，出现月经不调；肝气上逆，气逆血乱，出现经行衄血。由四诊可知患者偏虚偏寒，所以针刺时采用温通补益之法。所选穴位中关元为任脉与足三阴经的交会穴，三阴交为足三阴经的交会穴，此二穴可补益冲任，养血调经，是治疗月经病的要穴。足三里补虚扶正以养气血，合谷行气，膈俞活血，大陵、心俞宁心安神，调理情志。治疗方法除了针刺，还加用功在温通的太乙神针和其他方药。更为可贵的是，医者了解患者是因情志起病，采用上述治疗同时还注重对其进行心理疏导，多种治疗手段干预下，患者症状明显缓解。

173. 子宫寒痛
母永祥

甲申之秋，余之表弟之妻，年十八岁①，名金凤，自昨年结婚后，月经不调，迄今年余。往往月经落后，小腹绵延作痛，饮食减少，消化不良，面色青黄，精神疲倦，四肢无力，两手尺脉迟滞，舌苔白腻，月经色黑结块。治疗：温暖子宫，散寒理结。取穴：中脘、天枢、关元、中枢、大巨、足三里、三阴交、肾俞，俱用灸法。一次疗后，腹痛立止，精神渐增。因余事繁之故停治以后以告痊愈，受胎产生一女孩。

选自《针灸验案二十八则》，中国针灸学，1947，4：8.

【医案钩玄】

此案中月经不调证属虚寒。选用关元温补下元，调理冲任。三阴交为足三阴经交会之处，能补脾调肝益肾补血。肾俞，温肾助阳。中脘、天枢、中枢、大巨、足三里调补脾胃，以生气血。诸穴俱用灸法，更增温补散寒之效，最终得收桴鼓之效。

---

① 岁：原作"嗳"，误。

174. 闭　经

史韶溥

　　孟氏，封邱人，年三十岁，月信未见，已历年余，兼白带下，腰痛腿酸，百药医治，均作罔效。友邀灸治，用温灸术，取穴：神阙、关元、三阴交等穴，灸治五日，其病若失，月水来潮，精神亦佳。

　　　　　　　　选自《温灸治验医案五则》，中国针灸学季刊，1946，复刊号：15.

【医案钩玄】

　　患者经闭一年有余，兼有腰腿酸痛，带下，概因肾气亏虚，下元不固所致。神阙、关元二穴位于腹部，靠近女子胞宫，是治疗月经病的要穴。神阙属任脉，能补益下元。关元亦属任脉，善于补虚益损，有补益元气、调理冲任之效。三阴交是足三阴经交会之处，可补肾健脾调肝，是治疗妇科病的常用效穴。所取穴位效专力宏，再加上艾灸温通，取效甚佳。

175. 难　产

母永祥

　　张骏声之妻，年十六岁，初产，因交骨不开，二日夜未下，痛苦非常，请余治疗。即取穴合谷穴，用补针；三阴交，用泻针；太冲，用泻针。术毕，半小时内，安然生下。

　　　　　　　　选自《针灸验案二十八则》，中国针灸学，1947，4：8.

【医案钩玄】

　　"补合谷，泻三阴交"，自古是针刺助产的常用组方。相关记载可追溯到《南史·徐文伯传》："宋后废帝（刘昱）出乐游苑口，逢一妇人有娠。帝亦善诊，诊之曰：'此腹是女也。'问文伯，曰：'腹有两子，一男一女，男左边，青黑，形小于女。'帝性急，便欲使剖。文伯恻然曰：'若刀斧恐其变异，请针之立落。'便泻足太阴，补手阳明，胎便应针而落。两儿相续出，如其言。"

《铜人腧穴针灸图经》就此评论道："泻足三阴交，补手阳明合谷，应针而落，果如文伯之言，故妊娠不可刺也。""血衰气旺定无妊，血旺气衰应有体。"此二穴的催产机制在《针灸聚英·足太阴脾经》中有论述："三阴交为肾、肝、脾三脉之交会，主阴血。血当补不当泻；合谷为大肠之原，大肠为肺之腑，主气，当泻不当补。泻三阴交，补合谷是血衰气旺也；补三阴交，泻合谷是血旺气衰矣。"意即三阴交主血，合谷主气，泻三阴交补合谷会泻血补气，而女性本身生理特点就是气有余而血不足（今妇人之生，有余于气，不足于血，以其数脱血也《灵枢·五音五味》）。二者相加会加重血衰气旺的状态，不利于胎元生长，导致下胎。临床上还可加用疏肝活血行气的肝经原穴太冲，共奏催产之功。

176. 乳　闭

史韶溥

庄氏，郑州人，居开封，年二十六岁，生产后全身衰弱，营养不给，精神不振，乳汁分泌过少。友人介绍，用温灸术取穴灸治乳根、鸠尾、脐中等穴，施灸二星期，乳汁充足，病者精神复元大愈。

选自《温灸治验医案五则》，中国针灸学季刊，1946，复刊号：15.

【医案钩玄】

《三因极一病证方论·卷之十八》："产妇有二种乳脉不行：有气血盛而壅闭不行者，有血少气弱涩而不行者。虚当补之，盛当疏之。"《景岳全书·妇人规》："妇人乳汁，乃冲任气血所化，故下则为经，上则为乳。若产后乳迟、乳少者，由气血不足，而犹或无乳者，其为冲任之虚弱无疑也。"本案患者产后虚弱却没得到足够营养支撑，乳汁化源不足导致缺乳。医者在乳周温灸乳根、鸠尾可调畅气机而通乳，温灸任脉腧穴神阙可补益气血虚损。另外对于这种虚性产后缺乳，亦可选用少泽、膻中、足三里等穴以益气养血生乳。

177. 食　积
母永祥

李子衡，年三十六岁，原籍甘谷，在文县生生堂药铺经理。素平体虚，于民国三十年七月间，因赴乡下，难以觅食，肚中饥饿，食生柿子充饥，至此以后，即觉肚腹疼痛，胀闷不爽。延医调理，认为虚症腹胀，服温补之剂，其病增剧，肚腹益胀，气息短促，全身浮肿，饮食不进，睡卧床第。延余治疗，脉象微滞，舌苔黄厚，口苦无味。疗法：导肠，利胃。取穴：中脘、下脘、气海、脾俞、合谷、足三里、肾俞，先针后灸。治疗一次，是晚泻下，所积柿子原形未化之物而量极多，从此肚松不胀，气息平和，思食易消矣。药剂误治之症，针灸竟获全功。

选自《针灸验案二十八则》，中国针灸学，1947，4：8.

【医案钩玄】

柿子性凉，脾胃虚寒者不宜食。本案患者平素体虚，空腹吃了生柿子，由此导致食积。食积未除而前医误诊给予进补，脾胃运化机能进一步失调，气机升降失常更甚。医者选用的中脘为胃之募穴，足三里为胃之下合穴，二穴为治疗脾胃病常用要穴，再配合下脘、脾俞，可健脾和胃，运转腹部气机，消食导滞。合谷为手阳明大肠经原穴，可益气通腑。肾为先天之本，主封藏摄纳，主纳气。肾俞益肾，配伍气海可益气理气。诸穴并用，通补兼施，起效迅速，故仅经医者针灸一次，患者辄愈。

178. 遗　精
史韶溥

黄芝田，武陟人，年三十一岁，娶妻后房事过度，精神衰弱，每夜遗精，卧床不起，饮食大减，命在垂危。友人介绍，即用温灸术取穴灸治心俞、肝俞、大赫、四满、大肠俞等穴，连灸十日，病者大好，迄已年余未发。

选自《温灸治验医案五则》，中国针灸学季刊，1946，复刊号：14.

【医案钩玄】

心为君主之官，五脏六腑之大主，精神之所舍。遗精病位在肾，但和心关系密切，此病可以从心论治。《景岳全书·遗精》："盖遗精之始，无不病由乎心，正以心为君火，肾为相火，心有所动，肾必应之。故凡以少年多欲之人，或心有妄思，或外有妄遇，以致君火摇于上，相火炽于下，则水不能藏，而精随以泄。""盖精之藏制虽在肾，而精之主宰则在心，故精之蓄泄，无非听命于心。"若劳心过度，心有欲念，君火妄动，相火随而应之，势必影响肾之封藏，导致遗精。本案治疗方案的第一个穴位就是心之背俞穴心俞，艾灸本穴以宁心安神，使君火安其位。肝主疏泄，亦和男子排精密切相关，所以选取肝之背俞穴肝俞调和肝肾。另外配合肾经腧穴大赫、四满和腰部腧穴大肠俞补肾固腰摄精。

179. 目　疾
焦勉斋

（病者）济南商埠瑞蚨祥王君，患目疾年余不愈。近延西医诊察，云系砂眼。月余，亦未收效。闻余针术善疗目疾（因去岁在原藉[1]刁镇乩会医院任针灸科治疗主任时，治愈目疾多人，经病家之宣扬，故略有虚誉）。特就余处为之诊察治疗。

（症候）左目红赤而多眵，巩膜上有红丝缠绕。自谓迎风流泪，瞳仁刺痒，而目内感觉灼热性之刺激，流水热泪，如沸水浸肌，至夜则目涩而痛，羞明，视物困难。

（诊断）左脉三部弦数，断为肾水亏损，少阴心火上炎，以致肝阳风热蕴蒸，挟心火而上冲灌注于目，故目赤而涩痛，皆由于肾水不济肝木所致也。治宜清肝明目，祛火清热散风为主治要法。

（治疗）

初次：四月二日，针睛明、攒竹、迎香，以散风清热；肝俞，以通导肝火之上逆。此□[2]泽时，针头向上，气透目内，用泻法捻针，患者立觉

---

① 藉：通"籍"。

② □：原文字残。

目内清凉。

二次：四月四日，针迎香、丝竹空、肝俞、合谷。

三次：四月六日，针肝俞、光明，针此穴用心理感应法，捻针使针力上行。患者先觉针力过膝，后觉上透腋下，又觉上肩过耳通透目内，与针肝俞时，目内之感觉清凉同。

四次：四月八日，针瞳子髎、丝竹空、头临泣、四白、迎香。

五次：四月十日，针肝俞、合谷、光明。

（经过）治疗五次后，左目赤色全消，亦不感觉涩痛，视物清晰，较前目力充足，迎风流泪、羞明种种征象皆①继续痊愈。此病隔日施术一次，共计治疗十日，竟告全功。针术效力之迅速，较之西医治疗月余而乏效，两相比例，相差之悬殊明矣。

（说明）针肝俞、光明二穴②治疗目疾，用适当之手技，确有奇效，属经临床实验证明。独怪许多针医，皆不重视此穴，谓以穴之部位，不能接近诊目，何能生效？浅陋之见，实未详明经脉往来之原理耳。

选自《针灸验案选录》，中国针灸学季刊，1946，复刊号：14.

【医案钩玄】

肝开窍于目。肝俞是肝之气输注于背部之处，具养肝明目之效。光明穴，其穴名就蕴含了功在明目之意。其属胆经络穴，与肝相通。二穴虽定位远离眼睛，但治疗诸多眼疾都有很好的疗效，而起效的关键是得气。《灵枢·九针十二原》言："刺之要，气至而有效。"得气是针刺起效的关键。通过一定的针刺手法，使针感向着病变部位延伸，达到"气至病所"。针感循经感传至病变部位，是得气的最佳表现，可获得更好的临床疗效。《三国志·华佗传》记载华佗针刺治病特点为"若当针，亦不过一两处，下针言'当引某许，若至，语人'。病者言'已到'，应便拔针，病亦行差。"《针灸大成》："有病道远者，必先使气直达病所。"本案中医者强调针刺肝俞、光明二穴时，配合一定手法使针感传导至病所眼部可获立竿见影之效，是对经典理论的印证。

---

① 皆：原作"背"，误。

② 穴：原作"次"，疑误。

180. 喉、齿疼痛
焦勉斋

（病者）济南松茂斋南纸工人郭海成，二十一岁，近患喉症兼齿龈肿痛，素畏汤液之苦，特延余为之针治。

（症候）右齿龈肿痛，喉部发现红肿之色。自诉咽喉刺痛，咽下困难，齿痛亦甚，觉口腔灼热如火，干燥难忍。

（诊断）脉象弦疾而数大，舌苔黄厚，言语不利，呼吸不畅，断为肺胃蕴热内蒸，挟郁^①火上炎攻冲咽喉，阻塞清窍，肺津不布，胃腑蕴热，气不清降，以致见症喉痛齿痛，而咽下困难，治宜清利咽喉，泻热祛火为主治。

（疗法）先刺少商、商阳出血，继针泻合谷，左右同时下针，使针力透达口腔，复针颊车、天突，均用泻法。

（效果）针毕患者即觉口内清凉，咽喉通利，言语之际，骤现愉快之状态。

（经过）翌日再诊，咽痛痊愈，齿龈肿痛亦消，惟前头部两侧感觉攻痛，复针泻列缺、头维、丝竹空，当即针毕痛失，遂告痊愈。

选自《针灸验案选录》，中国针灸学，1947，2：3.

【医案钩玄】

本案患者喉痹伴牙龈肿痛，症见咽喉红肿刺痛，口腔内干燥灼热，甚至吞咽、言语、呼吸都受到了影响，另有脉象弦疾数大和舌苔黄厚，此患者为典型的热盛之证。肺主气司呼吸，喉属肺系；手阳明大肠经"从缺盆上颈，贯颊，入下齿中"，由此治疗时选用了手太阴肺经和手阳明大肠经的腧穴。少商、商阳是两经的井穴。井穴为经气所出之处，穴性偏于泻热。又加之点刺放血，更具有出血泻热之效。在此基础上加泻手阳明经之原穴合谷可合力清除肺胃之热。随后在病变局部取穴颊车、天突，可通络止痛。针刺后患者即感舒适。

---

① 郁：原作"瘀"，疑误。

181. 齿 痛

焦勉斋

（病者）济南城内卫巷鸿文阁经理刘君，素有齿痛之疾，发时数日不愈。近内复犯，痛势较前尤为激烈。经他医针治，效验茫然。闻余虚誉，邀为之施术以除[①]痛苦。

（症[②]候）自诉右齿龈肿痛，口腔灼热而气味恶臭，痛势牵引右颜面肌肉不舒，饮食乏味，咀嚼困难，痛极头脑昏乱，烦躁[③]不宁。

（诊断）面微赤而右寸关脉洪数，苔黄厚而腻，断为风火齿痛，主以清利阳明之蕴热为适当疗法。

（疗法）针泻右合谷、颊[④]车，未取他穴。

（效果）泻颊车捻针历五分钟，伊云感觉口齿清凉，痛势减轻。后泻合谷时，针力上行过肘后酸麻难忍，骤觉一股清凉之气，直达口内。出针后，伊云齿痛已毫无感觉，现口内舒适异[⑤]常，无丝毫之痛苦矣。时有伊友辈在旁参观施术，皆称赞针术之奇。

（经过）一次而愈。翌日龈肿全消，痛亦未犯。

（说明）施术后患者指示前医所针合谷穴处，在歧骨下大次指合缝横纹头端，部位错误，何能生效？余询该医如何施用手技。伊云针入穴内，除局部痛极难堪外，针身毫无酸麻冲动之感觉。余闻言深感针灸学术之不发展，不能起社会人士之信仰，实由于医者对于针灸学理多不痛下工夫，平素无精专研究之功，临症焉有惊人奇效之术？不明经穴部位之确在，不谙刺法手技之运用，草率施术，略以塞责，种种弊端而有以致之。观刘君齿痛之疾，可做证例焉。

选自《针灸验案选录》，中国针灸学，1947，2：4.

---

① 除：原作"余"，误。

② 症：原误作"。"，据上下文体例改。

③ 躁：原作"燥"，误。

④ 颊：原作"烦"，误。

⑤ 异：原文不清，疑作"异"。

【医案钩玄】

合谷为手阳明经原穴，是治疗牙痛的经验效穴。《四总穴歌》："面口合谷收。"《玉龙歌》："头面纵有诸样症，一针合谷效通神。"指的是合谷可治疗多种面部疾病。本案患者外感风火邪毒，泻其合谷，能泻热祛风，通络止痛。颊车为病所局部取穴，可助合谷止痛。

本案提示准确选穴和适当的针刺手法是针刺起效的关键因素。前医也选用了合谷穴但未能起效，细究发现前医虽知应选用合谷穴，但在实践时，穴位定位有失偏颇。合谷穴的准确位置是"在大指歧骨之间"（《灵枢·本输》），在第1、2掌骨之间，约当第2掌骨中点处。并且前医手法不当，没有得气，更别谈气至病所，最终只是徒增患者痛楚，于事无补。这是针灸医生应当引以为戒之处。

182. 面　瘫
黄济民

开平人，关云，年十五岁，大病后其口眼忽然喎斜，累延医无效后吾医治，经三日闻其正如平常。以地仓、颊车、水沟、承浆，再针合谷出血则痊愈也。

选自《针灸治效报告》，中国针灸学，1947，3：11.

【医案钩玄】

此案患者因久病正气不足，面部气血痹阻导致面瘫。治疗所取地仓、颊车、水沟、承浆均位于面部，疏调面部气血，舒经活络。"面口合谷收"，再加上合谷是手阳明大肠经经穴，大肠经循行经过面部，故循经选取合谷助前四穴疏调经筋。

183. 目　赤
母永祥

余如受热感寒，邪热上行，则成目赤。即取毫针，自针合谷穴。用镜一面，对照，针自己之睛明穴，三分深，攒竹穴，俱用平补平泻法。治疗一次，即赤退光复。如感风寒，自针风府、合谷二穴，屡治屡验。金针是护身利人之奇术也。

选自《针灸验案二十八则》，中国针灸学，1947，4：8.

【医案钩玄】

目赤多是外感风热时邪，侵袭目窍，郁而不宣；或因肝胆火盛，循经上扰，以致络脉闭阻，血壅气滞发病。医者因热邪发目赤，即针合谷、睛明、攒竹三穴。"面口合谷收"，合谷善清头面之热，亦可疏风解表，寒证、热证均适用。睛明和攒竹长于清热明目。另外临床上热性目赤还可加用点刺攒竹、太阳等穴出血以泻热。若风寒侵袭，客于白睛之目赤，此时白睛虽赤但血丝色淡，无眵，可选用风府、合谷祛风散寒。

184. 积　聚

张拱瑞

（病者）系二十余岁之男子，因家长顽不顺情，屡受拘束，恚愤忧思，久郁心胸，伤及肝脾，致肝疏泄薄弱，脾不能为胃行津液，渐成胃癌，已近二月。

（症候）大腹微疼痛，不思饮食，痛时左边有一条筋牵引缺盆。

（诊断）以手在大腹扪之，内部癌硬，恰视胃形，其硬痛左侧为甚，中部决之，右侧较轻，亦微痛微硬，断定癌肿由左之右无疑。

（针灸取穴）

膏肓	脾俞	胃俞	胃仓
肾俞	中脘	通关	期门
阿是	合谷	三里	

（效果）针一次痛止，隔[①]日复针癌软，针第三次痊愈。

选自《胃肠治案三则·针灸治愈胃癌案》，

国医砥柱月刊，1939，2（9、10）：43.

---

① 隔：原作"格"，疑误。

【医案钩玄】

癌症多病程较长，正气多虚，恢复较难。此案诊断为胃癌，针刺三次痊愈，值得深思，是症状缓解还是癌肿消失，需要进一步研究。中脘、胃仓、通关、期门、合谷、阿是穴有活血行气散积滞之功，膏肓、脾俞、胃俞、肾俞、足三里益肾调理脾胃。

书　名	作　者	定　价
朱良春精方治验实录	朱建平	26.50
中医名家肿瘤证治精析	李济仁	29.50
李济仁痹证通论	李济仁等	29.50
国医大师验方秘方精选	张　勋等	29.50
杏林阐微：三代中医临证心得家传	关　松	29.50
脉法捷要：带您回归正统脉法之路	刘建立	26.50
药性琐谈：本草习性精研笔记	江海涛	29.50
伤寒琐论：正邪相争话伤寒	江海涛	29.50
医方拾遗：一位基层中医师的临床经验	田丰辉	26.50
深层针灸：四十年针灸临证实录	毛振玉	26.50
杏林心语：一位中医骨伤医师的临证心得	王家祥	26.50
医术推求：用药如用兵杂感	吴生雄	29.50
杏林发微：杂案验案体悟随笔	余泽运	29.50
杏林碎金录：30 年皮外科秘典真传	徐　书	29.50
医海存真：医海之水源于泉	许太海	29.50
医门微言：凤翅堂中医稿（第一辑）	樊正阳	29.50
医门微言：凤翅堂中医稿（第二辑）	樊正阳	29.50
医门凿眼：心法真传与治验录	樊正阳	29.50
医门锁钥：《伤寒论》方证探要	樊正阳	29.50

出版社官方微店